O PODER META-HUMANO

DEEPAK CHOPRA

O PODER META-HUMANO

Como desenvolver suas habilidades,
transcender a realidade e
ir além dos limites do cotidiano

Tradução de
Rosane Albert

Copyright © 2019 Deepak Chopra
Copyright da tradução © 2020 Alaúde Editorial Ltda.

Título original: *Metahuman – Unleashing Your Infinite Potential.*

Publicado mediante acordo com Harmony Books, um selo de Random House, uma divisão da Penguin Random House LLC.

Todos os direitos reservados. Nenhuma parte desta edição pode ser utilizada ou reproduzida – em qualquer meio ou forma, mecânico ou eletrônico –, nem apropriada ou estocada em sistema de banco de dados sem a expressa autorização da editora.

Este livro é uma obra de consulta e esclarecimento. As informações aqui contidas têm o objetivo de complementar, e não substituir, os tratamentos ou cuidados médicos. O uso das informações contidas neste livro é de inteira responsabilidade do leitor. Elas não devem ser usadas para tratar doenças graves ou solucionar problemas de saúde sem a prévia consulta a um médico ou a um nutricionista. Nem os autores nem a editora podem ser responsabilizados por quaisquer efeitos adversos ou por consequências da aplicação do conteúdo deste livro sem orientação profissional.

O texto deste livro foi fixado conforme o acordo ortográfico vigente no Brasil desde 1º de janeiro de 2009.

TRADUÇÃO: Rosane Albert
PREPARAÇÃO: Claudia Gomes
REVISÃO: Rosi Ribeiro Melo, Márcia Moura
CAPA: Cesar Godoy
IMAGENS DE CAPA: iStock.com

1ª edição, 2020
Impresso no Brasil

Dados Internacionais de Catalogação na Publicação (CIP)
(Câmara Brasileira do Livro, SP , Brasil)

Chopra, Deepak
O poder meta-humano : como desenvolver suas habilidades, transcender a realidade e ir além dos limites do cotidiano / Deepak Chopra ; tradução Rosane Albert. – São Paulo : Alaúde Editorial, 2020.

Título original: Metahuman : unleashing your infinite potential.
ISBN 978-85-7881-615-5

1. Autoconhecimento 2. Bem-estar 3. Crescimento pessoal 4. Desenvolvimento pessoal
5. Espiritualidade I. Albert, Rosane. II. Título.

20-32870	CDD-158.1

Índices para catálogo sistemático:

1. Desenvolvimento pessoal : Psicologia 158.1

Iolanda Rodrigues Biode - Bibliotecária - CRB-8/10014

2020
Alaúde Editorial Ltda.
Avenida Paulista, 1337
Conjunto 11, Bela Vista
São Paulo, SP, 01311-200
Tel.: (11) 3146-9700
www.alaude.com.br

SUMÁRIO

Prefácio pessoal: Ir além 7

Visão geral: Meta-humano é uma escolha de vida 15

PARTE 1

OS SEGREDOS DA METARREALIDADE 41

1 Estamos enredados em uma ilusão 43

2 "Eu" é o criador da ilusão 69

3 O potencial humano é infinito 87

4 A metarrealidade proporciona liberdade absoluta 107

5 Mente, corpo, cérebro e o universo são modificados conscientemente 127

6 Existência e consciência são a mesma coisa 151

PARTE 2

O DESPERTAR 171

7 Experiência em primeiro lugar 173

8 Ir além de todas as histórias 191

9 A via direta 207

PARTE 3

COMO SER META-HUMANO 227

10 Como libertar o corpo 229

11 Como recuperar a mente completa 247

12 Consciência sem escolhas	265
13 Uma vida	281

UM MÊS PARA O DESPERTAR META-HUMANO: 31 LIÇÕES — 295

Uma palavra final — 351

Agradecimentos — 357

Índice — 359

PREFÁCIO PESSOAL

IR ALÉM

Este livro é um convite para descobrir quem você realmente é, começando com duas perguntas simples. Nos momentos em que se sente muito feliz, também se vê feliz? Quando fica bravo, alguma parte sua fica totalmente livre da raiva? Se a resposta for "sim" para as duas perguntas, pode parar de ler o livro. Você já chegou lá. Foi além da consciência do dia a dia, e ir além é tudo de que você precisa para saber quem realmente é. O autoconhecimento vai se revelar todos os dias. Em algum momento – ou talvez neste exato instante – vai ver a si mesmo vivendo na luz. Como o grande poeta bengali Rabindranath Tagore, você pode dizer: "Que perpétua surpresa é a vida".

Seria fascinante conhecê-lo, porque sua vida sem dúvida é muito incomum – pode até pensar que é uma pessoa única. Quando olha em volta, vê que as pessoas em geral ficam simplesmente felizes quando estão felizes e bravas quando estão bravas, enquanto você, não. Você enxerga além.

Trinta anos atrás, quando comecei a escrever livros, não se questionava o fato de se sentir feliz e ficar bravo serem sentimentos normais, sem adicionar o elemento de observar a si mesmo. Uma expressão como plenitude mental não circulava; a meditação ainda era considerada duvidosa pela média da população, e tudo o que se referisse à consciência mais elevada era visto com ceticismo. Eu era um jovem médico de Boston com a família crescendo, e meus

PREFÁCIO PESSOAL

dias eram consumidos pelo trabalho, atendendo uma longa lista de pacientes e transitando diariamente entre dois ou mais hospitais.

Quando ficava feliz por um paciente com problemas de tireoide melhorar, eu percebia que me sentia feliz? Não. Se uma prescrição era manipulada por um farmacêutico descuidado, uma parte de mim não ficava nem um pouco aborrecida, permanecendo como uma testemunha silenciosa? Não. Como todo mundo que eu conhecia, ficava feliz ou bravo sem nenhum mistério. Mas, por ter vindo da Índia, poderia resgatar da infância indícios sobre uma maneira de ser diferente. Segundo um antigo Upanixade, a mente humana é como dois pássaros pousados em um galho. Um deles está comendo o fruto da árvore, enquanto o outro o observa amorosamente.

Frequentei durante alguns anos uma escola dirigida por uma ordem de padres católicos e assim tive outros indícios vindos de uma fonte diferente, como as palavras de Jesus aos discípulos dizendo-lhes que deviam estar "no mundo, mas não ser do mundo". Se pesquisar essa frase no Google, vai verificar que há uma grande confusão sobre o que ela realmente significa, mas o ponto central do ensinamento é que há diferença entre aderir à vida mundana e não aderir a ela. Quando não adere a ela, Jesus ensina, de algum modo você está com Deus.

Gostaria de poder dizer que esses indícios sobre consciência mais elevada me impactaram e marcaram minha vida. Isso não aconteceu. Eu as guardei na parte de trás da minha mente, jamais recorrendo a elas na minha vida atribulada e estressante. Não evoluía em mim a consciência sobre a Verdade com V maiúsculo de que eu, assim como toda a humanidade, trago em mim o mistério da existência. Essa é a razão por que Tagore se sentia permanentemente surpreso. Ao despertar para a realidade, encara-se o mistério da vida de uma forma íntima e pessoal: não haveria mistério sem você.

Em uma ou duas frases dei alguns passos de gigante, sei disso. Há uma enorme disparidade entre as coisas que alguém precisa fazer em um dia – começando por acordar, vestir-se, ir trabalhar etc. – e o mistério da existência. Uma sociedade baseada na razão e na ciência vê com ceticismo qualquer noção de estar no mundo e não pertencer a ele, ou Verdade com V maiúsculo. Vivemos juntos em uma realidade que segue a regra que diz "O que você vê é o que você tem". O mundo físico nos confronta; nos vemos diante de muitos desafios; e, conforme a mente racional sonda o desconhecido sombrio, o que emerge são novos fatos e dados, não a sensação de deslumbramento por existirmos.

O que primeiro me incentivou a encarar o mistério da vida – e meu próprio mistério como ser humano – foi a medicina. Eu exercia a endocrinologia, uma especialidade que me fascinava porque os hormônios são substâncias químicas singulares. Podem fazê-lo ficar lento mental e fisicamente se sofrer deficiência tireoidiana; podem fazê-lo fugir ou lutar diante de uma ameaça. Uma explosão de adrenalina é responsável por uma reação comum diante de um mágico de rua levitando diante dos nossos olhos quando espectadores pulam para trás ou fogem.

Estamos tão acostumados a aceitar que essas reações são quimicamente induzidas que a maioria relaciona o comportamento adolescente com o "turbilhão de hormônios". Mesmo quando o impulso sexual é de certa forma contido, ele nunca está realmente contido, assim como apaixonar-se nunca é racional. Se eu tivesse ficado satisfeito com a ligação que se faz em geral entre os hormônios e os efeitos que eles causam, não haveria história para contar.

Mas existe uma nota discordante, e ela leva as coisas para além dos hormônios – e potencialmente inverte a realidade. Há um hormônio no cérebro chamado oxitocina que recebeu o apelido de "hormônio do amor", porque a presença de altos níveis desse hormônio no cérebro torna a pessoa mais afetiva e confiante. Mas essa única molécula secretada pela pituitária é muito mais complexa do que isso. Durante o parto e a amamentação, são secretados níveis mais elevados desse hormônio na mãe, o que cria um vínculo maior com o bebê. Se afagar seu cachorro por um tempo, a oxitocina sobe tanto em você quanto em seu bicho de estimação. Ela faz as pessoas amarem mais a bandeira nacional, enquanto ficam indiferentes às bandeiras de outros países. Durante a atividade sexual, a oxitocina sobe nas mulheres, fazendo com que se liguem emocionalmente aos parceiros sexuais, mas aparentemente esse efeito não acontece com os homens.

Alguma coisa estranha deve ocorrer, ainda assim essas descobertas complexas não abalam a fé da maioria dos endocrinologistas. Eu era diferente. O que me incomodava era que a oxitocina não faz realmente nada do que lhe atribuem, a menos que seja acompanhada pela mente. Uma mulher não sentirá mais afeição por um parceiro sexual caso se sinta coagida, ameaçada, enraivecida, ou simplesmente distraída por algo mais importante. Sua oxitocina não vai subir se acariciar um animal de que não goste. Não vai amar a bandeira do país se for obrigada a saudá-la por um regime autoritário.

Já me deparei com o efeito explosivo da conexão mente-corpo. Era como se fôssemos duas criaturas, uma era um robô que pode ser programado por substâncias químicas, a outra um agente livre que pensa, reflete e decide. As duas criaturas são aparentemente incompatíveis. Não têm o direito de viver juntas, embora vivam assim, como refletidas na configuração do sistema nervoso. Uma parte opera automaticamente, permitindo que a vida siga sem que se pense a respeito. Não precisa pensar para continuar respirando ou para que o coração continue a bater. Mas você pode assumir o controle conscientemente, e o sistema nervoso voluntário lhe permite alterar a respiração e mesmo, com um pouco de prática, desacelerar os batimentos cardíacos.

De repente, estamos no limiar de um mistério, porque algo terá de decidir se agiremos ou não. O algo não pode ser o cérebro, porque para ele é indiferente empregar um ou outro lado do sistema nervoso central. Do lado involuntário, o cérebro aumenta a frequência cardíaca se você correr uma maratona, mas, antes de tudo, quem decidiu correr a maratona foi você.

Então quem é este "você"?

Pergunta embaraçosa que perturba a realidade. Em um dado momento você – isto é, o ser – decide a que sistema nervoso irá recorrer; portanto, você não pode ser criação de nenhum dos dois. Quando observar esse fato simples, estará no caminho do autoconhecimento. Poderá ficar feliz e observar a si mesmo feliz ao mesmo tempo; começará a experimentar-se completamente sem raiva, mesmo se estiver manifestando raiva.

A razão para a mudança é simples: você ultrapassou o lado mecânico da vida. Despertou para quem você realmente é, o usuário do cérebro, mas não o cérebro, o viajante em um corpo, mas não o corpo, o pensador de pensamentos que fica longe, muito mais longe do que qualquer pensamento. Vou mostrar-lhe nas próximas páginas que seu verdadeiro eu fica além do tempo e do espaço. Quando se identificar com seu verdadeiro eu, terá cumprido a máxima: estar no mundo, mas não ser do mundo. A palavra grega meta significa "além", assim eu a uso para descrever a realidade que está além de "O que você vê é o que você tem". Quando ocupa a metarrealidade, você é meta-humano.

Aos trancos e barrancos, todo mundo já está lá. A metarrealidade é a fonte de toda a criatividade, porque se o velho e o convencional não fossem ultrapassados, não haveria novas ideias, obras de arte, livros e descobertas científicas. Não importa quantos pensamentos já tenha tido, há infinitamente mais para ser pensado; não importa quantas sentenças os escritores tenham formulado, há infinitamente mais para ser escrito. Palavras e pensamentos não são estocados no cérebro como informações em computadores para serem remanejadas mecanicamente quando outro pensamento se torna necessário. Shakespeare não ficava simplesmente remanejando seu vocabulário elisabetano – ele empregava as palavras de forma criativa. Van Gogh não combinava simplesmente as cores padrão do espectro; usava a cor como uma nova maneira de ver o mundo ao redor.

Ir além é como a pessoa decide se a vida é suficientemente significativa. Quando você deseja mais do que a vida está lhe dando,

PREFÁCIO PESSOAL

não é o cérebro que está ansiando por mais significado nem é a pessoa comum enfrentando a rotina. O eu, observando as coisas de uma perspectiva mais elevada, é quem decide a questão. O eu também decide a quem vai amar, o que é verdadeiro, se é para confiar, e assim por diante. Se a mãe julga que uma criança de 3 anos irritada precisa de uma soneca, ela está indo além de uma simples análise do que o filho está fazendo ou dizendo. Crianças irritadas dizem todo tipo de coisa, e se as mães entrassem no jogo delas seriam tão infantis quanto os filhos.

Se ir além tem se provado tão indispensável, por que ainda não somos meta-humanos? Não existe motivo que justifique continuar repetindo os mesmos chavões, opiniões desgastadas, seguir as mesmas convenções sociais obsoletas e render-se ao pensamento conformista. Armadilhas nas quais caímos, e o resultado são conflitos, guerras, violência doméstica, preconceito racial e desigualdade de gênero dos quais temos sido vítimas ao longo da história. Escolhemos ser prisioneiros de nós mesmos. O paradoxo de desempenhar a parte do detido e do carcereiro simultaneamente vem causando um sofrimento indescritível para a humanidade.

Para pôr fim a essa desolação, é preciso mudar do humano para o meta-humano. Ambos existem aqui e agora. Não existe um lugar para se chegar à metarrealidade. Como dois pássaros em uma árvore, você está se banqueteando com a vida enquanto observa. Mas a parte da observação está sendo ignorada, suprimida, desconsiderada e subestimada. A transformação que torna você meta-humano é conhecida nas tradições espirituais como "despertar". Assim que alguém alcança o estado de meta-humano, sente que o eu cotidiano era um sonâmbulo, pouco consciente das infinitas possibilidades da vida.

Estar acordado é envolver-se completamente com a autoconsciência. Inúmeras outras metáforas vêm à mente. Meta-humano é tal como sintonizar todas as ondas do rádio em vez de apenas uma estação. Tal como uma corda vibrando uma nota mais alta. Tal como ver o mundo em um grão de areia. Mas tal é uma palavra limitadora. A coisa real é indescritível e precisa ser experimentada pessoalmente, assim como a visão é indescritível para alguém que nasceu cego, mas reveladora se a pessoa passar a enxergar.

Os editores incentivam os autores a atrair leitores usando a grande promessa de algo novo, fresco e diferente. O despertar é tão velho quanto a humanidade. É impossível prometer algo como o despertar, que antes de tudo é indescritível. Revendo meus livros anteriores, senti que a peculiaridade e o mistério do despertar me inibiam; desta vez, porém, respirei fundo e fui em frente. Acredito que o leitor não é alguém que nasceu cego e que desconhece completamente o que é a visão. Com um pouco de confiança, podemos constatar que já somos meta-humanos e que a metarrealidade fica aqui e agora.

Não sei quem será persuadido e quem não será. No fim, o mistério de ser humano obedece apenas a si mesmo, mas tenho fé em uma coisa: se ao ler este livro você se conectar com o que significa despertar, vai perceber a verdade em muito menos tempo que os trinta anos que eu levei. Quanto mais rapidamente o meta-humano surge em nossa vida, melhor.

VISÃO GERAL

META-HUMANO É UMA ESCOLHA DE VIDA

Há muitas coisas que as pessoas fazem para melhorar a vida delas. Pode-se dizer que as sociedades desenvolvidas vivem em uma era de ouro no que se refere a padrão de vida. Já é realidade vislumbrar adiante décadas de boa saúde, alimentos integrais orgânicos à venda logo ali, virando a esquina, sem mencionar possuir coisas que antes estavam fora do alcance das pessoas comuns, como a casa própria e uma aposentadoria relativamente segura.

O estranho é que milhões de pessoas lutam para melhorar de vida sem melhorar sua realidade pessoal. As duas estão entrelaçadas e, se não melhorar sua realidade, é pouco provável que melhore sua vida. Realidade não é apenas o mundo "lá fora" – é muito pessoal. Duas pessoas que compartilham o carro para ir trabalhar podem enxergar o mundo de forma inteiramente diferente, uma delas sentindo-se ansiosa quanto à segurança do emprego e a possibilidade de ser demitida, a outra externando felicidade e otimismo. Dar à luz pode ser o mesmo evento físico, sem nenhuma complicação médica, para duas mulheres, mas uma pode vir a sofrer depressão pós-parto, enquanto a outra transborda de alegria maternal.

A realidade pessoal nos define, ela é feita de todas as coisas em que acreditamos, as emoções que sentimos, nosso arquivo de memórias exclusivo e uma vida inteira de experiências e relacionamentos. Nada é mais decisivo para o que se torna a vida de uma pessoa. Entretanto, é curioso – pode-se dizer profundamente

VISÃO GERAL

misterioso – o fato de construirmos nossa vida com uma profunda falta de conhecimento sobre quem somos de verdade. Mergulhe em qualquer questão básica sobre a existência humana, e por trás da fachada das opiniões de especialistas jaz uma lacuna onde deveria estar o entendimento.

Não temos ideia de por que as pessoas são programadas tanto para amar quanto para odiar, pregar a paz e praticar a violência, oscilar entre a felicidade e o desespero, e levar a vida governada pela confiança em um momento e pela dúvida no seguinte. Neste exato instante, você está trabalhando essas contradições do seu modo. Você é um mistério para si mesmo, porque todos são mistérios para si próprios. O que mantém as pessoas seguindo em frente é a rotina diária e a esperança de que nada dê tremendamente errado.

Não estou desvalorizando as coisas pelas quais as pessoas vivem – família, trabalho e relacionamentos–, mas, para ser franco, nem quando lidamos com as coisas mais importantes temos certeza de saber o que estamos fazendo. Não é de espantar que gastemos tanto tempo trabalhando para melhorar nossa vida e tão pouco para melhorar nossa realidade. A realidade é muito confusa, e nos sentimos melhor ao ignorar as águas profundas e permanecer em segurança no raso.

Entretanto, um punhado de gente aventurou-se em águas mais profundas, e em todas as culturas foram recuperados relatos estranhos e inspiradores ao mesmo tempo. Amar os inimigos é inspirador, mas quem realmente faz isso? Dizer que o amor divino é infinito não torna isso concreto em nossa realidade. A paz eterna rivaliza com a possibilidade de crime, guerra e violência em qualquer época. Muitos são tratados como santos, com uma boa chance de serem rotulados de loucos, ou simplesmente dispensados como bons demais para este mundo.

Uma coisa, porém, fica fora de dúvida – a realidade pessoal é onde o jogo todo é realizado. Contém todo o potencial que os seres humanos alcançaram, mas também as limitações que nos restringem. Um psicólogo nova-iorquino chamado Abraham

META-HUMANO É UMA ESCOLHA DE VIDA

Maslow, que morreu em 1970, continua famoso porque nadou contra a maré. Onde a carreira típica do psicólogo consistia em examinar as doenças e falhas da psique, Maslow sentia que a natureza humana ultrapassava a experiência cotidiana. Sua ideia central, que agora floresceu bem além do que ele poderia ter imaginado, é que os seres humanos são programados para picos de experiência extraordinários e, mais do que isso, deveríamos criar essas experiências no dia a dia. Era como se os únicos carros que rodassem na estrada fossem latas velhas enferrujadas e alguém anunciasse que poderia trocar sua sucata por um Mercedes ou Jaguar.

Se os únicos carros que você vê são sucata e os Mercedes e Jaguares só existem do outro lado do oceano, sua realidade não vai mudar. Mas Maslow, baseando-se em séculos de aspirações espirituais, insistiu que as experiências culminantes fazem parte do nosso projeto, que precisamos ansiar por elas. A chave era ir além do cotidiano.

A noção de ir além se tornou a razão deste livro.

Para descobrir quem realmente é, precisa ir além de quem você pensa que é. Para encontrar paz, deve ir além do medo. Para viver o amor incondicional, precisa ir além do amor condicional, do tipo que vem e vai. Cheguei a pensar por um tempo que este livro deveria chamar-se apenas *Além*. Em vez disso, escolhi *Meta-humano*, usando a palavra grega *meta*, cujo significado, "além", já mencionei anteriormente. Minha tese é de que se tornar meta-humano é a principal mudança de identidade que alguém pode fazer. Ser programado para experiências culminantes levanta a questão sobre se temos escolha. Frequentemente os momentos mais iluminados parecem descer de outro plano, mais elevado, por eles mesmos. Como sabemos que não são acidentais?

Em uma conferência recente sobre ciência e consciência, uma jovem apresentou-se e me contou que estava escrevendo uma tese de graduação sobre a comunicação com pássaros. Perguntei-lhe se era possível conversar com pássaros, e ela me disse que era mais fácil me mostrar do que me contar. Saímos. O dia estava lindo, e nos sentamos tranquilamente em um banco. Ela olhou para alguns passarinhos em uma árvore próxima, e um deles voou para baixo e pousou sem medo no seu colo.

Como ela fez isso? Sem necessidade de palavras, ela me lançou um olhar que dizia: "Está vendo? É muito simples". Meus antigos professores católicos teriam mencionado São Francisco de Assis, que é retratado com pássaros esvoaçando ao seu redor. Da tradição indiana, aprendi sobre uma qualidade na consciência conhecida como *ahimsa,* que significa "não violência", a empatia estendida a todas as coisas vivas.

Em ambos os casos, não se tratava de falar com os pássaros sabendo sua língua – tudo aconteceu em silêncio. Era um exemplo perfeito de ir além – nesse caso, além das minhas expectativas. O que a jovem fez, ela me explicou mais tarde, foi ter clareza mental e inserir a intenção para que o pássaro viesse até ela. Em outras palavras, tudo ocorreu na consciência.

São tão poucas as pessoas que vivem essa experiência, que a necessidade de mostrar quantas escolhas temos para ir além fica ainda maior. Sinto que temos muito mais controle sobre a vida do que percebemos atualmente.

Para mim, meta-humano é uma escolha de vida. Experiências culminantes estão apenas começando, um vislumbre do que é possível.

A expressão *experiência culminante* tornou-se popular o suficiente para que a maioria das pessoas saiba de modo geral o seu significado. Ela descreve momentos em que as limitações caem e as percepções de mudança de vida vêm até nós ou um desempenho espetacular acontece sem esforço. O *quarterback* da NFL, liga de futebol americano, que chega aos 40 anos com muitas vitórias no Super Bowl, o prodígio musical que estreia tocando um concerto de Mozart aos 8 anos, o ás da matemática que consegue fazer operações complicadíssimas em questão de segundos – não é preciso procurar muito para encontrar histórias de experiências culminantes como essas que sugerem um potencial humano extremamente expandido. Mas essas realizações, por mais surpreendentes que sejam, ocupam um nicho especial. Quando fama e fortuna são prodigalizadas aos poucos indivíduos considerados excepcionais, perdemos uma possibilidade maior que se aplica de forma mais coletiva.

A realidade é muito mais maleável do que se supõe. As limitações impostas a você pessoalmente, em sua maioria, são autoimpostas. Não saber realmente quem você é o mantém preso a crenças batidas, faz com que alimente velhas feridas, obedeça a condicionamentos ultrapassados e sofra com o fato de duvidar de si mesmo e de se criticar. A vida de ninguém está livre dessas limitações. O mundo comum e nossa vida comum no mundo não são suficientes para revelar quem nós somos – muito pelo contrário. O mundo comum nos decepcionou, e a decepção cala tão fundo que nos moldamos para nos conformarmos a ela. Diante da lei, prova maculada por ilicitude é conhecida como "fruto da árvore envenenada". Não é um exagero dizer que não importa o quanto a vida seja boa, ainda existe uma mácula resultante das decepções que confundimos com a realidade. Nada, por mais belo e bom que seja, escapou completamente dessa mácula. Ir além é o único meio de se livrar dela.

Um meta-humano é alguém cuja personalidade se baseia em valores mais altos; não apenas experiências culminantes, mas amor e autovalorização. Quando acabei este livro, fiquei encantado ao descobrir que Maslow havia empregado o termo meta-humano exatamente da mesma maneira. (Ele não o associou aos super-heróis das revistas em quadrinhos, nem eu. Enquanto os meta-humanos de mentirinha forem perseguidos como esquisitos e ameaças para a sociedade, essa é uma conotação que deverá ser completamente evitada.)

Não está errado considerar determinadas experiências tão elevadas que chegam a parecer divinas, patamar onde Maslow coloca o meta-humano. Foi um passo importante a declaração de que aspirar encontrar Deus ou a paz e o amor eternos é tão real quanto pregar um prego, mas vou argumentar que se tornar meta-humano é uma necessidade urgente. É o único caminho para fora das ilusões que atuam em nossa vida, como o sofrimento interior, a confusão e o conflito.

VISÃO GERAL

A FANTASIA DO DIA A DIA

Todos concordariam que é melhor viver na realidade do que na fantasia, então é um choque quando se percebe ter vivido a vida inteira em uma fantasia. É uma ilusão envolvente que você comprou desde a infância. Mesmo a pessoa mais pragmática e obstinada permanece imersa em fantasia o tempo todo. Não se trata de voos de fantasia ou fantasias eróticas ou sonhar à noite que ficou rico. Nada do que vemos é o que parece, tudo é ilusório desde a base.

Pegue seu celular e olhe para qualquer foto que tenha salvado. A imagem ocupa alguns centímetros, seja uma foto do Grand Canyon, de um rato ou de um micróbio. Seus olhos estão à mesma distância da tela do celular, mas você enxerga o Grand Canyon, um rato e um micróbio de tamanhos muito diferentes. Como ajustamos automaticamente o tamanho do que aparece no celular? Ninguém sabe, e fica ainda mais desconcertante se considerar que a retina na parte de trás do olho é curvada e a imagem projetada nela fica de cabeça para baixo. Por que o mundo não nos parece distorcido como em uma sala de espelhos de um parque de diversões?

Você pode encolher os ombros e atribuir tudo ao cérebro, que trabalha os dados crus que chegam aos olhos e nos devolvem um retrato realista do mundo. Mas isso apenas aprofunda a ilusão. Quando dizemos que os olhos reagem à "luz visível", nós convenientemente omitimos o fato de que as partículas componentes da luz – os fótons – são invisíveis. Um fóton não tem luminosidade, brilho, cor, ou qualquer outra característica que associamos à luz. Como um contador Geiger, que clica loucamente na presença de níveis altos de radioatividade e emite apenas poucos cliques diante de níveis baixos, a retina "clica" loucamente quando milhões de fótons acionam os bastões e cones que a revestem e "clicam" fracamente quando os níveis de luz são baixos (o que chamamos de escuridão).

Dos dois modos, tudo o que vê foi processado no seu cérebro, em uma área específica conhecida como córtex visual, que é completamente escuro. O brilho cegante de uma lâmpada no olho é tão escuro no cérebro quanto o brilho mais fraco das estrelas à noite. Nem os sinais que chegam ao córtex visual formam imagens, muito menos em 3-D. A imagem que você considera ser um instantâneo do mundo foi fabricada por sua mente.

Do mesmo modo, os outros quatro sentidos são apenas "cliques" na superfície de outros tipos de célula. Não há explicação para as terminações nervosas no nariz expelirem um bombardeio de moléculas diante do perfume de rosas ou mau cheiro de lixeira. O mundo tridimensional é baseado em um truque de mágica que ninguém consegue explicar, mas certamente não é um retrato fiel da realidade. Tudo isso é produto da mente.

Um neurocientista poderia me interromper e corrigir, argumentando que o mundo que vemos é produto do cérebro. Uns poucos exemplos refutam essa afirmação. Até onde o cérebro está envolvido, as letras nesta página são salpicos negros, que não diferem dos salpicos espalhados aleatoriamente pelos respingos de tinta de um pincel. Antes da alfabetização, as letras não passavam de respingos, depois que aprendemos a ler, entretanto, elas ganharam significado, apesar de o cérebro ser o mesmo dos 3 anos em diante, até onde vai o processamento de informações. A mente aprende a ler, não o cérebro. Da mesma forma, qualquer coisa que veja à sua volta – um olmo, uma barra de chocolate belga, uma igreja, ou um cemitério – adquire significado porque a mente lhe dá significado.

Outro exemplo: quando crianças que nasceram cegas passam a ver por meio de algum procedimento médico, elas ficam perplexas diante de coisas que para nós são naturais. Uma vaca a distância parece do mesmo tamanho de um gato próximo. As escadas parecem pintadas na parede; suas próprias sombras são um retalho negro que insiste em acompanhá-las. O que essas crianças perderam – e precisam se adaptar a ela – é a curva de aprendizado por meio do qual todos aprendem a dar forma à realidade comum. (O mundo visível é tão desconcertante que crianças e adultos que recentemente adquiriram a visão preferem sentar-se no escuro para recuperar a sensação de conforto.)

VISÃO GERAL

A curva de aprendizagem é necessária para abrir seu caminho pelo mundo, mas você se adaptou de modos estranhos e inesperados. Assuma uma perspectiva. Se estiver deitado na cama e alguém tocar seu ombro para acordá-lo, você não verá uma pessoa com um corpo largo e uma cabeça bem pequena. Mas tire uma foto a partir da posição deitada e a realidade será revelada. O torso da pessoa, nivelada com os seus olhos, fica artificialmente largo, enquanto a cabeça, mais distante, fica artificialmente pequena. Do mesmo modo, quando fala com alguém que está ao seu lado, o nariz da pessoa aumenta de proporção, e se compará-lo com uma foto, os olhos dele podem estar maiores do que a mão que está apoiada no colo.

Bloqueamos automaticamente a aparência das coisas em perspectiva, e por intermédio da mente ajustamos as informações. O dado que alcança o olho relata que o quarto em que está sentado tem paredes que se aproximam cada vez mais até um final longínquo, mas você sabe que o quarto é quadrado, então ajusta a informação para corresponder ao fato. Você sabe que o nariz é menor do que a mão, necessitando de um ajuste semelhante.

O que realmente causa um choque é que *tudo* o que vê precisa ser ajustado. Moléculas pairando no jardim são ajustadas em fragrâncias. Ondas aéreas vibratórias são ajustadas em sons reconhecíveis e identificáveis. Não há escapatória para o fato de que vivemos em um mundo produzido pela mente, o que é ao mesmo tempo a glória e o perigo do fato de ser humano. Caminhando pelas ruas de Londres, duzentos anos atrás, o visionário poeta William Blake lamentava o que tinha diante dos olhos:

[...] vou reparando as faces maceradas,
que a aflição e a moléstia têm marcado.

Em cada grito de homem ou no grito
do infante que de medo se lamente,

em cada voz ou em cada interdito,
ouço os grilhões forjados pela mente. [*]

É uma imagem amarga, que se repete ainda hoje. As pessoas têm vagado por todos os tipos de sofrimento e dificuldade oriundos de uma crença profundamente arraigada de que somos destinados a levar tal existência. Não existe alternativa até aceitar que, o que a mente tem feito, ela pode desfazer.

BEM-VINDO À CASA DAS ILUSÕES

Enquanto se faz parte do mundo cotidiano, não é possível enxergar além da ilusão. É preciso ir além, que é a razão da mudança para meta-humano. O único modo para uma ilusão ser abrangente é se tudo a seu respeito for enganoso, confundindo-nos tanto em relação às coisas grandes quanto às pequenas. E este é o caso. A mente humana construiu tudo para ajustar-se desde a estaca zero. Em certo sentido, este livro foi escrito simplesmente para convencê-lo de que sua realidade pessoal é totalmente produzida pela mente, e não apenas pela sua mente. Como passou a vida adaptando-se à realidade artificial que herdou quando criança, você precisa empreender uma jornada para descobrir a diferença entre realidade e ilusão.

Para qualquer um que aceite o mundo físico "lá fora" como totalmente real, a noção de um mundo produzido pela mente parece absurda. Uma coisa é ser atingido por uma ideia, outra coisa é ser atingido por um raio. A diferença é tão óbvia que não confiaria em ninguém que lhe dissesse que os dois eventos seriam um só.

---

[*] Trecho de "Londres", do poeta inglês William Blake (1757-1827). Este poema compõe o volume *Songs of Innocence and Experience*, publicado originalmente em 1789. Aqui, utilizamos a tradução brasileira de Renato Suttana, disponível em: http://www.arquivors.com/wblakes.pdf. (N.E.)

VISÃO GERAL

Mas algumas das mentes mais brilhantes disseram exatamente isso. É aí que tudo começa a ficar fascinante. Max Planck, brilhante físico alemão, foi uma figura importante na revolução quântica; na verdade, foi ele quem cunhou a expressão mecânica quântica. Em uma entrevista em 1931 para o jornal londrino *Observer*, Planck disse: "Vejo a consciência como fundamental. Enxergo a matéria como derivada da consciência. Não podemos nos colocar atrás da consciência. Tudo sobre o que falamos, tudo o que vemos como existindo, pressupõe consciência".

Em outras palavras, *a consciência é fundamental*. Se isso for verdade, então as rosas desabrochando em um jardim inglês fluem da mesma fonte que o quadro de uma rosa. Essa fonte é a conscientização, a sua conscientização. Sem consciência, não se pode provar a existência de nada. Apenas sendo consciente, você participa do mundo produzido pela mente e ajuda a criá-lo diariamente. A beleza desse entendimento é que, se a criação nasce da consciência, podemos remodelar a realidade desde sua fonte.

Planck não estava sozinho em sua reinterpretação da realidade, afastando-se do físico em direção ao mental. Todo o esforço da revolução quântica era para desmontar a visão comum de que o mundo é material, sólido e tangível. Outro brilhante pioneiro quântico, o físico alemão Werner Heisenberg, disse: "O que vemos não é a natureza em si, mas a natureza exposta ao nosso método de questionamento".

As implicações dessa declaração são surpreendentes. Olhe através da janela e pode ser que veja uma árvore, uma nuvem, uma faixa de grama ou o céu. Coloque qualquer dessas palavras na sentença de Heisenberg no lugar da palavra *natureza*. Você vê uma árvore porque pergunta por uma árvore. Vê uma montanha, uma nuvem, o céu pela mesma razão. Como observador, tudo o que está do lado de fora da janela acaba sendo por meio das perguntas que está fazendo. Pode não ter consciência de estar fazendo perguntas, mas apenas porque elas foram feitas muito antes. Quando crianças bem pequenas veem sua primeira árvore, para descobrir o que é, elas perguntam: "É dura ou mole? Áspera ou macia? Alta ou baixa? O que são aquelas coisas verdes nos galhos? Por que elas balançam com o vento?". Desse modo, ao aplicar a consciência humana a tudo no universo, conseguimos respostas que se conformam à consciência humana, mas não temos realidade. Os físicos suprimem todas as qualidades da árvore – dureza, altura, forma e cor –, revelando que todos os objetos são, na verdade, ondulações invisíveis no campo quântico.

Se essa discussão parece muito abstrata e distante, pode ser trazida para mais perto. Seu corpo está sendo criado na consciência neste exato minuto, de outro modo não existiria. Mais uma vez, Heisenberg pode levar o crédito por ter chegado a essa definição antes: "Os próprios átomos ou partículas elementares não são reais; eles formam um mundo de potencialidades ou possibilidades". Mas no mundo comum, onde o corpo é o nosso escudo, sistema de sustentação da vida e veículo pessoal para se movimentar, torna-se necessário defendê-lo. Pensar o nosso corpo como uma ilusão da mente é muito perturbador.

O ARGUMENTO ANTIRROBÔ

Afastar-se da falsa suposição de que o mundo é sólido e físico contraria uma tendência que acho cada vez mais perturbadora. A ciência tenta persistentemente provar que os seres humanos são máquinas, e isso, que já foi uma metáfora para o modo como o corpo funciona em toda a sua complexidade, está sendo cada vez mais tomado literalmente. Foi dito que a complexidade das emoções humanas pode ser reduzida à elevação e queda dos níveis dos hormônios cerebrais. Áreas do cérebro que se iluminam em um exame feito com ressonância magnética indicam supostamente a causa ou mecanismo que age por trás da pessoa que se sente deprimida ou que tem tendência a comportamento criminoso e muito mais. Além de sermos marionetes do cérebro, devemos acreditar que nossos genes nos programam de forma poderosa, a ponto de genes "ruins" acarretarem uma série de problemas para a pessoa, de esquizofrenia a Alzheimer. Os exemplos de predisposição

VISÃO GERAL

acabam por se estender a comportamentos e características como ter tendência a ansiedade e depressão.

O conceito de meta-humano tem muitas implicações, mas uma das mais fortes é rejeitar a noção de que seres humanos são basicamente mecanismos. Apesar de a ciência ter descobertas valiosas sobre genes e cérebro, isso não torna a noção mais válida. As pessoas em geral não sabem, por exemplo, que apenas 5 por cento das doenças relacionadas a mutações genéticas causam realmente uma doença em particular. Os outros 95 por cento dos genes aumentam ou diminuem os fatores de risco e, de modo complexo, interagem com outros genes.

Muitos ainda estão presos à falsa concepção de que um único gene, como o chamado "gene gay" ou o "gene do egoísmo", existe e cria uma predisposição irresistível. Essa concepção enganosa foi descartada quando o genoma humano foi mapeado. O quadro atual de DNA é quase o oposto à imagem que o público erroneamente aceita. O DNA não é fixo, é fluido e dinâmico; e interage constantemente com o mundo externo e com pensamentos e sentimentos.

A noção de que os genes dirigem a vida está entranhada até mesmo entre pessoas instruídas, sendo assim, é revelador conhecer uma experiência publicada recentemente, na edição de 10 de dezembro de 2018 da *Nature: Human Behavior*. Pesquisadores do departamento de psicologia da Universidade de Stanford formaram dois grupos de participantes e os testaram para dois genes, um associado ao risco alto de se tornar obeso, o outro com risco maior de não se sair bem em exercícios físicos.

Primeiro, vou focar no gene da obesidade. Depois de os participantes comerem uma refeição, lhes perguntaram o quanto se sentiam satisfeitos; também foram testados seus níveis de leptina, hormônio associado com a sensação de saciedade depois da comida. Os resultados foram quase os mesmos para os que eram geneticamente propensos à obesidade e para os que não eram. Na semana seguinte, o mesmo grupo voltou e comeu a mesma refeição, mas com uma diferença: foi dito à metade do grupo, aleatoriamente, que eles tinham o gene que protege do risco para a obesidade, enquanto aos restantes foi dito que tinham a versão do gene com risco maior para engordar. Para surpresa dos pesquisadores, o efeito imediato foi radical. Simplesmente por lhes terem dito que possuíam o gene protetor, aquela metade do grupo apresentou um nível de leptina duas vezes e meia mais alto do que anteriormente. Para aqueles a quem foi dito que não tinham o gene protetor, os resultados não mudaram. A conclusão é de que basta o fato de ouvir sobre um gene benéfico para apresentar a fisiologia associada àquele gene. O que os participantes acreditaram que era verdade anulou sua predisposição genética real, porque, em alguns casos, os que foram informados de que eram realmente protegidos geneticamente, na verdade, não eram.

Os mesmos resultados surpreendentes ocorreram no experimento do exercício. Foi dito às pessoas que elas tinham o gene que levava a desempenho fraco em exercícios de acordo com sinais cardiovasculares e respiratórios que esse gene supostamente produz. Apesar de não apresentarem realmente o gene de risco, o fato de lhes ser dito que tinham reduziu sua capacidade respiratória e os deixou exaustos demais para continuarem correndo na esteira.

Em resumo, o corpo se adapta à realidade construída pela mente. Se sua fisiologia produz efeitos genéticos apenas porque alguém lhe diz que você tem determinado gene, o mito sobre o controle da nossa vida pelos genes fica abalado. Não se trata de dizer que a programação genética é irrelevante (para uma visão completa do assunto, leia o livro *Supergenes,* que escrevi em coautoria com o geneticista Rudolph E. Tanzi, de Harvard), mas a realidade é tão complexa quanto a própria vida humana. Os genes fazem parte das inúmeras causas e influências que nos afetam. É impossível prever em que medida eles afetam uma dada pessoa, sem esquecer que em todas as áreas de comportamento e saúde existe ampla margem para a escolha pessoal.

Dada a possibilidade de escolha entre duas alternativas, sinta-se como um agente livre capaz de mudança consciente, em vez de uma máquina robotizada conduzida por genes e células cerebrais. A vida raramente é tão simples quanto a isso/ou aquilo, o que também vale aqui. Mas, apesar da imagem disseminada por artigos populares sobre ciência, não é verdade que o ser humano é apenas uma marionete biológica. Bem mais próxima da verdade é a visão de que somos agentes conscientes cujo potencial para a criatividade e para a mudança é ilimitado. Nós nos tornamos meta-humanos ao fazer a escolha de alterar a vida para sermos meta-humanos.

NA ENCRUZILHADA DO META-HUMANO

Não espero que aceite essa conclusão – não imediatamente, pelo menos. O quadro geral precisa ser esboçado antes que você se decida. Sem entendê-lo, ficamos inseridos em uma realidade pré-moldada a que começamos nos adaptar já na infância. Tudo o que percebe através dos cinco sentidos – as paredes sólidas do quarto, o suave movimento do ar nos pulmões, o brilho da luz infiltrando-se pela janela ou emitido por uma lâmpada – é uma simulação, uma construção que o envolve em uma realidade virtual.

Por outro lado, somos constituídos – cérebro, corpo e mente – para nos adaptar à realidade virtual, resultado de um engano que levou milhares de anos para ser criado. Isso torna as coisas muito complicadas. Um prisioneiro tem incentivo para cavar um túnel para o mundo exterior porque ele sabe que existe algo além das paredes da prisão. A realidade virtual em que está agora não oferece nada do outro lado que você possa tocar, provar, sentir, ouvir ou cheirar, mas existe algo fora da realidade virtual, que vou chamar de *metarrealidade*. A metarrealidade é a oficina onde a consciência cria tudo. É nossa fonte e origem, um campo de puro potencial criativo. Ela não é percebida pelos cinco sentidos porque não tem forma ou localização e, embora seja totalmente acessível, oferece os únicos meios para escapar da realidade simulada.

Assim que perceber que está envolto em uma simulação, o infinito poder criativo vai se revelar como realmente é. Construímos nosso mundo não com tijolos e cimento, mas apenas com um material invisível: a consciência. Em uma era científica, essa afirmação parece inacreditável, se não absurda. De dentro da simulação, a criação pode ser vista como um filme do universo desenrolando-se a partir do bigue-bangue em diante, ao longo de uma linha do tempo que se estendeu por 13,7 bilhões de anos. Como esse cenário estonteante, limitado por tempo, espaço, matéria e energia, pode ser essencialmente falso?

Para descobrir, será preciso ter curiosidade pessoal e um toque de ousadia para ir além da sabedoria convencional. A consciência está presente em cada segundo da vida, embora a sabedoria convencional não dê valor a isso. Não é como perder a floresta por causa das árvores; é como viver na floresta sem ver nenhuma árvore.

Pegue o livro *Homo Deus,* cujo tema central é a invenção do futuro. O autor, o historiador israelense Yuval Noah Harari, oferece um ponto de partida novo e melhor para o futuro. Velhos fardos do passado pareciam inevitáveis, escreve Harari:

> Os mesmos três problemas preocupavam tanto o povo da China no século XX, como o da Índia medieval e o do Egito Antigo. Fome, praga e guerra estavam sempre no topo da lista. Muitos pensadores e profetas concluíram que a fome, a praga e a guerra deviam fazer parte do plano cósmico de Deus ou da nossa natureza imperfeita.

Em uma rara explosão de otimismo entre os futuristas, Harari continua a escrever que esses problemas são essencialmente resolvidos, ainda que persistam em bolsões pelo mundo: "[No] início do terceiro milênio, a humanidade desperta para um surpreendente entendimento. ... [Nas] últimas décadas trabalhamos para lidar com a fome, a praga e a guerra". Cheios de entusiasmo, seus leitores querem aceitar a visão de Harari: "... na escala cósmica da história, a humanidade pode levantar os olhos e começar a olhar em direção a novos horizontes".

E quais são esses horizontes? Em *Homo Deus,* Harari leva o leitor em uma viagem através de todos os problemas existentes e um

VISÃO GERAL

conjunto de soluções possíveis que os futuristas adoram explorar. Somente na página 409 ele chega à consciência, e então apresenta um futuro dominado pelas "tecnorreligiões" – em outras palavras, nossa evolução está levando à inteligência artificial e a supercomputadores que aperfeiçoam a matéria-prima do cérebro humano. Diante de uma inteligência estupenda pairando sobre nós, o que mais podemos fazer além de venerá-la?

A visão de Harari foi dar no lugar errado porque partiu do lugar errado. A consciência deve ficar na página 1, e o futuro que evolui conscientemente pode conduzir à direção a que a humanidade deveria seguir. Todo o futuro que se desenrolou na história tinha se baseado na direção tomada pela mente. A inteligência artificial não passa de outro dente na correia da inteligência humana, portanto, prever que será ultrapassada por uma raça de computadores Frankenstein é muito prematuro. Precisamos conhecer toda a nossa capacidade antes de fazer apostas em relação a qualquer futuro. Enquanto a metarrealidade não se tornar uma experiência comum, o ser humano não terá atingido sua capacidade criativa completa. Contentar-se com um sonho melhor também não é suficientemente bom – uma ilusão aperfeiçoada ainda é uma ilusão.

EM SUA VIDA

A PESQUISA META-HUMANA

A melhor evidência que temos para ir além é que as pessoas comuns já estão experimentando a metarrealidade. Uma forma de medir isso é a pesquisa com vinte perguntas desenvolvida por John Astin e David Butlein, conhecida pelo estranho título acadêmico de Nondual Embodiment Thematic Inventory (NETI) [Inventário Temático de Incorporação Não Condicional]. Em uma escala de 20 a 100, o NETI avalia como as pessoas classificam a si mesmas em características que há muito são consideradas espirituais, psicológicas ou morais. Incluem traços meta-humanos que já valorizamos porque são muito significativos, assim como outras características que tornam a vida mais fácil, como as que se seguem:

Compaixão
Resiliência
Propensão para a entrega
Interesse na verdade
Falta de atitude defensiva
Capacidade de tolerar dissonância cognitiva (isto é, ter pensamentos, crenças ou atitudes inconsistentes)
Tolerância para desconforto emocional
Gratidão
Baixo nível de ansiedade
Autenticidade
Humildade

Essas características descrevem a natureza humana livre de normas e condicionamentos sociais ultrapassados. Quando possui essas qualidades, fica livre para atingir o estado de consciência meta-humano.

Responda ao questionário NETI que foi usado para analisar o que é chamado de "experiências não condicionais", no sentido de elevado estado de consciência. Você dará a si mesmo uma pontuação total de 20 a 100, e continuaremos a partir daí.

VISÃO GERAL

Questionário NETI[*]

Instruções: Por favor, indique a frequência com que essas situações ocorrem com você. Circule apenas uma resposta (observação: as notas são invertidas nas questões 4, 8, 14 e 16):

1. Nunca
2. Raramente
3. Às vezes
4. Na maioria das vezes
5. O tempo todo

1. Contentamento interior que não é subordinado ou dependente de circunstâncias, objetos e ações de outras pessoas.
   1. Nunca
   2. Raramente
   3. Às vezes
   4. Na maioria das vezes
   5. O tempo todo

2. Aceitação de (não luta contra) qualquer experiência que eu esteja vivendo.
   1. Nunca
   2. Raramente
   3. Às vezes
   4. Na maioria das vezes
   5. O tempo todo

---

[*] Desenvolvido por John Astin e David A. Butlein.

3. Interesse em ver claramente a realidade ou a verdade sobre mim mesmo, o mundo e os outros, em vez de sentir de modo particular.
   1. Nunca
   2. Raramente
   3. Às vezes
   4. Na maioria das vezes
   5. O tempo todo

4. Sensação de estar protegendo ou defendendo a autoimagem ou o conceito que tenho de mim mesmo.
   5. Nunca
   4. Raramente
   3. Às vezes
   2. Na maioria das vezes
   1. O tempo todo

5. Amor e apreço profundos por todos e por tudo com que me deparo.
   1. Nunca
   2. Raramente
   3. Às vezes
   4. Na maioria das vezes
   5. O tempo todo

6. Compreensão de que não há separação entre o que chamo meu "eu" e toda a existência.
   1. Nunca
   2. Raramente
   3. Às vezes
   4. Na maioria das vezes
   5. O tempo todo

VISÃO GERAL

7. Sensação de estar completamente à vontade, onde quer que eu esteja ou seja qual for a situação ou circunstância em que me encontre.
   1. Nunca
   2. Raramente
   3. Às vezes
   4. Na maioria das vezes
   5. O tempo todo

8. Sensação de que minhas ações são motivadas por medo ou desconfiança.
   5. Nunca
   4. Raramente
   3. Às vezes
   2. Na maioria das vezes
   1. O tempo todo

9. Conhecimento consciente da não separação (unicidade essencial) em relação a uma realidade transcendente, origem, poder mais elevado, espírito, deus etc.
   1. Nunca
   2. Raramente
   3. Às vezes
   4. Na maioria das vezes
   5. O tempo todo

10. Não estar pessoalmente dedicado ou preso a minhas próprias ideias e conceitos.
    1. Nunca
    2. Raramente
    3. Às vezes
    4. Na maioria das vezes
    5. O tempo todo

11. Consciência sólida de calma / tranquilidade, mesmo cercado de agitação e barulho.
    1. Nunca
    2. Raramente
    3. Às vezes
    4. Na maioria das vezes
    5. O tempo todo

12. Agir sem assumir um papel ou identidade com base em expectativas, minhas ou dos outros.
    1. Nunca
    2. Raramente
    3. Às vezes
    4. Na maioria das vezes
    5. O tempo todo

13. Sensação de imensa liberdade e possibilidades na vivência de cada momento.
    1. Nunca
    2. Raramente
    3. Às vezes
    4. Na maioria das vezes
    5. O tempo todo

14. Desejo de ser entendido pelos outros.
    5. Nunca
    4. Raramente
    3. Às vezes
    2. Na maioria das vezes
    1. O tempo todo

VISÃO GERAL

15. Preocupação ou desconforto em relação tanto ao passado quanto ao futuro.
    1. Nunca
    2. Raramente
    3. Às vezes
    4. Na maioria das vezes
    5. O tempo todo

16. Sensação de medo ou ansiedade que inibe minhas ações.
    5. Nunca
    4. Raramente
    3. Às vezes
    2. Na maioria das vezes
    1. O tempo todo

17. Sentimento intenso de estar cheio de vida e de vitalidade.
    1. Nunca
    2. Raramente
    3. Às vezes
    4. Na maioria das vezes
    5. O tempo todo

18. Agir sem o desejo de mudar ninguém nem nada.
    1. Nunca
    2. Raramente
    3. Às vezes
    4. Na maioria das vezes
    5. O tempo todo

META-HUMANO É UMA ESCOLHA DE VIDA

19. Sentimento de gratidão e/ou franca curiosidade acerca de todas as experiências.
    1. Nunca
    2. Raramente
    3. Às vezes
    4. Na maioria das vezes
    5. O tempo todo

20. Sensação de perfeição e beleza em tudo e em todos, exatamente como eles são.
    1. Nunca
    2. Raramente
    3. Às vezes
    4. Na maioria das vezes
    5. O tempo todo

Pontuação total _____

AVALIAÇÃO DA PONTUAÇÃO

Se nunca tiver experimentado nenhuma das características da consciência meta-humana, sua pontuação será 20. Se viver a consciência meta-humana o tempo todo, a pontuação será 100. Qualquer uma das duas seria um caso extremamente raro. As pontuações médias, para três grupos específicos da comunidade terapêutica, são:

Estudantes de pós-graduação em psicologia: 52

Psicoterapeutas: 71

Psicoterapeutas autodeclarados como dedicados à consciência não convencional (ou seja, meta-humana): 81,6

VISÃO GERAL

O que isso diz sobre as pessoas no dia a dia? E, mais importante, somos todos capazes de desenvolver uma consciência mais elevada aqui e agora? Para descobrir as respostas a essas perguntas, um grupo de pesquisa do qual fiz parte conduziu um estudo sobre o despertar em curto prazo. Juntamos 69 voluntários, adultos saudáveis com idade entre 32 e 86 anos (a média de idade ficava um pouco acima de 59). Havia duas exigências: que restringissem a ingestão de álcool por uma semana (era permitido beber um drinque por dia) e que não tivessem frequentado um retiro de meditação ou de ioga nos últimos doze meses.

Os participantes foram divididos aleatoriamente em dois grupos no Chopra Center, em Carlsbad, na Califórnia, que dispõe de um *spa*. Para os membros de um grupo foi dito que passassem os seis dias seguintes relaxando e usufruindo o *spa*. O outro grupo passou por um programa mente-corpo aiurvédico voltado para melhorar o bem-estar geral, que incluía uma dieta especial (basicamente vegetariana, mas também orientada para tipos físicos especiais), massagem, meditação e instruções sobre como levar um estilo de vida aiurvédico. A abordagem é abrangente, cobrindo tanto o bem-estar emocional quanto o espiritual. Com anos oferecendo o programa, conhecido como Perfect Health [Saúde Perfeita], já sabíamos que os participantes relatariam no final que se sentiam mais saudáveis, menos estressados, mais relaxados e, em geral, mais felizes.

O ângulo específico do novo estudo era comparar as respostas dos dois grupos ao questionário NETI, antes e depois dos seis dias. O grupo mente-corpo mostrou melhora significativa nas pontuações em comparação com o grupo controle, e os resultados se mantiveram na reavaliação feita um mês depois[*].

---

[*] Os detalhes da pesquisa foram publicados em um artigo revisado por especialistas da mesma área, no *Journal of Alternative and Complementary Medicine* de dezembro de 2017. Os coautores vieram de uma série de instituições – University of California-Davis, Harvard Medical School, Duke University e o Chopra Center de Wellbeing. O artigo ganhou repercussão rapidamente. Seu extenso título é "Change in Sense

No estudo realizado no Chopra Center, os participantes começaram com pontuações acima da média, 62, que é 10 pontos mais alta do que a dos pós-graduandos em psicologia usuais. Depois de divididos em dois grupos, aquele que passou pelo regime do Perfect Health obteve a pontuação média de 74 (mais alta do que a média dos psicoterapeutas), enquanto o grupo que ficou os seis dias em relaxamento no *spa* melhorou apenas em parte, com a pontuação média atingindo 68. Quando foram avaliados um mês depois, revelou-se um pequeno aumento no grupo do Perfect Health, de 74 para 76, enquanto a pontuação do grupo de relaxamento permaneceu a mesma.

A pontuação tem o objetivo de lhe dar uma noção de onde você se encontra, com a ressalva de que esta é uma pesquisa pequena. É interessante e animador notar que o espaço de uma semana com foco na mente e no corpo amplia essas experiências e abre caminho para quem deseja desenvolver ainda mais programas de treinamento. Não estou sugerindo que a abordagem aiurvédica da Perfect Health é a última palavra para alcançar uma consciência mais elevada. São as implicações gerais que importam mais. As experiências meta-humanas estão em todo lugar, mas as pessoas diferem em relação à frequência com que as têm. Algumas têm essas experiências bem consolidadas, já que ocorreram muitas vezes ao longo da vida. Essas pessoas podem achar normal sentir uma energia benéfica em seu corpo. A mesma experiência pode ter assustado outras ao surgir do nada, sendo algo completamente novo.

Obviamente, a extensão da consciência é muito maior do que um questionário pode mensurar, ainda assim, uma interrogação enorme se apresenta: Por que viver limitado quando a consciência expandida proporciona tantas recompensas, como a sensação de paz e conhecimento que surge ao se saber quem realmente é e o potencial criativo ilimitado que você está programado para cumprir?

---

of Nondual Awareness and Spiritual Awakening in Response to a Multidimensional Well-Being Program" [Mudança no Senso de Consciência não Convencional e Despertar Espiritual em Resposta ao Programa de Bem-Estar Multidimensional].

PARTE 1

OS SEGREDOS DA METARREALIDADE

1

ESTAMOS ENREDADOS EM UMA ILUSÃO

Em algum ponto da Pré-História, o *Homo sapiens* cruzou com a realidade virtual, quando uma simulação feita pela mente tornou-se essencial ao nosso trajeto evolucionário. A era exata nunca será conhecida, ou a razão, se é que houve uma, para que uma espécie adquirisse esses poderes e soubesse que os possuía. Nenhuma outra criatura molda conscientemente seu futuro. Nem outra espécie conta histórias e se convence de que são verdadeiras. Há muitos mistérios no passado, mas, de alguma forma, seguindo por caminhos tortuosos, conseguimos fazer nossa simulação tão convincente que nos perdemos dentro dela.

Embora seja muito convincente, no dia a dia a simulação falha. Há ocasiões em que a vida entra em desequilíbrio e o mundo não parece mais real e consistente. São experiências que ocorrem, regularmente, conosco e com outras pessoas. Por exemplo, quando acontece uma morte súbita na família, uma catástrofe como um furacão, ou se a casa pegar fogo, podemos entrar em choque. Com o olhar vazio, revelamos o quanto sentimos a vida fora do lugar, dizendo: "Isso não pode estar acontecendo. Não é real" ou "Nada mais importa".

Normalmente o estado de dissociação passa, e com o tempo a realidade parece real novamente, mas algumas pessoas nunca voltam – depois de um surto psicótico, por exemplo, parte dos pacientes com problemas mentais fica com esquizofrenia crônica e tem alucinações, vendo imagens ou ouvindo vozes, pelo resto da vida. Mas o sentimento de que "isto não pode estar acontecendo, parece um sonho" não precisa ser desencadeado por um choque. Inúmeras pessoas entram em fantasias pessoais de fama, riqueza, ou qualquer outro sonho que pareça completamente real para elas e os carrega vida afora. Quando alguém fica imensamente feliz de repente, não importa o porquê, tudo também pode parecer irreal.

Entretanto, quase o tempo todo, o mundo físico "lá fora" parece real e consistente, o que bastaria para provar, assim poderíamos pensar, que estamos sob uma espécie de encantamento. E estamos. Ironicamente, existe agora uma nova tecnologia que força as pessoas a confrontar o que é, ou não, real. Quando você coloca óculos de realidade virtual (VR), dotado de inteligência artificial, a simulação a que está ligado é como um filme em 3-D envolvente, tão vívido que sobrecarrega os sentidos e causa um deslocamento daquilo que julga como realidade. Pode se descobrir no ar, precariamente empoleirado em uma viga de aço de uma construção, com as muitas histórias da cidade se desenrolando lá embaixo. Seu cérebro, enganado pela imagem, aciona a resposta ao estresse como se você realmente estivesse oscilando preso à viga. Vai sentir-se em pânico, apesar de estar com os pés firmes no chão da sala e de não correr o risco de pular para a morte.

A ilusão da VR é criada por imagens visuais, e acontece a mesma coisa no dia a dia. Você acredita no que vê. Essa confiança é equivocada, pois qualquer estudante aprende que o sol não nasce realmente no leste e se põe no oeste. E, enquanto a física quântica nos diz que a matéria não é o que aparenta ser, continuamos a nos prender às sensações de peso e solidez de objetos físicos duros, como se isso fosse indiscutível. Uma bala seria menos perigosa vista através da ilusão? Não. A bala e o mundo físico inteiro permanecem intactos, mas com a percepção de que são o ponto final do processo que começa na consciência.

Quando compreende e absorve isso, sua realidade pessoal torna-se mais maleável, porque você pode ir à fonte do processo criativo e fazer parte dele. Desvencilhar-se da simulação da realidade virtual não é fácil. Nossa experiência pessoal precisaria mudar drasticamente, mas a beleza disso é ter potencial para mudar onde antes havia pouco ou nada. Apesar de não poder transformar balas em cotonetes, aceitar que toda a realidade "lá fora" está além da sua capacidade de mudança não é verdade.

As regras básicas do cotidiano são bem mais frouxas do que imaginamos. Mesmo quando a pessoa se sente completamente imersa na simulação, há uma rota de fuga. Não apenas uma, mas várias, o que faz sentido. A metarrealidade é mais real do que qualquer simulação virtual. Poderíamos encarar os vislumbres que temos dela como prova de que é possível viver na metarrealidade o tempo todo. Em vez disso, os emaranhados da realidade virtual real viraram a imagem de cabeça para baixo. Ao ler as metaexperiências a seguir, vai ficar tentado a enxergá-las como anômalas, esquisitas ou não confiáveis. Chegar ao real é um processo que começa ao confrontar sua confiança equivocada nas ilusões cotidianas.

"ACONTECEU ALGUMA COISA"

Consideremos um dos aspectos mais básicos da realidade virtual. Dificilmente alguém questionaria que o fato de estar dentro do corpo é normal, natural e uma experiência verdadeira. Mas isso contraria o fenômeno das experiências fora do corpo (EFCs), que foram documentadas em todas as culturas durante séculos. A experiência fora do corpo mais conhecida é "ir em direção à luz", relatada por pacientes que morreram clinicamente durante procedimentos médicos de emergência, principalmente de ataques do coração[*]. Acontece que esperar ir em direção à luz quando morrer

---

[*] Trato detalhadamente da experiência de quase morte em meu livro *Vida após a morte*, apresentando evidências oferecidas tanto por céticos quanto por pesquisadores que apoiam a validade de "ir em direção à luz".

é um engano, porque o que ocorre nas experiências de quase morte é muito mais individual do que se pensa. O maior estudo sobre experiências de quase morte, que examinou 2.060 pacientes que morreram sob cuidados emergenciais ou de terapia intensiva, chegou à conclusão de que a morte não é um evento único – é um processo. Não há somente um evento final ou definitivo. Durante o processo há meios de reverter a morte. Nos casos em que os médicos conseguiram que o coração, os pulmões e o cérebro voltassem a funcionar, cerca de 40 por cento dos que morreram e voltaram lembram que "aconteceu alguma coisa" quando estavam em parada cardíaca.

Essa parte do estudo, que recebeu o título AWARE ("consciente", em português) e foi conduzida por um médico inglês de terapia intensiva, o dr. Sam Parnia, parece irrefutável. Mas rapidamente os detalhes de "aconteceu alguma coisa" tornam-se controvertidos. Precisamos mergulhar em alguns detalhes para descobrir quais são as questões. De 2.060 pacientes que morreram (o estudo foi feito de 2008 a 2012 e incluiu 33 pesquisadores em quinze hospitais), 104 foram ressuscitados. O primeiro ponto a ser considerado é que todos tinham realmente morrido. Não estavam em "quase morte". Corações e pulmões tinham parado de funcionar, e após 20 a 30 segundos o cérebro deixou de mostrar atividade. A decomposição de células por todo o corpo leva horas para começar depois disso. É no intervalo entre morrer e ser trazido de volta à vida que 39 por cento dos pacientes relataram a lembrança de estar conscientes, apesar de o cérebro ter parado de funcionar.

O dr. Parnia acredita que esta seja apenas uma fração daqueles que tiveram essa experiência; o restante teve a memória apagada por inflamação cerebral, que ocorre durante as 72 horas depois que a pessoa é trazida de volta, ou por medicamentos administrados como parte da ressuscitação, que também causam perda de memória. Dos 101 pacientes que preencheram o questionário sobre sua experiência durante a morte, somente 9 por cento tiveram

ESTAMOS ENREDADOS EM UMA ILUSÃO

uma experiência compatível com o modelo típico de "ir em direção à luz". As lembranças, em sua maioria, eram vagas e desfocadas, às vezes agradáveis, outras, não.

Somente 2 por cento dos que voltaram, ou seja, duas pessoas das 101, tiveram a experiência de consciência total ou de estar fora do corpo e olhar de cima para os corpos enquanto viam a equipe médica trabalhando para revivê-los. Apenas uma pessoa conseguiu descrever com precisão o que tinha acontecido na sala com detalhes suficientes que correspondessem aos eventos cronometrados. E o que essa pessoa nos conta sobre como é morrer?

Depende. Os céticos classificam todas essas experiências como puramente físicas, alegando que se tivéssemos meios mais acurados para medir a atividade cerebral, em nível bem sutil, teriam percebido que o cérebro não tinha realmente morrido. O dr. Parnia aceita que isso pode ser verdade. O foco principal de seu estudo é descobrir como alcançar melhores resultados na ressuscitação que possam trazer de volta uma pessoa normal, sem lesões nos órgãos, principalmente sem dano cerebral, depois de morte clínica. Mas a conclusão pessoal do dr. Parnia é que uma pessoa pode estar totalmente consciente sem a função cerebral, como esse paciente. Ele recorda a discordância básica, há mais de 2 mil anos, entre Aristóteles e Platão. Enquanto Aristóteles defendia que a consciência era um fenômeno físico, Platão dizia que não, que ela residia em uma alma que transcendia o corpo.

O estudo AWARE não confirmou nenhum dos dois lados. Céticos e crentes não mudaram de posição, ou de preconceito. Pode-se dizer que é um passo importante transformar a morte em um processo que pode ser revertido. Significativo também é que a consciência durante a morte cobre uma ampla série de experiências diversas, não apenas a de todos indo em direção à luz. O que eu gostaria de ressaltar é que, mesmo ao morrer, a pessoa molda a experiência pessoalmente. O dr. Parnia descobriu que

OS SEGREDOS DA METARREALIDADE

a interpretação espiritual das pessoas sobre sua experiência de morte coincide com sua própria fé. Se cristãs, elas interpretaram a luz como sendo Cristo, o que foi diferente para hindus e totalmente não espiritual para os ateus.

O que acontece quando morremos está aberto a interpretações. O único consenso entre os que voltaram foi que a morte é um processo confortável, que não deve ser temido. Ao experimentar diretamente que seu medo da morte não tinha fundamento, essas pessoas descobriram uma perspectiva diferente em relação à vida. Muitas, se não a maioria, concluíram que deveriam levar uma vida menos egoísta, mais em função dos outros.

Creio que foi bom que o estudo AWARE confirmou que "acontece alguma coisa", mas por que estamos tentando resolver a questão da consciência no momento final, quando vida e morte estão em jogo? É como tentar confirmar a gravidade perguntando aos sobreviventes de um desastre aéreo sobre sua experiência de cair do céu.

É a experiência de consciência cotidiana que precisa ser explicada, não situações extremas. Debati e conversei com inúmeros neurocientistas, e nenhum foi capaz de responder às questões mais simples sobre consciência, entre elas:

O que é um pensamento?

Como a atividade eletroquímica em um neurônio se transforma em palavras, visões e sons na cabeça?

Por que o próximo pensamento de uma pessoa é completamente imprevisível?

Se alguém possui um vocabulário de 30 mil palavras, isso significa que um aglomerado de células cerebrais sabe 30 mil palavras? Se for assim, de que modo as palavras são armazenadas? Para a palavra *gato,* existe um lugar em uma célula cerebral que contém as letras g-a-t-o?

Ninguém conseguiu responder adequadamente a nenhuma das perguntas.

ESTAMOS ENREDADOS EM UMA ILUSÃO

O AUTOMODELO

Uma experiência tão do outro mundo como "ir em direção à luz" pode ser uma falsa questão. Ocorre que estar "dentro" do corpo é um estado maleável; você pode entrar e sair do corpo quase quando quiser.

Em um fascinante relato no *The New Yorker*, intitulado "As Real As It Gets", de Joshua Rothman (2 abr. 2018), a questão de viver dentro do corpo é confrontada com clareza incomum. Aos 19 anos, Thomas Metzinger, um universitário alemão, adormeceu em um retiro de meditação e acordou sentindo uma coceira nas costas. Segundo Rothman:

> Ele tentou coçar, mas não conseguiu – o braço parecia paralisado. Tentou forçar o braço a se mover e, de algum modo, isso o levou para cima e para fora do corpo, e parecia que estava flutuando acima de si mesmo... Ele ouviu alguém respirando e, em pânico, olhou em volta procurando o intruso. Somente muito mais tarde percebeu que a respiração era dele.

Essa experiência extraordinária terminou logo, mas deixou uma impressão duradoura. Metzinger tornou-se um proeminente filósofo da mente, e passou a explicar reiteradamente as EFCs, que, estima-se, ocorrem em 8-15 por cento da população, geralmente à noite ou depois de cirurgia. Apesar de sua experiência parecer tão real – seguida ocasionalmente por outras experiências similares –, Metzinger descobriu suas limitações. Ele não conseguia apertar o interruptor de luz, por exemplo, ou voar pela janela e visitar a namorada.

Uma explicação surpreendente começou a surgir para Metzinger. Ele descobriu o trabalho do psicólogo Philip Johnson-Laird e sua teoria dos "modelos mentais". Em vez de acessar logicamente o mundo, segundo Johnson-Laird, nós usamos uma imagem mental e passamos de um modelo mental para outro, dependendo da situação. "Se deseja saber se um tapete vai combinar com seu sofá",

Rothman explica, "você não deduz a resposta – você a imagina, movendo a mobília em um cenário mental."

Metzinger começou a imaginar se o que chamamos de realidade não passa de um cenário construído e pintado pela mente. Essa era uma percepção básica, e a confirmação veio por acaso quando foi procurado por um neurocientista suíço, Olaf Blanke, que havia induzido artificialmente EFCs em seus pacientes. Trabalhando com uma mulher de 43 anos que sofria de epilepsia, Blanke tinha estimulado uma área específica do cérebro com uma corrente elétrica fraca, "e ela teve a experiência de flutuar no alto e olhar para baixo para o próprio corpo". Essa ilusão teve muitas variações que poderiam ser provocadas deliberadamente. O artigo de Rothman no *The New Yorker* explica:

> A estimulação de outro ponto do cérebro criou a impressão de um duplo presente na sala; o estímulo no terceiro gerou uma "sensação de presença" – a impressão de que alguém estava por ali, mas fora do campo de visão.

Metzinger achou difícil interpretar essa pesquisa, porque estava comprometido como filósofo a identificar a experiência com a mente, em vez de fazer a abordagem científica costumeira de que todos os eventos mentais são produtos da atividade física do cérebro. Mas, afinal, ele chegou a uma conclusão consistente com a noção de "modelos mentais". Algo como uma ruptura radical ocorrera. Rothman continua:

> Não se trata apenas de que vivemos dentro de um modelo do mundo exterior, escreveu Metzinger. Vivemos também dentro de modelos dos nossos corpos, mentes e egos. Os "modelos de si mesmo" nem sempre refletem a realidade e podem ser ajustados em formas ilógicas, como, por exemplo, retratar um eu que existe fora do corpo – uma EFC.

Essa é uma maneira eficaz de explicar por que morar "dentro" do corpo parece tão convincente – precisamos disso para sentir

ESTAMOS ENREDADOS EM UMA ILUSÃO

estabilidade e segurança, para nos sentirmos alicerçados dentro do nosso abrigo pessoal. Há outras formas de induzir uma EFC como o uso da droga quetamina, que possui propriedades que alteram a mente, mas a simulação VR talvez seja a mais efetiva. Por exemplo, com um dispositivo VR específico, Metzinger viu seu corpo diante dele e de costas (isso foi feito colocando uma câmera atrás dele e transmitindo a imagem para os óculos VR). Se alguém coçasse as costas de Metzinger, ele sentia no corpo que via na sua frente – uma sensação assustadora. Ao permanecer "dentro" do corpo, é possível evitar essa desorientação.

Mas, ao mesmo tempo, você fica preso por trás da pele da sua roupa de proteção. Não que uma EFC seja melhor do que a forma normal de viver em nosso corpo, mas aparentemente perdemos a capacidade de passar de um modelo mental para outro, embora essa capacidade não seja perdida para sempre. De diversos modos – sonhando, fantasiando, negando, com cegueira intencional etc. –, damos as costas à simulação que concordamos em aceitar na maior parte do tempo.

A realidade virtual sob qualquer disfarce – induzida por drogas, estimulada eletricamente ou por casualidade – cria imagens. O fato de as imagens aparecerem em 3-D, sejam criadas pelo cérebro ou por óculos VR, não as torna reais. O automodelo foi sendo construído meticulosamente a partir de imagens do passado armazenadas na memória. Os produtos de experiências antigas se parecem com "você". Não é difícil revisitar os momentos em que você fez as principais contribuições para o automodelo. Por exemplo, consigo me ver na faculdade de medicina, no avião da Índia para os EUA, suando nos primeiros dias em um hospital de Nova Jersey com a pressão da carga de trabalho, do ambiente estrangeiro e da aceitação cautelosa dos médicos nascidos no país. Essas imagens passam pela mente como se estivessem acontecendo novamente – mas não estão.

Os automodelos são compartilhados em alguns níveis, mas não em outros. Há muito espaço para variações pessoais. Eu e você podemos passar um dia juntos vendo as mesmas paisagens, comendo a mesma comida, interagindo com as mesmas pessoas. Um automodelo compartilhado nos limitaria. O oceano Pacífico, uma tigela de pilafe e os amigos que encontramos fariam parte das experiências que compartilhamos. Mas o automodelo vai absorver e rejeitar, interpretar e esquecer, reter e deixar ir o dia de uma única maneira. Eu posso amar os ragas improvisados por um grande tocador de cítara indiano, enquanto você está experimentando os microtons da música como se fossem ruídos distorcidos. Se nossas esposas se juntam a nós à mesa, eu e você ficaremos presos a pessoas diferentes com histórias de relacionamento diferentes. E assim por diante, momento a momento, conforme o automodelo processa todas as experiências vividas de acordo com suas próprias concepções.

QUANDO A ILUSÃO SE DESFAZ

O que a tecnologia VR revela é que o automodelo não fica limitado a uma dimensão, a visual. Também acreditamos no que ouvimos, tocamos, provamos e cheiramos. Você e eu nascemos para nos entrelaçar perfeitamente com uma simulação envolvente da realidade. Mas existe uma capacidade escondida na mente humana que não podemos ignorar, que é a de desconectar, de parar de se identificar com a ilusão. Tirar um coelho da cartola diverte as crianças porque elas acreditam no que veem. Assim que descobre que a cartola pode ter um fundo falso, o truque não muda, mas a forma como você se relaciona com ele, sim. Não existe ilusão para o mágico que realizou o truque centenas de vezes, e ele deve ficar impaciente e aborrecido, querendo que o ato acabe para poder jantar. Quando uma ilusão perde seu fascínio, perde tudo.

O oposto acontece quando se trata de desfazer o automodelo, o cenário envolvente em que habitamos. Assim que vê o que está atrás dessa ilusão, a vida de repente fica mais fascinante, como

ESTAMOS ENREDADOS EM UMA ILUSÃO

testemunham as pessoas que assistiram à ilusão se desfazendo à sua volta, normalmente sem aviso ou esforço por parte delas. Conheci recentemente alguém que passou por isso. Agora com 68 anos, Lorin Roche era um estudante de 18 anos no final da década de 1960, quando concordou em participar de um projeto de pesquisa sobre os efeitos fisiológicos da meditação. Mas, como é relatado no *site* de Lorin, quando ele chegou ao laboratório, lhe disseram que "ele faria parte do grupo controle e não receberia nenhuma instrução – ele estava sendo pago para ficar sentado em uma sala totalmente escura, à prova de som, duas horas por dia, durante várias semanas, e suas ondas cerebrais seriam medidas. Sem nenhuma orientação e nunca tendo ouvido falar de meditação, Lorin apenas participava do silêncio e da escuridão e entrava espontaneamente em um estado profundo de prontidão".

Era uma experiência surpreendente e inesperada, que ele achou muito absorvente enquanto durou. Meses depois, alguém levou para Lorin um livro com 112 meditações baseadas em antigos sutras (aforismos ou ensinamentos) indianos em sânscrito. Ele ficou encantado ao descobrir que tinha vivido espontaneamente algumas das experiências descritas naqueles textos seculares. Para um adolescente ocidental ter predileção pela meditação é tão notável quanto possuir talento musical inato, mas Lorin não parou ali. Foi a um festival de devotos Bhakti, no Parque Nacional de Joshua Tree, no deserto da Califórnia. Na Índia, Bhakti é a forma mais popular de culto, envolvendo amor, fé e devoção como o caminho para a iluminação. A prática diária mais comum é o canto, do qual Lorin participava.

Mas o calor era opressivo, e sua energia estava começando a se esgotar. Como ele descreveu a experiência: "O que me parece bom agora é mergulhar em uma piscina de água salgada que fica aqui perto. Conforme me afasto e fico fora do alcance dos sons do festival, percebo que o canto continua dentro de mim. E, embora mais silenciosa, essa trilha sonora interna parece potente. De algum modo meus átomos estão dançando e cantando os hinos da prece à Deusa e ao Deus, Devi e Shiva... É a Bollywood dos átomos".

Atualmente, ele continua a dançar em louvor à Deusa e ao Deus, e está escrevendo uma tradução dos 112 sutras de Shiva, que são considerados entre os mais extáticos. A seguir, algumas amostras, baseadas na mistura do texto antigo com suas experiências pessoais. Shiva está cantando para Devi:

Rios de poder fluindo por toda parte.
Campos de magnetismo relacionando tudo.
Esta é a sua origem. É a sua linhagem.

A corrente de criação está bem aqui,
Fluindo por canais sutis,
Animando esta forma.

Siga o toque delicado da vida,
Suave como a pegada de uma formiga,
Enquanto minúsculas sensações abrem as portas para a vastidão.

Eu me encontrei com Lorin Roche enquanto escrevia este livro, e ele irradiava o estado de bem-aventurança que é a meta de Bhakti – sua tradução dos sutras para o inglês recebeu o título de *The Radiance Sutras* ("Os sutras radiantes", sem tradução para o português). Comprei um exemplar para ler no avião, e sua autenticidade pessoal ultrapassa todas as outras versões que conheço. A "dança dos átomos" é real para ele:

O poder canta enquanto flui,
Eletrifica os órgãos dos sentidos,
Torna-se luz líquida,
Alimenta todo o seu ser.
Celebra o limite,
Onde correntes se juntam ao mar,
Onde o corpo encontra o infinito.

ESTAMOS ENREDADOS EM UMA ILUSÃO

O cético poderia argumentar que essa foi uma experiência subjetiva sem nenhuma relação com a realidade. Os átomos que dançam estão na imaginação de Lorin Roche, não em um laboratório real. O mundo físico não parece com uma simulação; sua aparência é completamente real, mas, quando alguma coisa fantástica é vista na imaginação, como um dragão voador, não corremos para fugir das chamas que ele solta pela boca.

Mas esse argumento deixa passar um ponto. Tudo é feito pela mente, inclusive o calor do fogo e sua capacidade destrutiva. Isso só prova o quanto a ilusão é completa. Dragões que soltam fogo pela boca são imaginários e a floresta em chamas não é; como parte da simulação, o mundo físico opera do modo que opera. O fogo é quente, o gelo é frio. As árvores queimam, a água congela. A chave é a identificação – assim que se identifica com a simulação, você se integra a ela. Você faz parte de toda a estrutura, desempenhando um papel passivo. Se o seu envolvimento muda, a experiência faz o mesmo, e você tem um papel mais flexível para desempenhar. Considere uma coisa tão básica como a dor. Não existe um modo objetivo de medir a dor. As pessoas a sentem de formas diferentes e imprevisíveis.

Em um típico experimento com dor, os participantes colocam as mãos na água gelada e devem pontuar a dor em uma escala de 1 a 10, onde 10 é dor excruciante. Apesar da temperatura da água ser a mesma para todos, uma pessoa vai atribuir 5 (moderada) à dor, e outra 8 ou 9 (forte a excruciante). No lado negativo, se visitar a cozinha de um restaurante onde os cozinheiros fervem calda de açúcar para fazer doce ou cobertura, vai observar que muitos conseguem enfiar o dedo para testar se a calda começou a engrossar, o que ocorre acima de 100 °C. (A propósito, as mulheres parecem ter uma tolerância maior à dor do que os homens.)

Esse resultado não é muito surpreendente, mas muitos percebem que nós, na verdade, estamos criando a dor que sentimos como se fosse criada fisicamente. Como parte da reação de estresse, uma descarga de adrenalina pode bloquear a dor, que explica por que os soldados contam que quase não sentiram dor quando atingidos por balas durante as batalhas, e acontece a mesma coisa quando a pessoa entra em choque. Mas a cessação total da dor também pode ocorrer sem motivo aparente, e com ela vem uma mudança espetacular na consciência.

As pessoas que tiveram essa experiência relatam um "estalo" quando a mente cria espontaneamente seu estado alterado. No livro *Roubando o fogo*, de 2017, os autores Steven Kotler e Jamie Wheal dão o exemplo impactante de Mikey Siegel, engenheiro formado pelo Instituto de Tecnologia de Massachusetts (MIT, na sigla em inglês), que teve um esgotamento por conta do seu negócio lucrativo em robótica e inteligência artificial. Ele desejava sentir-se mais completo e começou sua busca em andanças pelas florestas sul-americanas, depois foi visitar os *ashrams* na Índia, até se decidir pela meditação. Em um retiro de dez dias, Siegel participou de um exercício de concentração em que devia ficar sentado imóvel e experimentar as sensações do corpo sem julgá-las:

> Mas Siegel foi esmagado pelas sensações. Depois de uma semana de meditação com as pernas cruzadas, as costas doíam, o pescoço latejava e as coxas estavam dormentes. "Era uma dor que me consumia por inteiro", ele explica, "e a única coisa que eu fazia era criticar."

Momentos de experiências extremas, agradáveis ou dolorosas, quebram as ligações da mente condicionada, que está presa na armadilha de aceitar as limitações físicas como verdadeiras. De repente, surge o acesso a um estado extático, livre de condicionamento, como foi o caso de Siegel:

> Alguma coisa dentro dele mudou. A parte do cérebro que estivera criticando desligou repentinamente. "Senti uma libertação", [Siegel] explica. [...] "Era a mais clara, presente e consciente que eu já sentira. E, se eu podia sentir uma dor lancinante e ainda permanecer calmo e lúcido, então pensei que outras pessoas também poderiam fazer isso. Naquele instante, tudo o que eu pensava sobre potencial humano mudou."

ESTAMOS ENREDADOS EM UMA ILUSÃO

Siegel não estava apenas surpreso; ele não deixou a experiência se perder, preferiu ir adiante com ela. Com todo o fervor, embarcou no projeto de "construção da iluminação", usando a meditação como uma das ferramentas para isso. Por exemplo, podemos chegar à calma se desacelerarmos os batimentos cardíacos usando um dispositivo portátil de *biofeedback*. Chegaremos ao tópico completo sobre a interface da mente com dispositivos que ampliam a consciência, mas alguns pontos básicos precisam ser colocados aqui. A dor é conhecida por dar lugar repentinamente a um estado não crítico desconectado, conhecido como "testemunhar". Na Índia, por séculos, *sadhus* e iogues se submeteram a *tapas*, ou austeridade física, como um caminho para a consciência. O estereótipo do iogue barbudo sentado em uma caverna remota no Himalaia reflete um tipo de *tapas*.

A colocação do corpo sob estresse é encontrada nas meditações zen-budistas, quando monges se levantam antes do amanhecer, ingerem chá verde e um punhado de arroz, depois se sentam em meditação por horas com a cabeça e a coluna eretas. Como aconteceu com Siegel, haverá um previsível "estalo", quando a mente pula para fora de sua identificação com a dor e a luta para vencê-la. Mas muitas pessoas estão aprisionadas de vários modos, e mesmo anos suportando desconforto extremo podem não levar ao resultado desejado.

A cessação da dor é uma forte evidência de que a mente pode se livrar de sensações que todos consideram como manifestação natural da vida, mas precisamos não deixar passar as implicações mais amplas, que nos levam aos confins mais remotos da realidade. Presos no automodelo, que adere em nós mais fortemente do que a pele, podemos nos render a ele ou investigá-lo. A investigação pode ser intelectual, da mesma forma como a física quântica opera. Ela pode usar a imaginação para provocar a saída de nossos modos estabelecidos. Quando Alice desce pelo buraco do coelho até o País das Maravilhas, o mundo comum é reformulado pelo *nonsense*, com o qual Alice, como uma típica menina inglesa, fica impaciente. Enquanto Alice olha a Rainha Vermelha jogar críquete usando flamingos como tacos ou o Gato de Cheshire desaparecer no ar até só restar seu sorriso, os protestos dela não são os dos leitores. Ficamos encantados pelo País das Maravilhas não ser o mundo comum.

Por que ansiamos pelo maravilhoso? Porque vivemos nele na vida real. O maravilhoso existiu muito antes do automodelo dominar. Como concluiu um pesquisador dos efeitos do LSD sobre a mente, os bebês não precisam de psicodélicos porque eles "viajam o tempo todo". Podemos dizer que eles levam um tempo para entrar no programa. Estão de olhos arregalados e encantados com um mundo que ainda não faz muito sentido. Para aprender que o fogo queima e o inverno é frio, a criança pequena deve adaptar-se à realidade cotidiana. Crescer significa aprender as regras da estrada, mas, assim que você as aprende, a estrada fica estreita, e cruzar a faixa central é desastroso. Desvie-se das normas e pode ficar maluco.

O meta-humano conta com um terceiro modo que não é tão sem forma quanto a inocência dos bebês nem tão rígido quanto a conformidade social. Podemos viver nas duas realidades, em um estado que William Blake chamou de "inocência organizada". O maravilhoso pode permear o mundo cotidiano sem desfazê-lo em uma viagem psicodélica. (O famoso mestre espiritual Jiddu Krishnamurti, que tinha um senso de humor sardônico, gostava de dizer que ser atemporal e eterno, que faz parte do despertar, não significa que você perdeu o trem da tarde.) O mundo dos cinco sentidos é a parte organizada. Não moramos em uma alucinação caótica. A configuração na qual estamos parece estar completa. Cobre tudo o que vemos, ouvimos, tocamos, experimentamos e cheiramos.

A metarrealidade é a parte inocente, onde admiração e maravilhamento permeiam a mente. Não é um estado irracional, mas vai além do pensamento racional. Ninguém menos do que Albert Einstein confirmou isso pessoalmente:

Perguntei algumas vezes a mim mesmo como foi acontecer de ser eu o único a desenvolver a teoria da relatividade. A razão, acho, é que um adulto normal nunca se detém para pensar sobre problemas de espaço e tempo. São coisas que ele pensou quando ainda era criança, mas meu desenvolvimento intelectual foi tardio, e por isso comecei a questionar tempo e espaço somente quando fiquei adulto.

Einstein nunca perdeu a capacidade de se maravilhar e impregnou-a com uma característica profundamente espiritual. "O sentido que tenho de Deus é o maravilhamento que sinto em relação ao universo", ele disse. Mas não é necessário, como já ressaltei várias vezes, colocar a metarrealidade em termos espirituais. "Ir além" é um aspecto da consciência, e é acessível para todos.

Se perguntar às pessoas o quanto estão interessadas em investigar a realidade, não serão muitas a responder com entusiasmo. Existe, porém, uma história envolvente por trás de como ficamos enredados em uma ilusão, porém arrebatadora é a possibilidade de escrever um novo final para a história, que é nossa entrada no domínio do maravilhamento, da descoberta, do êxtase e da liberdade.

NA SUA VIDA

COMO MUDAR A EXPERIÊNCIA DO CORPO

Você vive em um mundo interpretado, e seu corpo faz parte da interpretação. Mude a interpretação e vai experimentar o corpo de uma forma nova. Quando vê o exercício não como uma tarefa, mas como um meio de aumentar a concentração e a energia, você cria uma interpretação nova. Agora a queimação nos músculos quando faz esteira ou a falta de ar depois de correr dois quilômetros são coisas positivas, não razão para sofrimento.

É necessária uma mudança de interpretação mais básica para deixar de ver seu corpo como uma coisa, um objeto suspenso no tempo e no espaço. É uma interpretação simples? Sim. Quando olha no espelho, o que você vê? Estamos condicionados a enxergar um objeto sólido, fisicamente estável, com contornos definidos – com esse olhar, pode estar vendo um manequim no espelho. Já sabemos, da discussão sobre a revolução quântica, que a matéria só é sólida na aparência. Quando toca um braço com a mão oposta – faça isso, se desejar –, parece que dois objetos sólidos estão entrando em contato.

Na verdade, você está experimentando dois campos eletromagnéticos entrando em contato um com o outro, o que dá a impressão de solidez. Por exemplo, dois ímãs com polos opostos de frente um para o outro criam uma força repelente. Se os ímãs forem potentes, vai chegar um momento em que não vai conseguir empurrá-los até se tocarem. A força repelente vai mantê-los afastados. Entretanto, da perspectiva dos ímãs, o ar entre eles parece sólido.

Os outros quatro sentidos além do tato também colaboram na interpretação do corpo. Como os fótons não têm cor, o fato de ver o corpo colorido – cabelo castanho, olhos azuis, pele morena – é uma ilusão de ótica. E assim são as linhas gerais do seu corpo. Não pare na barreira da pele. Você viaja em uma aura vagamente delineada de umidade e ar expirado, que arrasta atrás de você uma corrente contínua de micróbios e células velhas que estão sendo perdidas (por estimativa, 50 por cento dos montinhos da poeira acumulada na casa são células da pele mortas). E você está emitindo calor e uma leve carga elétrica. Essas emanações não têm limite, portanto fazem parte dos campos universais que se estendem ao infinito.

Não pode dizer também que está olhando para o "meu" corpo, porque surge imediatamente a pergunta: De que corpo está falando? As células estão sempre sendo trocadas, como tijolos voadores para dentro e para fora de um prédio. O corpo que vê no espelho não é o mesmo de quando era criança, ou o de ontem e o de amanhã. Além da morte das células velhas e do nascimento de novas, átomos e moléculas voam para dentro e para fora aos trilhões a cada hora conforme o corpo é alimentado e elimina os resíduos.

O fato é que o corpo é coeso e parece estável, como um prédio se mantém, não pelos tijolos e cimento, mas por sua planta. No seu caso, a planta deixa um rastro físico como DNA, que serve como molde para todas as formas de vida. Porém, mais uma vez, a fisicalidade do DNA é uma ilusão, uma máscara. Os componentes químicos do DNA são fosfatos e açúcares, e seus arranjos determinam a diferença entre a banana e o macaco que a está comendo, ou entre você e um caramujo. Esses arranjos não passam de simples informações, portanto o corpo é um construto de informações, e a corrente sanguínea, repleta de milhares de mensagens químicas fluindo de célula para célula, é uma rodovia de informações.

Chegando aqui, já desmaterializamos o corpo, mas ainda temos mais um passo a dar. O que é a informação? Também é um construto. Até a mente humana dar nome ao construto, a informação não tinha existência formal, e algumas pessoas argumentam que um universo de informações poderia ser uma espécie de sopa quântica, espiralando, combinando e recombinando a cada segundo na velocidade da luz. Essa sopa pode ser codificada como você desejar. Um físico poderia codificá-la em termos de campos de força como gravidade e eletromagnetismo. Mas esses campos estão unificados e fundem-se na base de tudo o que existe, esvaindo-se do universo visível para o vácuo sem forma.

Um engenheiro de computação poderia codificar as informações de modo diferente, como os 0s e 1s da programação digital, mas esse arranjo das informações só é viável para informações tangíveis, como as letras nesta página, que você pode estar lendo digitalmente agora. A matemática de qualquer coisa visível no universo pode ser calculada. O DNA é codificado pela matemática de quatro pares básicos (timina, adenina, guanina e citosina) em uma sequência com três bilhões de unidades de informações isoladas, o que nos dá um círculo completo, porque os pares básicos também não são matéria sólida. Mesmo a matemática não consegue apreender o que ela é. Uma linguagem matemática de 0s e 1s é útil para a tecnologia computacional, mas os aspectos imateriais da vida – inteligência, criatividade, emoções, esperanças, medos etc. – não têm código matemático. Antes do enunciado de Einstein $E = mc^2$, ele existia como simples potencial criativo – um pensamento ainda não pensado – e, não sendo ainda criado, ele não tinha existência no mundo físico ou no mundo das informações ou mesmo no mundo matemático.

A HUMILHAÇÃO DO DNA

A noção de que a vida pode ser explicada pelo conhecimento do genoma humano prevaleceu por décadas, mas na verdade o DNA revelou-se como um participante parcial no esquema maior. O fracasso do DNA para explicar como a vida surgiu é surpreendente, embora muita coisa sobre isso não tenha chegado aos ouvidos do público em geral. Esse é o exemplo perfeito de como as explicações materialistas sempre são insuficientes, por isso vale a pena contar a história detalhadamente.

A história aceita, que todos aprendem na escola, é que o DNA contém o "código da vida", uma planta que é executada no instante em que o óvulo é fertilizado no útero materno. Desse ponto em diante, o ser humano desenvolve 30 milhões de células a partir de uma única, à medida que a planta se desenvolve. Por mais poderosa que seja a história do "código da vida", nos bastidores grande número de geneticistas não compra essa ideia; eles acham que muita coisa sobre genes foi entendida erroneamente. O "código da vida" apresenta furos enormes, que aumentam todos os dias. Isso é destacado em um artigo *on-line* da publicação *Nautilus* intitulado "É o fim do gene como o conhecemos". O autor, Ken Richardson, é especialista em evolução humana e nos dá uma visão notável de como as células trabalham, o que depende muito mais de ingredientes invisíveis como inteligência e criatividade do que de moléculas, mesmo as de algo tão complexo quanto o DNA humano.

O argumento de Richardson se desenvolve assim: O objetivo do DNA é produzir proteínas, que são os elementos fundamentais de uma célula. Mas o DNA apenas não explica os diversos modos como células, tecidos e órgãos usam essas proteínas. A noção de que o DNA contém a planta para o corpo basicamente morreu na praia. Pesquisa recente mostrou que as células são sistemas dinâmicos que mudam sua composição "precipitadamente", como diz Richardson, um processo de autorregulação que começa quase no instante em que o espermatozoide fertiliza o óvulo.

Assim que essa célula forma uma bola de células idênticas, escreve Richardson, "[elas] já estão falando umas com as outras com tempestades de sinais químicos. Através de padrões estatísticos dentro das tempestades, são criadas instruções de novo [i.e., a partir do zero]". Ocorre que, independentemente do DNA, uma célula está controlando todos os tipos de informação contidos nos aminoácidos, gorduras, vitaminas, minerais, enzimas, diversos tipos de ácidos nucleicos (RNA) – uma fábrica inteira de ingredientes necessários para manter a célula avançando não é predeterminada pelos nossos genes. Essa autorregulação implica uma inteligência imensa.

Na visão recém-surgida, a célula controla o DNA tanto quanto o DNA controla a célula. A situação tem sido assim desde o início da vida na Terra. O DNA, ao que parece, surgiu em um estágio mais tardio da evolução celular. Nos primeiros estágios, bilhões de anos atrás, as células não tinham DNA, eram bolsões autoenclausurados de sopa molecular. Essa sopa começou a se autorregular, fazendo surgir aos poucos estruturas permanentes que eram necessárias regularmente, como proteínas, enzimas e, provavelmente, o RNA, que produz proteínas. As informações para essas estruturas foram então codificadas como DNA, que serve como uma espécie de banco de dados passivo. Richardson observa algo mais que coloca o DNA no seu devido lugar: "Mais surpreendente tem sido a percepção de que menos de 5 por cento do genoma é usado para produzir proteínas. A maior parte produz uma vasta série de diferentes fatores (*RNAs*) que regulam, através da rede, como os outros genes são usados".

Para confirmar esse novo entendimento, agora se sabe que as células podem alterar seu próprio DNA – isso surgiu no campo novo da epigenética, que explora como a experiência cotidiana deixa "marcadores" em um gene, alterando seu funcionamento. Longe de seguir roboticamente uma planta fixa, a vida de uma célula é altamente dinâmica e flexível, reagindo a condições variáveis em escala microscópica. Se não fosse assim, não poderíamos reagir em escala macroscópica.

Ser humano significa que pensamos e agimos criativamente, usando nossa inteligência para divisar novos meios para conhecer todo tipo de desafio. O DNA não descobriu o fogo nem inventou o computador. O fato de que o DNA é responsável pela produção de proteínas é importante, mas é um erro grave estender seu papel à totalidade da vida. Richardson teme principalmente que pressupostos exagerados em relação ao DNA possam levar a políticas sociais que ecoem o racismo que alimentou o movimento eugênico há algumas décadas, cujo exemplo mais visível foi a ideologia nazista da raça superior. Na atualidade, temos James Watson, premiado com o Nobel como codescobridor da estrutura do DNA em 1953, que foi destituído recentemente de seus títulos honorários no Laboratório Cold Spring Harbor, onde passou grande parte da carreira científica, depois de expressar reiteradamente a opinião intolerante de que negros e mulheres são menos inteligentes que as outras pessoas com base na sua genética.

Com a planta de vida desfazendo-se diante dos nossos olhos, o que virá a seguir? Hoje, a história nova na genética está emperrada em dois fatores, informação e complexidade. A noção é que a "sopa molecular" primal encontrou meios para que átomos e moléculas formassem estruturas complicadas através da troca de informações e das possibilidades estatísticas que surgiram quando zilhões de moléculas começaram a se revolver. Mas isso é factível?

ESTAMOS ENREDADOS EM UMA ILUSÃO

Pode o cérebro humano ser o resultado da sopa espiralada à qual mais e mais se juntam "tralhas"? Como alguém espirituoso disse, a noção de que a complexidade basta para explicar o cérebro é como dizer que, se juntar cartas suficientes ao baralho, elas começarão a jogar pôquer.

Como a ciência está presa à explicação materialista para tudo, ela tem um ponto cego imenso. Um biólogo celular não consegue dar o salto até as características invisíveis que toda célula tem atrás de suas estruturas químicas, inteligência e criatividade principalmente. A análise lógica tem sido a ferramenta mais poderosa da ciência, e não é um feito insignificante substituir fatos racionais por mito, superstição e opinião popular. É possível, então, que um repentino salto criativo aconteceu porque alguém seguiu as regras da lógica? A resposta evidente é não e, como prova, podemos apresentar os surpreendentes saltos imaginativos dados pelos pioneiros que descobriram o domínio ilógico do *quantum*. Mais recentemente, a existência de matéria e energia escuras revelou outro domínio, ainda mais peculiar e ilógico do que o mundo quântico, que nem mesmo interage com matéria e energia comuns. O corpo não é uma máquina governada pela lógica, que explica por que qualquer tentativa de o transformar em uma espécie de máquina supercomplicada está destinada ao fracasso. Muitas das informações enviadas através do corpo, afetando 30 trilhões de células, são geradas por emoções, esperanças, medos, crenças, erros e imaginação – as coisas mais importantes que enriquecem a existência humana.

A matéria e a energia comportam-se de forma muito particular no plano quântico, a ponto de enfraquecerem objetos físicos sólidos. Todos os fenômenos do universo podem ser reduzidos a ondulações no campo quântico já que ele interage com o campo gravitacional ou com o misterioso campo dos *quarks*. Na superfície da vida, os objetos sólidos são apenas ondas movendo-se lentamente comparados com, digamos, fótons viajando na velocidade da luz. Físicos podem recuar e completar dizendo que o corpo humano, como todos os objetos sólidos, permanece intacto apesar de todo o curioso processo quântico. Mas nosso corpo fica intacto em razão de outro campo, o campo do elétron.

Essa afirmação, entretanto, só é verdadeira enquanto a informação no DNA está intacta – com a morte física, o eletromagnetismo não muda, nem os átomos e as moléculas que constituem o corpo. Mas o processo de deterioração destrói os laços invisíveis da vida. As células perdem a aderência real que torna a vida possível e que não é eletromagnetismo. Ninguém pode dizer com certeza lógica por que o corpo humano não se desfaz em uma nuvem de átomos que uma brisa soprará para longe.

É fácil sentir a cabeça girar quando percebe que o seu corpo, na melhor das hipóteses, é uma corrente contínua de informações variáveis, mas não devemos nos apoiar nisso como se fosse uma muleta para manter o mundo físico íntegro. A informação, lembre-se, é um conceito humano, como qualquer outro modelo. Dizer que permanecemos inteiros por causa das informações tem seus limites. Não é como se 0s e 1s estivessem colados. Eles não grudam um no outro. O modo como eles ficam grudados é através da interpretação humana. Sabemos que as informações existem porque inventamos o conceito.

Então de onde conseguimos a capacidade de juntar o mundo e lhe dar significado? A resposta só será convincente se a aplicarmos a nosso corpo. Como adquirimos a capacidade de manter nosso corpo coeso? Essa capacidade deve estar fora do corpo, porque não podemos dizer que nosso corpo nos diz como viver, ser e pensar. Não podemos sequer alegar que nosso cérebro nos diz como viver, ser e pensar. O cérebro é outro objeto físico, e seria uma lógica circular dizer que um objeto físico criou a si mesmo. (No campo da inteligência artificial, isso é como dizer que foi um robô que inventou os robôs.)

Não importa de que ângulo você olhe, o corpo desaparece no reino do conceito, mente e entidades intangíveis que são seus verdadeiros criadores. Mas conceitos, mente e entidades imateriais precisam ter uma origem. Antes que você possa pintar a *Mona*

ESTAMOS ENREDADOS EM UMA ILUSÃO

Lisa, é preciso existir o conceito de arte. O que dá origem à arte já não é arte? O que dá origem a conceitos já não é um conceito? A única resposta possível, como este livro defende a partir de muitas perspectivas, é a consciência. Não existe outro componente que ofereça uma explicação viável para todos os mistérios que acabamos de mencionar, da criatividade para manter as células juntas à forma como átomos e moléculas inanimados dispõem-se para formar criaturas vivas.

Há muito mais para ser dito, se olhar seu reflexo no espelho, vai ver que ele é apenas uma "coisa" sólida, estável, com contornos definidos porque você o interpreta assim. Meu objetivo não é mergulhá-lo em um estado de confusão em relação ao seu corpo. Quero livrá-lo de todas as interpretações que lhe imponham limites. Ser humano só pode ser definido como sem limites. Quando estabelecemos limitações, enfraquecemos o ser humano. Essa é a verdade da metarrealidade, uma verdade que podemos mover gradativamente, passo a passo, até se tornar uma realidade viva para o maior número de pessoas possível, incluindo você e eu.

2

"EU" É O CRIADOR DA ILUSÃO

Quando vê seu reflexo no espelho, o fato de se reconhecer vem naturalmente e parece básico demais para ser comentado – embora esse pequeno ato de autoconsciência acabe por ter enorme significado. O eu que aprendeu a reconhecer no espelho reforça constantemente todos os tipos de limitação que não precisam existir. Quando William Blake falou de "grilhões forjados pela mente", em vez disso poderia ter dito "forjados pelo ego".

É impossível lembrar um momento em que tenha olhado no espelho e não tenha se visto, mas há etapas no desenvolvimento infantil que lhe deram o primeiro indício do "eu", seu senso de identidade. Os espelhos não apresentam real interesse para crianças muito novas e, surpreendentemente, andar e falar precedem a época, por volta dos 18 meses, em que a criança reconhece que está vendo o próprio corpo no espelho. Depois disso, passa a ser seu brinquedo favorito. (Os animais que chegam a se ver em espelhos também ficam fascinados com a própria imagem assim que eles se dão conta.)

No mínimo, precisamos perceber que ninguém vive na mesma realidade, todos têm sua versão pessoal. Cem pessoas admirando um glorioso pôr do sol no Havaí estão na verdade vendo cem crepúsculos diferentes. Para uma pessoa que está deprimida, pode não existir beleza, muito menos glória, em qualquer pôr do sol. Como o "eu" é central para cada versão pessoal da realidade, é um elemento básico na simulação que aceitamos como real, e até conseguirmos nos conhecer além do "eu", as ilusões da realidade virtual vão nos manter aprisionados.

Ilusão é uma palavra pesada. A sociedade desaprova alguém que está sob a ilusão de que ninguém mais no mundo importa; chamamos isso de ego inflado ou solipsismo. Mas a ilusão de que o amor tudo vence, na qual todos os que estão profundamente apaixonados acreditam, é uma ilusão que gostaríamos de ter o tempo todo – o desapaixonar-se, que substitui a ilusão pela realidade, é muito doloroso. Uma mistura de prazer e dor caracteriza o "eu". No lado aprazível, descobrir sua identidade faz a criança tremendamente feliz. A "adolescência do bebê" reflete uma exposição exuberante de egotismo, em que a criança afirma: "Este sou eu! Preste atenção. Eu estou aqui!".

A adolescência do bebê é conhecida por ser uma época enlouquecedora para os pais, porque a assertiva crua do ego é odiosa. Além de irrealista. Não conseguirá sobreviver em sociedade se ficar exigindo que o mundo preste atenção em você o tempo todo, ou na maior parte dele. A vida adulta é um compromisso entre o que se deseja e a obrigação de seguir as regras sociais, entre um "eu" que tudo consome como o centro do universo e um "eu" silencioso que é um pequeno dente na vasta engrenagem da sociedade. Não é um equilíbrio fácil, e inúmeras pessoas caem na armadilha de se sentir insignificante, enquanto a alguns é permitido impor-se agressivamente aos restantes.

Psicólogos passam a carreira remediando o senso do eu danificado dos pacientes, mas, na via do meta-humano, precisamos fazer uma pergunta mais radical: "Por que, em primeiro lugar, o "eu" precisaria existir?" Ele entrega uma vida de prazer e dor imprevisíveis. Ele nos isola do mundo e limita o que sentimos, pensamos, dizemos e fazemos. Quantas vezes refreamos o impulso de fazer algo porque pensamos automaticamente: "Não sou o tipo de pessoa que faz X?" Esse X pode ser qualquer coisa, desde fazer uma brincadeirinha para gabar-se de quanto dinheiro você ganha até fugir e juntar-se a um circo. Toda a limitação imposta pelo "eu" não tem sentido. Ela serve apenas para respeitar velhos condicionamentos.

Quando vemos que o "eu" é um construto mental – e muito frágil nessa condição –, ele se torna aberto a mudanças. Podemos decidir ficar sem ele, já que o "eu" não serve mais a seus propósitos. "Eu" existe para convencê-lo de que é uma criatura da realidade virtual e que não é possível ir além da simulação, tanto quanto a possibilidade de um retrato conseguir saltar para fora da moldura. O motivo de nos encontrarmos indefesos, presos a uma ilusão, é que estamos completamente envolvidos no "eu" e em tudo o que ele representa.

Há muito o que desmontar antes de o "eu" parar de dirigir a vida de uma pessoa. Desde as primeiras lembranças de ter uma individualidade, o "eu" tem sido nossa companhia mais constante, e passa cada momento acordado agarrando-se a experiências desejáveis e descartando as indesejáveis. "Eu" não quer renunciar ao seu poder, e por uma boa razão, ter uma pessoa especial que o ama e só você faz a vida valer a pena. Quando "eu" desaparece, quem está lá para amar e ser amado? Mas há mais coisas em jogo. Tudo o que uma pessoa pensa, sente, diz e faz é para tornar "eu" mais forte, mais feliz e melhor. Tornar-se meta-humano não pode ter êxito se não oferecer algo mais gratificante do que qualquer coisa que "eu" reserva para nós.

A AGENDA DO EGO

À primeira vista, o ego parece indispensável. Como vamos abandonar algo de que precisamos para sobreviver? "Eu" é a razão para que você se sinta você e mais ninguém. Você olha o mundo através de um par de olhos que ninguém mais possui. A mãe que identifica o filho na saída da escola para levá-lo para casa recebe a mesma informação visual que todos os outros pais que estão ali, mas ela só vê uma criança, a sua. A exclusividade é preciosa, mas tem um preço. Quase ninguém fica à vontade vivendo sozinho, e a perspectiva de ficar marginalizado é muito real se insistir em ser você mesmo. O poeta William Wordsworth escreveu: "Eu vagava solitário como uma nuvem / Que flutua sobre vales e colinas", mas são poucos os que veem a *solidão* como positiva. Quando alguém é tão desinteressado que desiste de todas as necessidades pessoais, às vezes pode ser chamado de santo, porém, mais provavelmente, vai ser rotulado de antissocial ou louco – é difícil acreditar que alguém possa ser normal e totalmente livre do ego e de sua necessidade de prazer e aprovação. Muitos movimentos espirituais depreciam o ego como se ele fosse um fardo, uma maldição, ou um inimigo oculto da consciência mais elevada.

Ironicamente, chamar o ego de inimigo é um julgamento do ego. Chamar o ego de amigo também é um julgamento do ego. Dizer: "Eu quero ficar sem ego" é uma autocontradição; o ego está dizendo isso, e ele certamente não quer cometer suicídio. Suas próprias palavras não conseguem levar você a um lugar fora da ilusão em que está preso. Não dá para retirar o ego como se remove um apêndice inflamado. Se achar que consegue, vai afundar ainda mais na ilusão ao enganar a si mesmo. "Eu" é uma coisa mínima, duas letras apenas, mas o que você construiu em volta dele – o que todos construíram em volta dele – é como um recife de coral feito de minúsculas células endurecidas com uma concha maciça.

Se essa descrição parece exagerada, pense em como você processa a experiência bruta. As experiências são interpretadas e se tornam parte de como aceita ou rejeita a realidade. Não testemunhamos como isso ocorre porque a maioria das experiências parecem muito insignificantes. Por exemplo, você prova um *curry vindaloo* em um restaurante indiano, acha que é muito picante e decide que não gostou e que nunca mais vai pedi-lo. Outra pessoa, criada em Goa, na Índia, onde o *curry vindaloo* é um prato básico, mal registra as pimentas que entram na receita e, em vez disso, lembra-se com saudade do *vindaloo* que sua mãe fazia.

"EU" É O CRIADOR DA ILUSÃO

As duas experiências, como dados brutos entrando no cérebro através do sentido do paladar, parecem ser idênticas, mas não são – a experiência passa sempre através da interpretação pessoal de alguém. "Eu" está tendo cada experiência, não os cinco sentidos ou o cérebro. Reduzir a experiência a dados brutos é totalmente equivocado, como se o tímpano determinasse qual a música de que você gosta, ou as células cerebrais decidissem que um quadro de Rembrandt era uma obra-prima. "Eu" toma todas essas decisões e, como ele faz isso, cada experiência torna mais forte o poder do "eu".

As experiências, por natureza, são efêmeras e momentâneas. Assim que acabo de dizer "obrigado" ou mordisco um chocolate ou beijo meu neto, a experiência se desvaneceu. Com base nesse fato inegável, existem duas opções. Você pode aceitar o quanto cada experiência é efêmera ou pode retê-la. Quando escolhe a primeira, a vida é um fluxo de experiências frescas, como um riacho sempre renovado na fonte. Não fica assombrado por más lembranças ou ansioso com o que possa acontecer em seguida. Se escolher a segunda opção, vai acumular um depósito de hábitos, condicionamentos, gostos e aversões, além de uma lista das coisas que não quer mais repetir. A segunda opção é a base do ego, à qual você se agarra para reforçar o "eu" e a sensação de segurança. A perda, entretanto, é muito grande, já que as experiências não vão deixar de acontecer apenas porque quer que parem e, ao agarrar-se, você impede o fluxo da vida.

O que nos leva a agarrar em vez de liberar? Uma razão muito simples: o "Eu" tem uma agenda. As ilusões criadas pela mente não são aleatórias. "Eu" está encarregado dos interesses do ego, e a agenda serve à exigência de alguém – "Mais para mim". E o "Mais para mim" fica insaciável, como bilionários anseiam por mais dinheiro e os déspotas por mais poder. A pessoa comum não pode chegar a esses extremos, mas a necessidade por mais é muito forte em todo mundo, porque todos têm necessidades e desejos. Nós todos precisamos de garantia e de nos sentirmos seguros. Precisar de amor nos faz humanos. A necessidade de explorar o mundo é um impulso incontrolável em uma criança que começa a andar, circulando pela casa e entrando em todos os lugares.

Se for mais fundo, verá que o "eu" se *baseia* na necessidade. Ele o prende a uma agenda de procura constante por novas necessidades, o que é o oposto da realização. Realização é não precisar de nada porque você se basta. A sociedade de consumo promove a carência como normal – existe sempre algo novo para comprar que vai finalmente estampar um sorriso satisfeito no seu rosto. Assim, uma vida normal é realmente uma vida de carência, desesperada e constantemente tentando preencher um buraco negro que nunca será preenchido. Para quem é carente, a realização é inatingível.

E aqui surge uma percepção importante: o "eu" não tem uma agenda, "eu" é a agenda. O ego vem com exigências embutidas, não importa o quanto lute, seja para negá-las, seja para satisfazê-las. A carência é um estado da consciência, e "eu" nunca afrouxará seu aperto até encontrarmos um estado de consciência mais elevado.

UM NASCIMENTO MISTERIOSO

"Eu" cria obstáculos que mantêm a metarrealidade do lado de fora, como se fosse uma divisória espessa, mesmo que seja invisível. É importante na jornada de autoconsciência entender por que os seres humanos escolhem isolar-se dessa forma. Houve uma época em que o "eu" era fraco ou não existia? Mesmo que agora o ego seja uma parte integrante da psique humana, ele tem uma história, que deixou pistas físicas, como um rastro de pegadas na floresta deixado por uma criatura invisível. Por exemplo, um sinal de que você é um "eu" individual é que você responde quando chamam seu nome. O primeiro nome está perdido na Pré-História, mas o primeiro nome escrito pertence a um faraó egípcio, Iri-Hor (a Boca de Hórus), de 3200 a.C.

"EU" É O CRIADOR DA ILUSÃO

Quando se começa a investigar, surgem outras pistas sobre a evolução da autoconsciência. Muito antes dos nomes escritos veio a capacidade de reconhecer o próprio reflexo. Não temos, naturalmente, como recriar o que nossos remotos ancestrais experimentaram. Será que os homens pré-históricos olharam poças de água escura e reconheceram seu reflexo? Especula-se que sim, mas não é possível datar o acontecimento. Mas a invenção do espelho ocorreu muito recentemente, em termos de tempo evolucionário. Pedras polidas eram usadas como espelho em 6000 a.C., no local onde hoje fica a Turquia, e conforme surgiram as antigas civilizações no Egito, na América do Sul e na China, qualquer coisa que pudesse ter a superfície polida, de obsidiana e cobre a bronze e prata, era usado para esse fim.

Somos nós as únicas criaturas que conseguem se ver em um espelho? Um periquito de estimação vai brincar com sua imagem no espelho porque (supomos) ele vê outro periquito lá. Cães e gatos não mostram nenhum interesse em espelhos. Mas, estranhamente, o autorreconhecimento se desenvolveu em criaturas que não tinham motivo para possuir essa habilidade. Chimpanzés, gorilas e outros grandes símios se veem no espelho. Como sabemos que eles realmente se veem no reflexo? O teste mais revelador é bem simples: coloque um boné rosa na cabeça do animal, ele toca o boné na cabeça dele ou o boné no espelho? Se ele tocar o boné na cabeça, ele passa no teste "Aquele sou eu, eu percebo".

Como os grandes símios não possuem espelhos em seu hábitat nativo, parece não haver uma razão evolucionária para essa habilidade. Do mesmo modo, não sabemos por que três outras criaturas – pegas, elefantes e golfinhos – conseguem se reconhecer no espelho. As pegas usam seu reflexo para se alisar mais com o bico, enquanto os elefantes, assim que entendem como o espelho funciona, dedicam-se a novos comportamentos, como passar um tempo extraordinário examinando o interior da boca, uma área que não conseguem ver sem a ajuda do espelho. (Se este tópico o fascinou, assista no YouTube a um vídeo que mostra

OS SEGREDOS DA METARREALIDADE

elefantes asiáticos e como eles se comportam diante de um espelho: https://www.youtube.com/watch?v=-EjukzL-bJc.)

Espelhos não são o único modo de nos reconhecermos. Os artefatos mais antigos que apontam para a autoconsciência são esculturas que reproduzem formas humanoides. O que as faz tão surpreendentes, segundo a arqueologia mais recente, é que esses objetos precedem o surgimento do *Homo sapiens*. Uma linha do tempo simplificada vai ajudar a nos posicionar:

14 milhões de anos atrás	Surge o primeiro grande símio
2,5 milhões de anos atrás	O gênero *Homo* evolui
1,9 milhão de anos atrás	Os hominídeos evoluem para o *Homo erectus*
200 mil anos atrás	Surge o *Homo sapiens*
10 mil anos atrás	Fim da Era do Gelo

Quando o *Homo sapiens* estava se tornando uma espécie distinta, por volta de 200 mil anos atrás, nosso ancestral mais próximo, o *Homo erectus*, já tinha descoberto há muito tempo o fogo e como fazer ferramentas. Nem os hominídeos esperaram por nossa espécie para desenvolver a autoconsciência. Em ruínas muito antigas foram encontradas figuras humanoides rudimentares feitas pelo *Homo erectus*. Eram espantosamente antigas. A primeira a ser descoberta foi a Vênus de Berekhat Ram, um artefato de basalto desencavado em 1981 por um grupo de arqueólogos da Universidade Hebraica de Jerusalém, em uma escavação nas Colinas de Golã, próximo da Síria, em Israel.

A Vênus de Berekhat Ram consiste em duas formas redondas, a maior sugerindo um corpo e a menor a cabeça. Podem ser vistas três incisões, duas de cada lado do "corpo", representando os braços, outra circulando a "cabeça" sem apresentar nenhuma característica facial. Apesar do nome Vênus, esse objeto é tão primitivo que, no início, alguns especialistas acreditavam que fosse uma formação acidental feita por erosão natural. O debate em torno de que seriam marcas intencionais feitas por um artista instalou-se quando uma figura semelhante, a Vênus de Tan-Tan, foi descoberta no Marrocos. As duas esculturas assemelham-se tanto que poderiam ter sido criadas pelas mesmas mãos.

Datar o achado israelense era emocionante, mas era difícil fazê-lo com precisão. A Vênus de Berekhat Ram estava ensanduichada entre duas camadas de depósitos vulcânicos, uma de cerca de 230 mil anos a.C., a outra de 700 mil anos a.C. A escultura foi feita em algum momento nessa vasta extensão de tempo. Aos olhos modernos, a Vênus de Tan-Tan, do mesmo período da Idade da Pedra, parece mais convincentemente humana, pois tem torso, cabeça e pernas. O fato de uma mente anterior não apenas ao *Homo sapiens* mas aos neandertais ter sentido necessidade de representar sua forma artisticamente é sinal da trama da autoconsciência no tecido da nossa existência. O escultor está dizendo: "É com isto que eu e os meus nos parecemos". Tão remotamente quanto se possa dizer, nunca houve seres humanos sem autoconsciência.

"Eu" não apenas sobreviveu à Pré-História: ele criou metástase. Tudo à nossa volta evidencia o egoísmo maligno. Os excessos grotescos da cobiça na nossa atual Era Dourada é um sintoma da corrida frenética do "eu", e temos visto como a irresponsabilidade no setor financeiro pode trazer desastres para a economia global, sem que os culpados endinheirados se incomodem – ou parem de ir atrás de mais riquezas. Se não fosse pela ofensiva do ego para derrotar outros egos, a fim de se tornar importante, depreciando qualquer um que seja diferente, não haveria a necessidade de pensar nós *versus* eles e conflitos sem fim que isso tem criado, de bate-bocas familiares a guerras civis, cruzadas religiosas e a ameaça de guerra atômica mundial. Somos capazes de responder a essa metástase e chegar à cura?

Se viveu o tempo da Guerra Fria e a ameaça de devastação nuclear, você viu como "eu", tendo formado um inimigo, pode levar a inimizade à beira da destruição em massa. Mesmo que a sombra da ameaça nuclear se desfizesse, as nações continuariam a aperfeiçoar novos e mortais meios de matar. Seria bom para a humanidade reduzir o volume de danos que causamos a nós mesmos, que é diretamente ligado ao hábito de olhar o mundo da perspectiva do ego, o que tem trazido medo e sofrimento desnecessários.

A ESCOLHA DE FICAR SEPARADO

Ninguém pega pneumonia ou mesmo um resfriado voluntariamente, mas, quando se trata do "eu" – a escolha de ficar separado, cujos efeitos doentios alcançam todas as esferas da vida –, é uma característica da espécie. Evoluímos para parecer superiores a todas as outras formas de vida. Por um lado, isso nos deu uma grande vantagem evolucionária. Considere como nos relacionamos com o ambiente e nos fundimos a ele. Ao longo de bilhões de anos, a evolução criou mecanismos extraordinários de adaptação aos mais inóspitos recantos do planeta. O interior da Antártida, por exemplo, possui um tipo específico de montanha conhecido como *nunatak*, um pico livre de gelo ou neve que brota de uma geleira. Seria difícil imaginar um ambiente mais desolado, só com áreas geladas em todas as direções, frio abaixo de zero, ventos ululantes e, aparentemente, sem condições para plantas ou animais sobreviverem.

Existem, porém, registros de um pássaro marinho conhecido como petrel branco (*Pagodroma nivea*) que faz ninho em *nunataks*, a uma distância de mais de 90 quilômetros da costa, à qual eles precisam voltar à procura de peixe. Quando chega a época do acasalamento, os petréis encontram rachaduras nas rochas expostas e ali fazem seus ninhos com pequenos seixos, onde o casal de pássaros choca um único ovo em uma região selvagem congelada, por quarenta a cinquenta dias, até o filhote eclodir.

"EU" É O CRIADOR DA ILUSÃO

A evolução colocou o petrel branco nessa situação, mas os seres humanos podem escolher onde e como viver.

As escolhas não foram ditadas por nossas limitações físicas. Os homens invadiram os locais mais longínquos muito mais do que nossos ancestrais hominídeos poderiam suportar fisicamente. É a força de vontade, um impulso interior que está determinado a controlar a Natureza, que nos impele a habitar todos os ambientes, exceto os mais inóspitos em termos de calor e frio extremos, alimento escasso, longos períodos sem sol, altitudes elevadas, e assim por diante.

Quando ainda vivíamos nus, privações extremas nos empurraram até o limite da sobrevivência, perto de extinguir o *Homo sapiens* quase tão logo nossa espécie surgiu. Foi preciso conscientização para superar os reveses físicos contra nós. Como foi detalhado em um artigo de 2012 do *Scientific American* intitulado "When the Sea Saved Humanity" [Quando o mar salvou a humanidade], a sobrevivência humana ficou incerta, e a maioria de nossos ancestrais não resistiu. O autor do artigo, Curtis W. Marean, é arqueólogo da Universidade do Estado do Arizona, cuja equipe descobriu evidências dessa crise evolucionária. Ele escreveu:

> Em algum momento entre 195 mil e 123 mil anos atrás, o tamanho da população de *Homo sapiens* decaiu, graças ao frio e às condições climáticas secas que deixaram inabitável grande parte da terra africana dos nossos ancestrais. Todas as pessoas vivas são descendentes de um grupo de uma só região que sobreviveu a essa catástrofe. A costa sul da África teria sido um dos poucos lugares em que os humanos conseguiram sobreviver durante a crise climática porque abriga mariscos e plantas comestíveis em abundância.

Em cavernas ao longo de parte da costa sul-africana, conhecida como Pinnacle Point, arqueólogos encontraram muitas conchas de moluscos e alguns restos de focas e baleias, indicando que quase 50 mil anos antes de os sítios serem explorados, homens primitivos aprenderam a retirar alimento do mar enquanto a severidade do clima da Era do Gelo provocava a morte de quase todos os outros.

OS SEGREDOS DA METARREALIDADE

Ferramentas nas cavernas sugerem que os sobreviventes tinham alta capacidade cognitiva – Marean faz um estudo de caso forte, embora controverso, das faculdades mentais que eram necessárias para sobreviver, como calcular a subida e a descida das marés pela lua. Somente a maré baixa, diz ele, permitiria aos moradores das cavernas terrestres caminhar para o mar e praticar a perigosa empreitada de coletar os mariscos contra a batida das ondas.

Presos na mais terrível angústia, nossos ancestrais não tinham uma rota de fuga. Como eles encontravam meios para se salvar?

REALIDADE EDITADA

A resposta não é física. Por mais fascinantes que sejam essas descobertas arqueológicas, não foi a dura pressão externa que forçou nossos ancestrais a se adaptarem. Houve uma grande mudança de realidade "aqui". Nós nos tornamos uma espécie baseada na consciência, usando a mente para superar os desafios da Natureza. Um dos fatores mais importantes na expansão da consciência humana foi que os cérebros ficaram muito grandes, eficientes e complexos, para o seu próprio bem. Um tipo de cérebro sobrecarregado alimentava a necessidade desesperada de reduzi-lo para que a vida se tornasse viável. Se a correria e o burburinho de uma cidade moderna parecem uma carga excessiva, isso não é nada comparado com a crise mental que nossos ancestrais enfrentaram.

O problema não era que o cérebro humano simplesmente crescia, mas que o instinto, que guia o comportamento de outras criaturas, começara a diminuir em nós. Uma abelha procura apenas flores; ela instintivamente pica um invasor; somente a abelha-rainha põe ovos. Os humanos têm escolhas nos três comportamentos. Exploramos a Natureza de todas as formas para nos alimentarmos. Lutamos ou mantemos a paz em diferentes circunstâncias. Nós nos acasalamos de acordo com padrões de comportamento extremamente complexos. Livres do instinto, as opções diante de nós eram literalmente infinitas. O cérebro, entretanto, não pode ser infinitamente grande. Então como a mente humana pode encaixar a escolha infinita dentro de uma fisiologia finita?

Esse não foi um dilema enfrentado apenas por nossos ancestrais, todos os recém-nascidos chegam a um mundo em que um excesso de informações bombardeia constantemente a parte superior do cérebro, um fluxo de dados brutos que jamais pode ser processado em sua totalidade. Imagine procurar seu carro em um estacionamento lotado. Para encontrá-lo, você não inclui em seu campo de visão o pavimento, o céu, as pessoas e todos os veículos, parados ou em movimento. Em vez disso, você tem uma imagem mental do seu carro e, concentrando a atenção, edita tudo o que é irrelevante para realizar a tarefa, encontrar um veículo específico.

Isso aponta para outra razão que nos fez desenvolver um ego. As pessoas se identificam com aquilo que conseguem fazer. Um mecânico de carro é diferente de um violinista. Uma sentença que começa com "Eu sou X" pode terminar com todos os tipos de comportamentos, características, talentos, preferências. Do mesmo modo, uma sentença que comece com "Eu não sou Y" pode acabar de várias formas. Acontece que a lista de coisas que escolhemos não ser é muito mais longa do que a de coisas que escolhemos ser. Se for cristão, esta é uma escolha única que exclui todas as outras religiões – hoje, há 4.200 crenças no mundo em que uma pessoa com uma fé não precisa sequer pensar, exceto de passagem. Como excluímos inúmeras escolhas sem nem ao menos pensar nelas, estamos editando a realidade de acordo com as determinações do "eu" individual.

A habilidade para editar a realidade bruta já estava presente nos animais que caçavam presas específicas, mas sem envolver a consciência da escolha. Quando pinguins e outros pássaros marinhos que nidificam em colônias imensas voltam para a praia com os bicos cheios de comida, de algum modo eles localizam o filhote que lhes pertence em meio à imensa balbúrdia criada por milhares de outros. A raposa-polar consegue detectar o movimento do rato debaixo de mais de 1 metro de neve e atirar-se exatamente sobre sua presa. As borboletas-monarcas seguem um padrão de migração preciso na ida e na volta de um local no México onde elas se reproduzem.

Existe um imenso mistério sobre como os homens desenvolveram a atenção concentrada, não para tipos específicos de alimentos e locais, mas como uma característica que podemos acionar e desligar. As coisas pelas quais você se interessa o atraem e prendem sua atenção, enquanto aquelas que não o interessam passam despercebidas. O apelo em romances de detetive repousa, por exemplo, no brilhantismo com que Sherlock Holmes percebe a pista mais ínfima e aparentemente irrelevante. (Dizem que Holmes era especialista em cinzas de charuto e que tipo de tabaco cada cinza representava, mas não sabia que a Terra gira em torno do Sol porque essa parte do conhecimento era inútil na arte da investigação de crimes.)

Mesmo que não seja possível resolver o mistério de prestar atenção *versus* desligar, não há dúvida de que "eu" cuida dos dois. Minha mulher, meus filhos e netos são objeto de profundo interesse para mim (o tipo de interesse que rotulamos de "amor"), enquanto são completos estranhos para perto de 7 bilhões de outras pessoas do planeta. Assim que a atenção é focada, segue-se a emoção. Na juventude, meu filho Gotham amava o time do Boston Celtics e odiava o do Los Angeles Lakers. Isso se tornou parte do que ele era, uma decisão ou isso/ou aquilo.

Ou isso/ou aquilo é a ferramenta mais básica de edição que a mente possui, e começa com "pra mim ou não pra mim". O ego separa cada pessoa de todas as outras pessoas através das inúmeras decisões sobre "pra mim e não pra mim". Muitas decisões não têm um propósito real exceto reforçar o ego. (Não é como

"EU" É O CRIADOR DA ILUSÃO

se os torcedores dos Celtics fossem melhores, mais inteligentes ou mais ricos do que os do Lakers. Quando Gotham foi morar em Los Angeles, e o trabalho dele o colocou em contato com os Lakers, foi uma mudança dolorosa. Mudar "não pra mim" para "pra mim" pode ser muito difícil. Imagine que precisou passar um ano trabalhando para um partido político que detestou a vida inteira.)

Como o ego cria metástase ao longo do tempo, as "outras" diferenças adquiridas tornam-se a base da suspeita e da desaprovação social. Antes dos meus filhos nascerem, eu era um imigrante recém-chegado, trabalhando em um hospital em Nova Jersey durante a falta de médicos causada pela Guerra do Vietnã, nos anos 1970. Todos os dias, indo para o trabalho, eu sabia que, no pronto--socorro, os médicos americanos de nascimento olhavam de cima para mim, como se eu fosse inferior por ter vindo da Índia.

Se recuarmos e observarmos todo o quadro, "eu" edita demasiadamente a realidade por motivos egoístas. Nós nos fechamos deliberadamente a novas possibilidades para nos adequar a antigas preferências. O passado de todos é uma coleção caótica de escolhas sobre o que gostam ou não gostam, como as sentem emocionalmente e as lembranças que carregam como bagagem, sem deixar de lado crenças arraigadas, história familiar e todas as experiências que mudaram a vida de cada um desde o nascimento.

Você não foi moldado pelo que lhe aconteceu desde o nascimento. Foi moldado pelo que pensou sobre esses acontecimentos. O ego, e cada reação que ele tenha tido, é um grande construto mental – a metástase do "eu" –, que nasce das sementes do ego em nossos ancestrais remotos. Nossa habilidade em editar a realidade é responsável por tudo aquilo em que um ser humano decida prestar atenção, e já que prestamos atenção em bilhões de coisas, a realidade não editada deve ser imensamente maior. As realizações humanas representam uma fração ínfima do que a realidade tem para oferecer – o horizonte que se abre diante de nós não tem limites.

A DECISÃO DE DESPRENDER-SE

Tratamos até agora do que se pode chamar de história natural do "eu", e ela nos contou coisas muito importantes de como a realidade virtual que aceitamos como real é feita, na verdade, pela mente. Na mente humana a realidade é construída de tal forma que:

As informações disponíveis não são esmagadoras e caóticas.

Somos livres para aceitar ou rejeitar qualquer aspecto da realidade que escolhermos.

Procuramos repetir as experiências mais familiares, seguras e agradáveis.

Evitamos as experiências mais ameaçadoras, estranhas e desagradáveis.

Quem julga definitivamente o que é real é o ego, que é muito pessoal e seletivo em seu modo de interpretar o mundo.

Não estou aqui para declarar que o ego é seu inimigo, o que poderia ser outro julgamento do ego. A partir de uma postura neutra, o ego é limitador. Ao escolher viajar pela vida com "eu" como seu companheiro mais próximo, você concordou tacitamente em filtrar, censurar e julgar suas experiências. Esse é o primeiro uso da consciência na vida da maioria das pessoas, e é como usar um computador poderoso apenas para *e-mails*. Limitar a realidade pessoal deixa você de fora do potencial infinito, que é o maior presente da consciência.

A certa altura, "eu" edita demais a realidade ou perde coisas importantes que poderiam expandir amor, compaixão, criatividade e evolução. Gastamos muita energia mental focando em coisas que são prejudiciais e contraproducentes. Se tem frequentado festas familiares onde as mesmas questões batidas e irritantes são levadas ano após ano, sabe como "eu" é capaz de agarrar-se a coisas pequenas e cansativas. Para criaturas presas pela evolução física, não existe saída. Os guepardos são os corredores mais rápidos da Terra, mas sua espantosa rapidez os tornou menores do que os outros predadores. O estágio mais vulnerável de sua vida é no nascimento, quando a mãe fica limitada em sua capacidade de proteger os filhotes. Avalia-se que 90 por cento dos guepardos recém-nascidos não sobrevivam. Acrescente-se a isso a velocidade da gazela que o guepardo caça como sua presa. A gazela e o guepardo são de tal forma equiparados que os guepardos adultos muitas vezes fracassam na perseguição, vivendo assim no limite da inanição. Presos por sua adaptação evolucionária específica, os guepardos não conseguem se voltar para outros alimentos que estão à sua volta – cupins, grama ou ratos – para afastar a fome.

O *Homo sapiens* enfrenta o dilema oposto. Nossas mentes se abrem para o campo das possibilidades infinitas. Tendo a capacidade de manipular a Natureza à nossa vontade, fazemos propositalmente escolhas que parecem benéficas para a sobrevivência, mas as decisões têm consequências imprevistas. Defender-se com armas facilitou o crescimento dos primeiros humanos, e uma arma tão sofisticada quanto o arco e a flecha apareceu no ano de 45 mil a.C. Então o armamento não pôde mais ser detido, tornando inevitável a catástrofe da corrida de armas nucleares. Foi isso? A liberdade de pensamento é nosso estado natural; ficarmos presos ao passado, não. Estamos ainda naquele estado de liberação, deveríamos tirar vantagem dele. A questão crucial é a metástase do "eu", que levou o livre-arbítrio muito longe a serviço de raiva, medo, ganância, egoísmo cego e tudo o mais.

Quando percebemos isso, entendemos como as relações pessoais podem ser sabotadas. Duas pessoas se apaixonam e se casam. Depois da lua de mel, precisam se relacionar um com o outro de todos os modos – realizar tarefas domésticas, ganhar dinheiro, programar o tempo para fazer coisas juntos ou separados –, e o "eu" faz seu trabalho de administrar uma situação depois da outra. Mas, se houver uma discussão sobre as finanças familiares, o ego traz à tona a raiva, a necessidade de vencer e o desejo obstinado de estar certo. Se a discussão ficar muito acalorada, queixas de antigas desavenças surgem borbulhando na superfície. A menos que tome cuidado, um desentendimento trivial torna-se amargamente pessoal. O que foi perdido no calor do momento é o amor subjacente que despertou o relacionamento. Essa é a realidade maior, que o "eu" firmemente exclui a fim de vencer uma discussão pequena ou sem sentido.

Duas pessoas ocupam um ponto pequeno no mapa. Agora expanda o território em escala global. A raça humana está devastando o planeta porque 7 bilhões de pessoas, agindo aconselhadas pelo "eu", preferem a experiência local a resolver o problema global. As guerras estouram e populações passam por morte e destruição massivas porque o território maior – manter uma paz amigável – é sabotado pela raiva gerada por cada escolha do "eu" em seguir sua agenda irracional, raivosa e hostil.

O ponto principal é que "eu" acredita firmemente que pode controlar a realidade, e a história humana está forrada com seus fracassos abjetos. Mesmo a suposição básica de que "eu" está em contato com a realidade é falsa. Nesse momento não existe a experiência real do campo quântico, do qual toda a criação nasce. Você não experimenta átomos e moléculas que constituem o corpo, nem o funcionamento das células, nem do cérebro. Parece estranho que o cérebro humano não tenha ideia da sua própria existência. Ver um cérebro sob o bisturi do cirurgião ou na dissecação de um corpo na faculdade de medicina não passa de uma observação indireta de uma coisa cinza e mole com sulcos correndo pela superfície externa. Nenhuma indicação observável de que essa coisa mole processe a consciência.

No fundo, o "eu" policia nossa experiência para ter certeza de que a vida permaneça local e não infinita. O infinito é o inimigo do ego, porque o infinito é o mapa inteiro, não apenas pontos e alfinetes espetados aqui e ali. Desprender-se do "eu" é abraçar o infinito. Somente ao ficar à vontade com nosso potencial infinito conseguimos descobrir que a realidade não precisa ser editada. A plenitude é o nosso lugar. Quando começamos a cortar a plenitude em pedacinhos e partes, o ego assume o controle de cada um, pedacinho por pedacinho, e nos esgota física e mentalmente, quer percebamos ou não. Portanto, precisamos investigar se o infinito é um ambiente habitável. Se for, então deixar o ego ir embora é justificável. E não importa o que "eu" tenha feito para melhorar a vida, podemos começar a perceber que viver em plenitude é melhor.

3

O POTENCIAL HUMANO É INFINITO

O potencial humano é infinito porque a consciência não tem limites. Ser humano significa que tudo pode acontecer. Por agora, vamos explorar o mundo de possibilidades interiores. Existem meios em que a realidade exterior fica muito mais maleável através da consciência do que se supõe. Como a consciência é a base da realidade, não deveríamos estabelecer nenhum limite absoluto. A fim de voar, o homem não criou asas, mas encontrou um caminho para concretizar o que tinha vislumbrado. Nunca se esqueça de que sempre se abrirá um caminho, não importa o quanto suas aspirações sejam exageradas.

No domínio interior da consciência, as possibilidades de novos pensamentos, percepções e descobertas são ilimitadas. Só por isso já é importante ver o *Homo sapiens* como uma espécie baseada na consciência. Possibilidades infinitas fazem parte da nossa composição. Mas alguma coisa dentro de nós resiste a acreditar na infinitude como uma qualidade humana. A realidade editada parece mais confortável, porém há eventos extraordinários que provam, quase literalmente, a realidade da noção de que "tudo pode acontecer". Avanços repentinos da consciência estão ocorrendo à nossa volta, basta prestar atenção. Mas "tudo pode acontecer" poderia descrever um universo totalmente aleatório repleto de ruído quântico. Na teoria quântica, tudo borbulha na "espuma quântica" antes que forma e estrutura apareçam, como a massa informe do bolo até ele assar e adquirir um formato sólido. Como as partículas quânticas piscam para dentro e para fora da nossa existência, segundo as leis da probabilidade, existe uma chance infinitesimal de que um objeto físico – uma folha, uma cadeira ou um cachalote – possa aparecer repentinamente do nada. A física existe para nos dizer como um evento assim é praticamente impossível.

Pode achar que esses assuntos são tão abstratos que não têm nada a ver com você. Quando a física quântica afirma que a possibilidade de a entrada da sua casa ser bloqueada por uma lula gigante é infinitamente pequena, você não está aprendendo nada de novo. Participamos do mundo "lá fora" do modo como a sociedade nos ensina, mas essa é uma visão radicalmente estreita da realidade. Nossa participação no mundo começa realmente no plano quântico. Para todos os fins práticos, é aí que mente e matéria se encontram. Ambas existem como possibilidades, prontas para surgir, mas ainda invisíveis.

Portanto, mente e matéria são mais maleáveis lá, assim como a argila macia é mais maleável do que o prato de porcelana depois de ter sido moldado, queimado e vitrificado. Como humanos podemos voltar conscientemente ao plano quântico, que expande infinitamente nossa participação em comparação com o que conseguimos fazer depois que a criação endurece. Não só a criação é mais macia, por assim dizer, como mente e matéria ainda não se separaram. Quando isso acontece, uma pedra imediatamente se torna uma pedra, enquanto um pensamento toma outro caminho e imediatamente se torna um pensamento. Mente e matéria surgem exatamente iguais, como ondulações no campo quântico. As ondulações formam padrões conforme se deparam com ondas de campo gravitacional, campo *quark*, campo de elétron e muitos outros. Padrões de interferência, que são como marcas das ondas na areia da praia, preparam-se e, assim que reconhecem objetos como *quarks* e elétrons, aparecem.

Os físicos fizeram um trabalho brilhante rastreando a criação até esse ponto, mas fizeram muito pouco para rastrear a mente até sua origem – falaremos muito mais a respeito disso, mas o resultado é que a pessoa comum assume que mente e matéria são naturalmente separadas. É assim que a ilusão nos confunde. Pensar em uma maçã é muito diferente de segurar uma maçã física, embora em nível mais profundo o pensamento e a maçã antigamente fossem a mesma coisa. Eles começam como possibilidades no domínio que a física chama de realidade virtual. O mistério gira em torno de como duas coisas tão diferentes poderiam vir da mesma semente.

Para tirar proveito do potencial infinito, é preciso aceitar que a realidade é aberta, capaz de captar impulsos sutis, invisíveis, e torná-los mente e matéria. Chamo essa abertura de metarrealidade, porque repousa além da mente e da matéria; metarrealidade é onde o universo e tudo o que está nele, inclusive toda a atividade mental, está em estado embrionário.

Não tenho a pretensão de achar que a metarrealidade seja fácil de aceitar logo que fica sabendo da existência dela. O quanto conseguirá se sentir seguro em relação à vida se ela for completamente aberta? Não muito – todos preferem que as coisas sejam mais estabelecidas e ordenadas. Mas, se pensar sobre isso, um pintor contemplando uma tela vazia ou um escritor olhando para uma página vazia confiam em que "tudo pode acontecer" como a melhor e mais elevada condição de criatividade. Ao abordar o potencial infinito como possibilidades criativas infinitas, existe uma abertura para uma espécie de liberdade que "eu" não consegue experimentar dentro de limites.

Estamos tão condicionados a dizer "meu" corpo e "minha" mente que, automaticamente, acreditamos que eles estão fazendo a ação e o pensamento que experimentamos. Mas, na metarrealidade, a consciência é que faz a ação e o pensamento. Podemos – e devemos – passar para essa perspectiva por uma simples razão: o cérebro não consegue dar o salto para a consciência mais elevada, só a consciência é capaz disso. Uma corda de violino não pode inventar novas formas de música, mas a mente musical pode usar o violino como seu instrumento de expressão física. Do mesmo modo, *corpomente* – o entendimento de que corpo e mente constituem uma unidade – é a expressão física da consciência.

Na música há mais combinações possíveis de notas do que átomos no universo, e ainda assim nos sentimos à vontade com essa vastidão de possibilidades. No xadrez, jogamos sem ansiedade diante de quatrocentas posições possíveis depois que cada jogador faz um movimento, o que explode para mais de 288 bilhões depois de quatro movimentos. Em atividades comuns, como jogos, achamos a infinitude natural. Ela está em toda parte. Mesmo se tivesse um vocabulário limitado de 2 mil palavras, que é comum a uma criança de 5 anos, contaria com o suficiente para criar uma corrente sem fim de combinações de palavras, sem esquecer que ninguém o impede de dar vários significados novos a uma palavra comum. (*Pet*, em inglês, é verbo, substantivo e adjetivo, como em *"I pet my pet cat, who is the only pet I have "* [Afago meu gato de estimação, que é o único animal de estimação que tenho] – e qualquer pessoa está livre para dar novos significados à palavra. A palavra *pet* pode ser substituída por *coddled* [mimado], *luxurious* [glorioso], *endearing* [encantador]. Ela já tem essas conotações. Significados novos podem ser inventados do nada, afastando-se das acepções originais.) Como já estamos tão acostumados à infinitude nessas formas simples, podemos expandir nossa zona de conforto para ficar à vontade com a infinitude como uma característica *pessoal*.

GÊNIO ACIDENTAL

"Tudo pode acontecer" é essencial ao ser humano. Um salto de consciência pode acontecer inesperadamente, como no surpreendente fenômeno conhecido como *accidental genius* [gênio acidental], um termo cunhado por Darold Treffert, um médico de Wisconsin que se tornou especialista em "desempenho cerebral excepcional".

O POTENCIAL HUMANO É INFINITO

Ele define gênio acidental como uma "epifania espontânea – como o momento em que regras e meandros da música, pintura ou da matemática, por exemplo, são vividos e revelados, produzindo quase talento espontâneo".

Dos catorze casos que Treffert estudou até agora, um exemplo marcante é o de um israelense de 28 anos que ele chama de "K. A.". Do piano, K. A. eventualmente conseguia tirar temas populares, uma nota de cada vez. Um dia, ele estava em um *shopping* e viu um piano exposto, e assim relata o instante que se seguiu: "Percebi de repente o que eram a escala maior e a escala menor, o que eram seus acordes e onde colocar meus dedos para tocar determinadas partes da escala". Sem conhecimento ou habilidade anterior, K. A. de repente passou a saber como funcionava a harmonia musical. Ele comprovou isso ao fazer uma busca por teoria musical na internet e, para sua surpresa, "a maior parte do que tinham para me ensinar eu já sabia". Ele tinha ficado perplexo, sem entender como poderia saber algo que nunca tinha estudado.

Um fenômeno assim corrobora uma característica central de metarrealidade – a de que os homens já estão conectados com infinitas possibilidades.

Não acessamos nosso potencial oculto por muitas razões – já vimos como o ego edita e limita a realidade, por exemplo. Mesmo quando somos confrontados pela evidência do contrário, o poder de limitação nos incita a olhar com ceticismo ou ignorá-la por completo. O fato de Treffert conseguir que suas observações sobre o gênio acidental fossem publicadas na revista *Scientific American* (25 jul. 2018) deve-se a um mistério maior, conhecido como síndrome do sábio, que tem história bem fundamentada na prática médica e psicológica.

A síndrome do sábio também lida com habilidades extraordinárias que desafiam a explicação. Treffert já era especialista em duas formas diferentes dessa condição. Na "síndrome do sábio congênita", a habilidade extraordinária aparece cedo. Há crianças que conseguem dizer o dia da semana em que caiu ou vai cair qualquer data, passada ou futura – conhecidos como sábios calculadores de calendários – e outros que geram mentalmente números primos com a velocidade e a precisão de um computador. (Um número primo é um numeral divisível apenas por 1 e por si mesmo. A sequência começa fácil com 2, 3, 5, 7 e 11, mas logo torna-se muito mais difícil saber qual o próximo número na sequência sem uma calculadora para ajudar. Por exemplo, 7.727 e 7.741 são números primos, mas nenhum dos números entre eles é.)

A outra forma é a "síndrome do sábio adquirida", quando uma pessoa comum de repente passa a ter uma habilidade extraordinária depois de uma lesão na cabeça, um derrame, ou outro acidente no sistema nervoso central. Às duas versões, Treffert acrescentou a "síndrome do sábio acidental" como um terceiro tipo, como na história de K. A. Nenhuma delas é explicada cientificamente. Na forma congênita, a criança muitas vezes está no espectro de autismo ou retardo mental. (No seu livro de 1985, *O homem que confundiu sua mulher com um chapéu*, o neurologista Oliver Sacks conta histórias de outras pessoas com "cérebros especiais", apresentando incidentes de pessoas com lesão no hemisfério direito do cérebro e crianças autistas que têm habilidades matemáticas extraordinárias.)

A síndrome do sábio tem reputação de certa forma estranha quando fica restrita ao autismo e às lesões cerebrais, mas quando se trata de gênio acidental acontecer em pessoas aparentemente normais, fica mais aceitável. Treffert deu ao seu artigo o título "Ganho cerebral: A pessoa pode se tornar um sábio instantaneamente – e ninguém sabe o porquê". Para um leitor com mente científica, cerebral é a palavra mais significativa do título, porque toda a explicação padrão para os fenômenos mentais atualmente é centrada no cérebro, mas não é razoável dizer que um cérebro de repente aprendeu como funciona a teoria musical sem nenhuma contribuição externa, educação ou treinamento. (É como dizer que o cérebro sabe todas as cidades do mundo sem ter visto um mapa.) Pessoas que adquirem repentinamente habilidade para a pintura tornam-se obcecadas por pintar e têm dificuldade para dispor-se a fazer qualquer outra coisa. Isso lembra Picasso, que foi obcecado pela pintura desde a infância, mas é difícil imaginar que quem tem pouco ou nenhum interesse em arte seja atraído por pintura da noite para o dia porque seu cérebro lhe disse para fazer isso.

Para a maioria, pintura, música e matemática não são aspectos cruciais da vida, e com apenas catorze casos de gênios acidentais registrados, pelo menos até agora, esse fenômeno estranho parece bem exótico. Acontece que o gênio acidental é outra pista para o mistério que significa ser humano, e a pista está ligada à própria infinitude.

RELACIONAR-SE COM O INFINITO

Se alguém tem pouco ou nenhum interesse em música e de repente sabe teoria musical sem estudá-la, de onde veio o conhecimento? Não foi passado por professor ou manual, que é como se adquire normalmente conhecimento. De algum modo foi um *download*, poderíamos dizer, de uma fonte em algum lugar "lá fora". Mas onde? A música é uma criação humana – não existem acordes ou sonatas ou sinfonias na Natureza. Também não há uma biblioteca invisível "lá fora", onde todas as informações sobre música estejam armazenadas. Além disso, mesmo que essa biblioteca existisse, quem estaria enviando um *download* para uma pessoa que não queria?

Queremos nos manter longe do departamento de cabeças entrando em parafuso, e a metarrealidade pode parecer confusa. A metarrealidade é o lugar de armazenamento de tudo o que já foi e será pensado. Como o infinito não tem limites, a metarrealidade também contém todos os pensamentos possíveis. Só recentemente estudiosos da Grécia Antiga foram capazes de decodificar os fragmentos de manuscritos que contêm música escrita e, com esforço meticuloso e suposições, tornaram possível que a música fosse tocada em flautas com palheta e tambores exatamente como Sócrates deve ter ouvido os músicos de rua enquanto andava por Atenas no século IV a.C.

OS SEGREDOS DA METARREALIDADE

Trazer de volta música antiga é um ato de recriação. A mente está tentando lembrar o que nunca esqueceu, o que soa estranho. Não é o mesmo que recuperar informação. Para compreender o que realmente está em jogo, uma imagem do cotidiano pode ajudar: a nuvem.

Quem acessa a internet já ouviu falar, mesmo que vagamente, da nuvem, um lugar no ciberespaço onde se reúne a soma das informações globais. A nuvem tem uma capacidade imensamente maior do que as maiores bibliotecas do mundo. Todos os *e-mails* são salvos lá, todas as fotos *on-line*, todas as compras na Amazon ou as buscas no Google. Apesar de ter se tornado tão universal, só alguns percebem que ela tem uma localização física.

Grandes centros de dados foram construídos para armazenar todas as informações que antigamente eram salvas em computadores domésticos e de empresas. Quando você tira uma foto de alguma coisa – um pôr do sol no Grand Canyon, um recém-nascido –, recorta-a, melhora a cor e envia para o *smartphone* de alguém, a imagem não vai realmente de você para a outra pessoa sem primeiro passar pela nuvem. Centros de dados imensos em Loudon County, na Virgínia, com milhões de metros quadrados cada um, abrigam a nuvem real.

O acesso à nuvem é instantâneo no ciberespaço, mas entrar em um desses centros de dados é um processo complicado. O núcleo onde milhares de computadores potentes estão localizados está protegido por camadas de segurança. Um funcionário precisa passar por um *scanner* de retina que identifica a pessoa (pode até dizer que a pessoa está viva, que não é alguém dando um jeito de usar o globo ocular de outra pessoa), depois por uma "armadilha", uma sala em que a porta de entrada precisa ser trancada antes que a porta de saída abra, em seguida por um pelotão de guardas armados, além da apresentação de nove senhas diferentes.

O fato de que o ciberespaço é um lugar real contrasta com a consciência. Você não vai a um lugar "lá fora" para lembrar a música de Frank Sinatra *Strangers in the Night*, que vem completa com a voz e a imagem dele. A metarrealidade armazena a experiência toda, e nós a recriamos sempre que desejamos. A neurociência diz que nós a recuperamos do cérebro, mas o fenômeno do gênio acidental lança dúvidas sobre essa explicação, já que a pessoa recupera conhecimento que nunca possuiu.

Para ir mais além, o ser humano é criativo, então usamos a consciência para inventar e descobrir coisas novas. Não é o mesmo que recriar música grega antiga. Mas imaginar por que algumas pessoas são criativas é muito difícil. Como a nuvem, a metarrealidade adota mecanismos de defesa. Para um Leonardo da Vinci ou um Ludwig van Beethoven, os tesouros da criação se abrem fácil e copiosamente. Esses artistas são consumidos pela atividade criativa. No outro extremo, algumas pessoas são completamente destituídas de criatividade artística. Os gênios criativos, ao que parece, ficam invadindo a metarrealidade. Eles entram em contato com seu potencial infinito muito além do que nos permitimos fazer normalmente.

Têm sido feitos esforços para tornar a criatividade uma capacidade, o que à primeira vista parece promissor. Isso motiva empresas que enxergam longe, como Google ou Apple, a identificar e aproveitar as mentes mais criativas. Voltemos ao livro *Roubando o fogo* citado anteriormente. Nele, Steven Kotler e Jamie Wheal entram nos bastidores das "armadilhas para talentos" no Vale do Silício. Essas empresas, juntamente com a revolução na mídia social através do Facebook e Twitter, começaram por meio da inovação, portanto é natural que, com bilhões de dólares à disposição, o Vale do Silício queira sempre estimular ideias criativas – no ambiente de alta tecnologia, a sobrevivência depende disso.

Essas corporações amariam rentabilizar a região, mas os momentos de "eureca" não passam disso, *flashes* temporários de percepção. Sustentar a percepção e fazer da inovação um meio de vida implica desafio. *Roubando o fogo* descreve como o Google criou um ambiente de trabalho em que um importante elemento de criatividade é desenvolvido de modo engenhoso.

OS SEGREDOS DA METARREALIDADE

A noção subjacente é simples: se deseja que a mente flua, faça o local de trabalho fluir, e o Google leva essa ideia a sério e constantemente ajusta o local para que pareça uma continuidade da vida fora do trabalho. Há bicicletas disponíveis para ir de um lado a outro do *campus*, *Wi-Fi* nos ônibus da empresa, comida orgânica de alta qualidade e uma estrutura mais flexível para permitir que as ideias fluam mais livremente, em vez da rígida hierarquia tradicional que separa a administração dos funcionários.

Mas essas facilidades têm tido sucesso relativo, porque o fluxo em si não define criatividade. Kotler e Wheal concentram-se em "estados alterados," como eles os chamam, em que hábitos normais da mente desaparecem completamente. Seja induzida por LSD ou por imersão total em um tanque, por meditação ou rituais sagrados, uma pessoa pode experimentar o *êxtase*, palavra de raízes latinas que significa "fora" e "ficar". O estado de êxtase põe a pessoa fora e além da autoconsciência normal. No êxtase nos sentimos livres, sem amarras, bem-aventurados – e criativos. *Roubando o fogo* trata essencialmente da procura de monetização do êxtase pelo Vale do Silício.

O Google incentiva a meditação para todos os funcionários, o que dá acesso a um estado mais tranquilo e expansivo de consciência. Mas, apesar de saber sobre a região, fluxo, êxtase, meditação e consciência presente, ocorre que a criatividade é esquiva. Em 2013, à procura de meios para resolver problemas "maliciosos", um grupo variado de mentes brilhantes reuniu-se para o projeto Hacking Creativity, "a maior meta-análise de criatividade já realizada". A ideia central era que, se a criatividade pudesse ser entendida, tudo seria possível.

Ao final mais de 30 mil estudos sobre criatividade haviam sido analisados e centenas de especialistas foram entrevistados, "de dançarinos de *break dance* e artistas de circo a poetas e estrelas do *rock*". Em 2016, chegou-se a duas conclusões.

Primeira, a criatividade é essencial para a resolução de problemas complexos – do tipo que enfrentamos em um mundo com ritmo frenético. Segunda, temos muito pouco sucesso no treinamento para que as pessoas fiquem mais criativas. E há uma explicação bem simples para o fracasso: estamos tentando treinar uma capacidade, mas o que deveríamos tentar é treinar um estado mental.

Acontece que não é possível *hackear* a metarrealidade. *Hackear* é uma invasão, o equivalente cibernético de arrombar e entrar. As pessoas criativas não arrombam e entram. O que elas fazem aproxima-se mais de evolução; alguma coisa nova que vem à luz e assume forma física como um quadro ou uma composição musical. Evoluir é criativo – o pescoço longo da girafa, a habilidade do camaleão de mudar de cor e nosso prêmio físico distintivo, a oposição do polegar aos outros dedos, resultam da capacidade criativa da Natureza. Trabalhando a partir do campo de possibilidades infinitas, a evolução dá um passo de cada vez para criar uma criatura inteira, do mesmo modo que você e eu recriamos a experiência completa de ouvir Sinatra cantando *Strangers in the Night*.

Todas as formas de vida se relacionam com a metarrealidade através da evolução, aproveitando seu potencial criativo de modo progressivo e ordenado. As criaturas que nos parecem mais estranhas não são a mistura de partes isoladas reunidas aleatoriamente. Elas são a expressão de uma delicada adaptação que encontra um nicho perfeito para si, à parte de milhares de outras formas de vida que habitam o mesmo ambiente.

Todas as manhãs quando acorda, o tamanduá-bandeira (*Myrmecophaga tridactyla*) das Américas Central e do Sul tem fome de formigas. Ele é soberbamente adaptado pela evolução física para extrair suas presas enterradas bem fundo no chão. Suas patas anteriores são equipadas com grandes garras para rasgar colônias de formigas ou de cupins. A língua, longa e pegajosa, é usada para enganar, deslizando em torno das formigas, que então são sugadas para a boca.

É maravilhoso perceber como essas adaptações são específicas. Até mesmo as mandíbulas do tamanduá-bandeira foram reduzidas, já que qualquer coisa mais larga atrapalharia a introdução nas passagens estreitas das colônias de formigas e cupins. Mas, ao mesmo tempo, nenhum ser humano jamais teria escolhido ficar preso nesse beco sem saída evolucionário. Para sobreviver, o tamanduá-bandeira precisa consumir até 30 mil formigas por dia, e como sua dieta fornece tão pouca nutrição, o animal não tem energia suficiente para fazer outra coisa além de dormir dezesseis horas por dia.

O querido panda-gigante também está em um beco sem saída. Embora seja um urso de verdade, e um dos primeiros a evoluir, o panda é mal servido por ter o trato intestinal errado, que, diferentemente do sistema digestivo de outros ursos, só consegue digerir folhas de bambu. Por que o panda-gigante perde, ou não ganha nunca, a capacidade característica dos ursos de comer praticamente tudo? "Por que" não importa na evolução. Ocorre uma adaptação, que pode tanto contribuir como não para a sobrevivência da espécie.

O *Homo sapiens* tem enganado todos os becos sem saída, inclusive aqueles em que outros primatas entraram. Nosso parentesco mais próximo entre as espécies vivas é com o chimpanzé e o gorila, mas não descendemos deles ou de qualquer outro primata, contrariamente à opinião popular. O último descendente comum entre humanos e chimpanzés viveu cerca de 13 milhões de anos atrás, segundo a melhor estimativa, levando a uma divisão genética. Um ramo evoluiu para chimpanzés, gorilas, orangotangos e seus parentes, enquanto o outro ramo levou aos nossos ancestrais hominídeos.

O chimpanzé é uma espécie moderna, assim como nós. (O interessante é que a evolução genética dos chimpanzés foi duas ou três vezes mais complexa do que a nossa, resultando em dois fatores: primeiro, eles passam quase o dobro de mutações aleatórias de pai para filho do que acontece com pais humanos – na média, um bebê humano herda cerca de setenta novas mutações dos pais. Segundo, há algo na genética citado como um "gargalo" onde não ficam disponíveis genes suficientes. Menos genes levam a menos mutações, fazendo a espécie ficar fechada a novas características.

Segundo análises genéticas, ao longo de milhões de anos os chimpanzés passaram por três gargalos que comprimiram seu acervo genético, enquanto os homens passaram por apenas um enquanto migravam para fora da África 200 mil anos atrás. Assim que saiu do gargalo, nossa espécie expandiu-se explosivamente pelo planeta.)

A grande mudança de realidade coloca um profundo mistério que não pode ser revelado por nossos genes. Mesmo com o dobro de mutações do que o *Homo sapiens* teve, os chimpanzés não ganharam autoconsciência. Não é falta de inteligência. Pesquisas com primatas mostram que a inteligência dos chimpanzés está muito mais próxima da dos humanos do que se imaginava. De acordo com o primatologista Frans de Waal, a ideia de que apenas os homens conseguem fazer ferramentas atualmente é "uma posição insustentável. E pensávamos também que os primatas não tinham reivindicações da teoria da mente, o que agora está sendo contestado. As reivindicações culturais, a ideia de que só os humanos são bons em cooperação e assim por diante – nada disso se sustenta".

A *teoria da mente* é um termo da filosofia e da psicologia sobre saber o estado mental de alguém sem que isso lhe tenha sido dito. Uma definição abreviada é "leitura da mente". Muitas pessoas apaixonadas por cães jurariam que seu animal sabe quando seu dono está feliz, triste ou bravo. Mas provar que qualquer animal sabe que tem uma mente permanece controverso. É fascinante considerar que nosso ancestral comum, 30 milhões de anos atrás, tinha o potencial oculto para atributos que desabrocharam nos chimpanzés em um ramo da divisão e em humanos no outro.

Mas os chimpanzés não experimentaram a grande mudança de realidade que deu autoconsciência ao *Homo sapiens*. Existem limites para o que um chimpanzé consegue aprender e entender. Por exemplo, um amendoim é colocado debaixo de uma caneca amarela e nenhum sob a caneca vermelha, e ele rapidamente aprende a diferença e vai sempre pegar a caneca amarela. Mas se apresentar a ele dois pesos e lhe der uma recompensa se ele pegar o mais leve, o chimpanzé não fará a ligação e continuará a pegar os dois pesos aleatoriamente. Do mesmo modo, se um chimpanzé descobrir como abrir uma caixa complicada para obter comida, o outro não conseguirá saber como resolver o problema só olhando o que o primeiro chimpanzé fez.

Essas comparações entre nós e nossos parentes mais próximos só chegam até aqui. Chimpanzés e gorilas têm uma gama de possibilidades muito mais ampla do que o tamanduá-bandeira, mas não estão nem remotamente perto de nós em relação ao acesso a possibilidades infinitas. A grande mudança de realidade transcende a genética, e não importa o quanto nos vemos quando observamos os outros primatas, eles não se veem em nós, simplesmente porque não conseguem. Alguns becos sem saída evolucionários levaram a vidas tão complexas como as dos primatas mais superiores, mas ainda assim são becos sem saída.

O milagre de ser humano é que evoluímos em múltiplas dimensões. Tudo a nosso respeito – comportamento, pensamento abstrato, curiosidade, personalidades individuais, redes sociais – explodiu além de todos os precedentes, como se a vida na Terra se precipitasse em níveis de aspiração desconhecidos. Um mestre do xadrez tridimensional ficaria estarrecido ao olhar nosso tabuleiro, que tem inúmeros níveis e adiciona novos o tempo todo. Mas esse mestre não conseguiria ver nossa preparação, porque ela existe e se desenvolve na consciência. Esse é um ponto importante que precisamos aprofundar mais.

A CONSCIÊNCIA
EM MÚLTIPLAS DIMENSÕES

O infinito pode ficar em uma dimensão, ou existir em diversas dimensões ao mesmo tempo. Pode pensar em um número como dois terços espiralando uma corrente única de dígitos – 0,6666666 – ao infinito, como um bicho-da-seda matemático espiralando um

O POTENCIAL HUMANO É INFINITO

fio sem fim. Esse é um exemplo de infinito ocupando uma dimensão. Mas fluxo, como a criatividade, é um estado de consciência que cobre múltiplas dimensões. Uma pessoa está "no fluxo" quando tudo parece ir bem, os obstáculos se desfazem, e as respostas vêm sem esforço. Cada aspecto ocupa sua própria dimensão, apesar de eles se coordenarem quando o fluxo é experimentado. Existe uma sensação de calma e felicidade, às vezes chegando ao êxtase. Se o fluxo for suficientemente poderoso, pode ser exaustivo, dando a impressão de que as ideias criativas estão vindo de vontade própria, usando-nos como veículo, como um roteirista usa atores para verbalizar suas palavras.

O fluxo parece desejável, mas é muito misterioso, já que vem e vai, e algumas pessoas nunca o experimentam. O mistério é esclarecido quando se percebe que o fluxo é o acesso desobstruído para a metarrealidade. Nele experimentamos a totalidade. Poças não fluem, mas o oceano flui. Somente a totalidade consegue orquestrar um estado de consciência que abrange múltiplas dimensões. Nossos ancestrais hominídeos sem dúvida se tornaram multidimensionais há muito, muito tempo. Havia uma massa despertando que deixou rastros nas primeiras pinturas conhecidas em cavernas. Elas só foram possíveis pela mudança sísmica na consciência. A primeira data aceita pelos cientistas para as primeiras pinturas rupestres de animais tem recuado cada vez mais. O registro mais antigo foi mantido pela Europa, primeiro em um complexo de cavernas em Lascaux, na França (de cerca de 17 mil anos), depois por cavernas isoladas na França e na Romênia (30-32 mil anos), representando um grande salto no tempo. Atualmente o recorde pertence a um sistema de cavernas na península sul de Celebes, na Indonésia, ainda usado pelo povo nativo. Análises por radiocarbono dataram as pinturas indonésias entre 35 mil e 42 mil anos atrás.

Observar fotos desses artefatos pré-históricos (facilmente encontrados *on-line*) é uma forma de viajar no tempo, não físico, mas mental. No sítio francês mais antigo, a Caverna de Chauvet-Pont-d'Arc, que fica em um penhasco de calcário acima de um antigo leito de rio, agora seco, as pinturas são nada menos que arte. Descoberta em 1994 e logo declarada Patrimônio da Humanidade pela Unesco, a Caverna de Chauvet apresenta centenas de figuras grandes e bem preservadas de animais, reproduzindo treze espécies. Em outras pinturas da Idade do Gelo, os temas principais são herbívoros, como cavalos e gado, mas os artistas de Chauvet acrescentaram predadores, como o leão das cavernas, a pantera, o urso e a hiena.

As condições por trás da arte eram difíceis. As paredes da caverna ficam bem no fundo, longe da luz externa, o que significa que os pintores trabalharam sob a luz trêmula de tochas. Como a luz se movia para a frente e para trás, os pintores deviam ter mão firme para que as curvas maiores de cada animal – chifres, costas, cabeça e pernas – fossem feitas com um só movimento, como um bom desenhista as faria hoje. As paredes aparentemente eram limpas e alisadas para deixar uma área mais clara e apropriada, uma tela nua, antes de a pintura começar. Dois rinocerontes peludos são representados dando uma cabeçada, refletindo o desejo do artista de retratar cenas, e muitos animais são mostrados em movimento, não como nos desenhos infantis esquemáticos.

Como pode imaginar, o desejo de fazer uma pintura não é simples, e nunca foi. São essas pinturas místicas, ritualísticas ou mágicas? O estado mental do artista não pode ser determinado conclusivamente. Existe beleza na forma como os animais foram desenhados, ou estamos simplesmente impondo a "beleza" segundo nossos conceitos? Seja lá o que o pintor das cavernas tinha em mente, viralizou, por assim dizer. As mesmas imagens foram repetidas por culturas localizadas a uma distância de milhares de quilômetros.

Um mistério menor dentro de outro maior é por que os pintores das cavernas não representavam a si mesmos. Em Chauvet, 30 mil anos atrás, os pintores não retratavam figuras humanas completas e apenas uma parcial (a parte inferior de um corpo feminino, com órgãos sexuais protuberantes), mas há inúmeros contornos de mãos humanas gravados na parede. Eles foram feitos soprando pigmento ocre avermelhado em volta de uma mão pressionada contra a parede. Contornos de mãos também aparecem nas cavernas da Indonésia milhares de anos antes, na Argentina entre 9 mil e 13 mil anos atrás, e em petróglifos dos *anasazis*, do sudoeste dos Estados Unidos. Essas impressões de mãos dispersas não levam a uma conclusão definitiva. Talvez elas marcassem comprometimentos tribais, ou apenas queriam dizer "eu estive aqui".

A explosão de arte sofisticada, em escala global, atesta o potencial oculto brotando como um despertar da consciência, vibrante e pleno. A arte precisa ser considerada evolucionária no *Homo sapiens*, porque ela persistiu como característica dominante de nossa espécie em todas as sociedades sem extinguir-se. Ainda que pareça improvável que a arte de algum modo tenha prestado um valor de sobrevivência, as pinturas rupestres atestam o cuidado do homem pré-histórico com algo além das necessidades físicas, e isso emergia diretamente de sua consciência.

Para mim as pinturas de Chauvet claramente serviam-se da mente toda. Um Picasso pré-histórico não se colocava diante da tela vazia de uma parede calcária e deixava seu gênio voar. O *Homo sapiens* evoluiu muito mais holisticamente. No mínimo, o desejo de criar arte envolve os atributos com que nós todos podemos nos identificar, mesmo não sendo artistas:

Curiosidade
Inteligência
Objetivo
Motivação
Diligência
Coordenação olho-mão
Ter um conjunto de habilidades

Essas características mentais precisam existir para construir o Taj Mahal, inventar o motor de combustão interna, ou pintar rinocerontes peludos na parede de uma caverna. E o conjunto de características deve estar reunido com uma única intenção. Imaginar como isso acontece pode ser impossível cientificamente. Não há como reunir evidências quando aquilo que se está procurando é invisível. Mesmo assim, a capacidade de usar a mente toda me convence de que nossos ancestrais remotos continham as sementes do meta-humano. Ser capaz de acessar a mente toda destrói o mito de que nossos ancestrais eram primitivos. O potencial deles já era infinito.

DESAFIO PARA O CÉREBRO

Assim que o *Homo sapiens* encontrou o caminho para a mente toda, a experiência se incorporou à evolução humana. Se nos examinarmos mais de perto, fica claro que somos criaturas com uma mente completa. Vamos testar essa proposição com uma tarefa simples como a de ir à confeitaria comprar um bolo de aniversário de criança. Por trás da simplicidade da tarefa existe um complexo de atividades mentais que aceitamos como naturais. Os ingredientes da mistura incluem o seguinte:

Conhecer o conceito "bolo de aniversário" e coincidir as palavras com o objeto físico.

Querer fazer alguma coisa boa para seu filho.

Colocar o bolo na lista de coisas a fazer.

Saber dirigir.

Lembrar a rota até a confeitaria.

Priorizar a tarefa em relação às outras exigências do seu tempo.

Selecionar um bolo entre vários, usando seu julgamento sobre a preferência da criança.

Essas coisas abrangem emoção, intenção, reconhecimento visual, memória, coordenação motora e habilidades – para uma tarefa simples! A neurociência consegue localizar e isolar onde algumas dessas atividades mentais estão representadas no cérebro, mas como elas se misturam em um desfecho unificado – compra de um bolo de aniversário – não pode ser explicado. O processo de ter bilhões de células cerebrais acionando em sincronia faz pastorear gatos parecer simples. Equivaleria mais a arrebanhar todos os gatos do mundo.

Mais difícil ainda é alguém explicar como o cérebro efetua mudanças sem nenhuma transição visível de A para B. Um padrão incrivelmente complicado de atividade cerebral muda espontaneamente para um outro. Diferentemente do carro, não existe transmissão ou câmbio. Imagine que está lendo um romance e esquece que tem uma carne no forno. Absorto lendo *O Senhor dos Anéis* ou *Jane Eyre*, de repente percebe um cheiro acre de fumaça no ar. Imediatamente, essa simples sensação olfativa faz você entrar em ação e esquecer do livro. As moléculas de carbono estimulam os receptores para detecção de odores lançando o cérebro em um novo padrão de ação coordenada. O relaxamento transforma-se em estresse em um instante.

Dizer que o cérebro percebeu o assado queimando não explica sua reação. O cérebro processou o dado cru de partículas de fumaça entrando na passagem nasal, mas é preciso que a pessoa perceba o cheiro e lhe dê significado. O mesmo cheiro, quando aplicado a uma carne grelhando na churrasqueira não provoca alarme, mesmo que o processo físico que esteja ocorrendo no nariz e no cérebro seja idêntico. A atividade eletroquímica zumbindo em torno do córtex forma um padrão para uma casa pegando fogo e outro para um churrasco. É com isso que o neurocientista precisa trabalhar, e não é o bastante.

Mesmo que a neurociência pudesse mapear cada área minúscula da atividade cerebral, até o mais ínfimo detalhe – o que está sendo tentado atualmente pelos National Institutes of Health (NIH) através da Brain Initiative financiada pelo governo federal – a consciência seria indetectável. Se o cérebro é uma falsa questão em relação a um cheiro de fumaça, pode ser uma falsa questão em muitos outros pontos. Dois aspirantes a poeta poderiam estar escrevendo um soneto, provocando uma atividade cerebral específica para fazer acender uma ressonância magnética funcional, mas ninguém seria capaz de identificar qual deles é Shakespeare e qual é o incompetente. O cérebro de Einstein foi autopsiado depois da morte para determinar se o maior gênio do mundo, como era popularmente rotulado, tinha um cérebro incomum; ele não tinha. No YouTube, é possível encontrar inúmeros vídeos de crianças-prodígio tocando piano aos 3 ou 4 anos quando, segundo o desenvolvimento normal do cérebro, a exibição de uma coordenação motora tão complexa não seria possível. Conseguir a habilidade de tocar piano normalmente leva décadas para ser alcançada.

Ao escapar das restrições da evolução física, o *Homo sapiens* deixou de ser marionete do cérebro. Apesar de todos os achados revelados pela neurociência – muitos deles fascinantes e importantes – a conclusão é que você governa seu cérebro, não o contrário. O caminho do meta-humano a esse respeito é o mesmo da autoconsciência. Você pode controlar quem é, mesmo que ache que não pode. A trilha de pistas nos levou longe nesse caminho, e agora estamos prontos para assumir uma mudança de fato ainda mais radical do que o despertar em massa dos nossos ancestrais. Na próxima mudança de realidade, nos definiremos como seres dotados de possibilidades infinitas. A metarrealidade vai se tornar nossa casa quando todos concordarem que devemos estar ali.

4

A METARREALIDADE PROPORCIONA LIBERDADE ABSOLUTA

A liberdade é o oposto de sentir-se preso. Criamos a realidade virtual em tão grande escala que as pessoas podem seguir a vida sem se sentirem presas, mas, na verdade, a configuração toda é uma armadilha. Hamlet estava preso ao dilema de se devia matar o homem que assassinara seu pai. A indecisão o levaria tanto a matar quanto a cometer suicídio – afinal levou-o às duas coisas – e, a certa altura, Hamlet fala com seus amigos Rosencrantz e Guildenstern com todos os sintomas de uma depressão clínica:

> [...] perdi toda a alegria e descuidei-me dos meus exercícios habituais, e tal é o peso que sinto, que esta magnífica estrutura se me afigura um promontório estéril; este maravilhoso dossel, o ar – vede, este firmamento acima de nós, majestoso teto incrustado de áureos fogos –, por que, para mim, tudo não passa de um amontoado de vapores pestilentos?

Sem dúvida, nenhuma pessoa afetada pela depressão fala tão bonito, mas Hamlet ainda guarda grande otimismo sobre o potencial humano que alimentou o Renascimento. Imediatamente ele acrescenta:

> Que obra-prima, o homem! Quão nobre pela razão e infinito pelas faculdades! Como é expressivo e admirável na forma e nos movimentos! Nos atos assemelha-se aos anjos, na apreensão, como se aproxima dos deuses! Adorno do mundo, modelo das criaturas!

Quatrocentos anos depois, somos a mesma espécie, mas o otimismo tornou-se uma batalha. Olhando ao redor, você concordaria com as palavras de Shakespeare enaltecendo os seres humanos como "Adorno do mundo, modelo das criaturas!"? Venho argumentando que o *Homo sapiens* é a única espécie na Terra que é multidimensional. Isso parece ser o maior presente possível que qualquer forma vivente poderia receber. Deu à nossa mente uma passagem em aberto para imaginarmos qualquer coisa que desejarmos. Poupou-nos do beco sem saída evolucionário que se colocou para o tamanduá-bandeira, o panda e todas as outras criaturas que ficaram presas pela evolução física. É fácil ficar embriagado pela perspectiva do nosso potencial sem limites.

Portanto, é estranho, mas é verdade, que os homens não aceitem o presente do potencial ilimitado. Estamos fortemente divididos – um lado da natureza humana ansiando por liberdade, o outro com medo dela. Por liberdade quero dizer muito mais do que não estar preso ou sob o jugo dos poderosos. A liberdade é a consciência sem limites, a definição completa de meta-humano. Quando tudo é possível, somos mais nós mesmos. Quando apenas algumas coisas são possíveis, somos todos muito humanos.

A liberdade não tem regras fixas, não tem muros e qualquer pensamento é permitido. Não importa o quanto sua vida é boa, você, infelizmente, não está vivendo em liberdade. Você nasceu em uma realidade cercada por regras, muros e pensamentos que supostamente não deveria ter. Nestas páginas estivemos nos ocupando de pensamentos proibidos, do tipo que diminuem a realidade virtual e expõem suas ilusões. Por quê? Para construir uma realidade nova baseada na liberdade.

O pensamento proibido definitivo é "Nada disso é real". Ele remove todas as ilusões. O que torna esse pensamento proibido não faz com que você tenha a polícia batendo à sua porta para puni-lo por quebrar a lei. Ninguém sequer vai saber que você optou por sair da realidade virtual.

A METARREALIDADE PROPORCIONA LIBERDADE ABSOLUTA

O que torna proibido pensar "Nada disso é real" é algo pessoal: o medo do que vem a seguir. A liberdade absoluta é aterrorizante. Ela expande o desconhecido tão longe quanto os olhos conseguem ver. Esse é o motivo principal por que a história da humanidade não tem relação com a liberdade absoluta; ela trata de testar o próximo limite, e então seguir além dele para testar um novo. Da perspectiva da metarrealidade, o *Homo sapiens* nunca precisou respeitar tantos limites. A história de "não farás isso e aquilo" desenrolou-se com tanto medo por trás e tão poderosa aplicação de regras, que nossa evolução precisou lutar em cada passo do caminho.

A causa principal de viver dentro de limites é o eu dividido. Definimos a natureza humana ao mesmo tempo como algo para ser celebrado e algo para ser temido. Ir além do eu dividido é essencial, porque, como toda parte da realidade virtual, o eu dividido não tem outro valor que não o que lhe conferimos. A guerra entre o bem e o mal, a luz e a escuridão, a criação e a destruição, é um construto mental. Nasceu da nossa profunda confusão a respeito de quem somos. Quando uma espécie tem uma passagem em aberto em termos de evolução futura, o destino impresso no bilhete é Todos os Lugares. O *Homo sapiens* ainda tem a passagem em aberto nas mãos, mas traçamos o curso da história em altos e baixos, progressos e retrocessos, tiranos e libertadores, guerra e paz. Todos os dias forçamos a realidade a se encaixar no automodelo dividido.

Testar limites é um estágio de desenvolvimento. Toda criança testa as regras ditadas pelos pais e cresce com um mapa interior indicando o que fazer e o que não fazer, o qual, geralmente, dura para sempre. Mas seria bem melhor se o mapa interior nos mostrasse como usar nossa passagem para Todos os Lugares. Felizmente, a metarrealidade fica mais perto quanto mais percebemos quem somos. Tem se aproximado por dezenas de milhares de anos. Ver a evolução invisível da consciência exige que olhemos nossa espécie com novos olhos.

OS SEGREDOS DA METARREALIDADE

A HISTÓRIA DO HOMEM DO GELO

Embora não se tenha a data exata em que isso aconteceu, os homens só conseguiram explorar as dimensões múltiplas depois que tiveram consciência de que isso era possível. Os humanos pré-históricos fizeram essa ruptura e, como outras coisas invisíveis do passado, podemos ler a mente de nossos ancestrais investigando um punhado de pistas físicas. O que ela revela é fascinante. Enquanto lutávamos entre a escuridão e a luz dentro de nós, nos expandíamos também para a liberdade. As limitações nos puxavam para um lado, a liberdade para outro. É preciso explicar esse cabo de guerra.

Em 1991, alguns alpinistas deram com uma múmia naturalmente preservada no gelo glacial, a uma altitude de aproximadamente 3 mil metros, em um flanco alpino na fronteira entre a Áustria e a Itália. Chamado de Ötzi pelos antropólogos (o nome das montanhas onde ele foi encontrado) e "Homem do Gelo" pela imprensa, esse homem que viveu 3.500 anos a.C. é uma foto congelada da vida na Europa durante o Período Calcolítico, também conhecido como Idade do Cobre – calcolítico é derivado da palavra grega para cobre. Por essa época, os humanos pré-históricos tinham descoberto como fundir o cobre, mas ainda não o tinham misturado com estanho para formar o bronze, um metal mais duro.

Se você estivesse escalando as montanhas do Tirol do Sul e encontrasse o Homem do Gelo duas horas antes da sua morte, teria visto um homem magro, malnutrido, com cerca de 1,57 metro de altura, talvez em uma caçada, sentado sobre uma pedra e comendo. Ele carregava consigo pão feito com trigo e cevada, frutas e raízes, além de carne-seca de camurça, veado-vermelho e íbex. Se ele sorrisse para você, teria exibido dentes corroídos por cáries, provavelmente porque sua alimentação era rica em carboidratos.

A pele exposta do Ötzi mumificado apresentava inúmeras tatuagens, 61 ao todo, na maioria linhas horizontais e cruzes, basicamente se estendendo para cima e para baixo da coluna e por trás

A METARREALIDADE PROPORCIONA LIBERDADE ABSOLUTA

dos joelhos. Segundo os antropólogos que estudaram seu corpo, ele ficara doente três vezes nos seis meses anteriores à sua morte. Para um homem de 45 anos, Ötzi estava em má forma pelos padrões modernos, já mostrando desgaste nos joelhos e nos quadris e osteoporose na coluna. (As tatuagens, feitas com fuligem negra, podiam ser alguma forma antiga de tratamento. Existe uma tradição ancestral em todas as culturas de tatuar para aliviar a dor, e as tatuagens do Homem do Gelo estão agrupadas em volta das articulações e da coluna dorsal, onde ele certamente sofria dor crônica.) Diferentemente de outros que se fixaram em comunidades agrícolas, esse homem fez longas caminhadas, o que leva à especulação de que ele poderia ser pastor ou caçador.

Nenhum outro europeu primitivo foi tão estudado quanto o Homem do Gelo, desde o conteúdo estomacal, os minerais no cabelo (exibindo traços de cobre e arsênico), até a exata composição do DNA. Seus genes revelam que ele tinha olhos castanhos e cabelos escuros, além de predisposição para doenças cardíacas. Mas minha mente vai para a jornada interior que o *Homo sapiens* fez na Idade do Cobre, fortemente sugerida pelos achados físicos.

Houve muitos despertares de consciência para tornar Ötzi possível. Precisamos imaginar com o que se pareciam esses despertares. Agricultura, costura, curtimento de peles, a descoberta de que pedras poderiam ser aquecidas até verterem metal puro – foram saltos gigantescos na consciência. O cérebro do Homem do Gelo estava equipado para desempenhar tarefas extremamente sofisticadas.

Manter os pensamentos em ordem consecutiva, cada um levando à própria conclusão, não é uma característica moderna. Uma mente altamente organizada tornou possível para o Homem do Gelo navegar por uma existência surpreendentemente complicada. Podemos deduzir isso, por exemplo, do seu vestuário elaborado: sapatos, chapéu, cinto, calças e uma tanga, tudo feito com couros distintos. Sua capa era de capim tramado, indicando o caminho para a tecelagem intrincada que surgiu depois à medida que as culturas evoluíram.

O Homem do Gelo parece muito distante de nós e, ao mesmo tempo, muito perto. Como membros do *Homo sapiens,* habitamos as mesmas espécies de consciência de Ötzi. Algumas das evidências mais fortes da nossa afinidade ao longo dos séculos são trágicas. No dia da sua morte, o Homem do Gelo estava fortemente armado com um machado, feito com 99 por cento de cobre puro, e uma faca de pedra, ambos com cabo de madeira. Sobre o ombro estava pendurado um arco longo e uma aljava com catorze flechas. Evidentemente ele encontrara adversários igualmente armados, porque a ponta de uma flecha havia furado sua capa no ombro e se alojado ali. A haste da flecha tinha sido quebrada, provavelmente em uma tentativa malsucedida de arrancar a ponta. No corpo, havia DNA de três outras pessoas: amigos, inimigos, talvez alguém que ele tenha matado antes de ser morto?

Ötzi foi encontrado de bruços, sugerindo que alguém o tinha colocado nessa posição enquanto tentava arrancar a flecha de suas costas. Mas Ötzi sangrou rapidamente até a morte e foi coberto pelo gelo de uma tempestade quase imediatamente depois. Não é difícil imaginar uma ligação entre ele e os estados emocionais na vida moderna: guerra tribal e lealdade, ataques e defesas furiosos, o desejo de salvar um companheiro caído. A guerra entre luz e escuridão já tinha se tornado endêmica na sociedade humana.

A ORIGEM PERDIDA

O Homem do Gelo não foi a primeira pessoa a morrer violentamente. Esqueletos de mulheres de 14 mil anos atrás no México apresentam ossos quebrados e outras lesões, indicando que elas sofreram danos físicos consistentes mais com abuso do que com acidentes. Em algum ponto entre a metarrealidade e a realidade humana, acontecem coisas ruins. Por milênios, a culpa tem sido atribuída ao pecado ou falha humana de modo geral. Eu culpo o

A METARREALIDADE PROPORCIONA LIBERDADE ABSOLUTA

eu dividido, em que paz e violência receberam compartimentos separados. Projetadas para fora, elas se tornaram instituições de guerra – exércitos, fabricantes de armas, armeiros – e instituições de paz – tribunais, códigos de justiça, religiões que retratavam um Deus de misericórdia.

As sociedades aprenderam a viver com a contradição. Roma se viu como o grande prenúncio da paz no mundo e, entretanto, na conquista dos territórios ocupados atualmente pela Espanha, Inglaterra e Alemanha, Júlio César comandou campanhas de barbárie indescritível. Em uma vila, ele ordenou que fossem cortadas as mãos de todos os homens adultos; ao todo, sua conquista da Gália custou 2 milhões de vidas. Os romanos homenagearam César (oferecendo-lhe o título de imperador antes de seu assassinato no Senado), mas um ditado popular revela uma verdade mais profunda: *Homo homini lupus,* "O homem é o lobo do próprio homem". Aparentemente, não evoluímos depois dessa sabedoria brutal, já que os Estados Unidos são tanto um pacificador global quanto o maior negociante de armas do mundo.

Ficar preso no ser dividido não é a história completa. Se examinarmos o Homem do Gelo com novos olhos, da perspectiva da consciência, reconheceremos que algo imenso estava acontecendo na história humana. Os antropólogos fazem referência à "explosão cognitiva" ou "explosão da inteligência", que moveu rapidamente os humanos da Idade da Pedra para adiante. Não podemos negar as evidências oferecidas pela complexidade das ferramentas, armas, dieta e vestuário do Homem do Gelo. Era preciso um novo modo de pensar para que os humanos primitivos chegassem a uma atividade mental tão sofisticada.

Para explicar a explosão cognitiva, vários argumentos apontam para um cérebro e genes superiores, ou para marcos como a descoberta do fogo, que reuniu os homens, tornando possível o pensamento coletivo. Como sempre, os cientistas se apoiam nas evidências físicas, mas creio que a verdadeira história repousa na expansão da consciência, que ocorreu antes do aparecimento das evidências físicas. Considere que tipo de conhecimento era preciso para fazer o primeiro arco e flecha. Contando com nada além da floresta e uma única lâmina de pedra afiada, você conseguiria inventar o arco e a flecha?

Uma impressionante série de vídeos do YouTube, "Primitive Technology", mostra como fazer isso. Um homem descalço, vestindo um *short*, corta uma árvore pequena com um pedaço de pedra, afiada de um dos lados para criar uma lâmina. Ele divide a madeira usando a mesma lâmina até obter uma peça longa de quase 1 metro, que ele desbasta de ponta a ponta para que fique flexível – é o arco, que recebe entalhes nas extremidades para prender a corda. A corda vem da casca verde retirada de brotos de árvore. Depois de deixar a casca secar e de entrelaçá-la duas vezes, a corda é presa no arco. Para as flechas, o homem usa um broto fino, do qual ele tira a casca e raspa a madeira, fazendo uma haste longa e fina.

Nesse ponto nosso artesão primitivo precisa de penas para fazer a flecha voar reto; esses são os únicos artefatos não relacionados com uma única lâmina de pedra. Usando as penas traseiras de uma galinha, o artesão as afina, depois amacia as bordas com a ponta de uma vara aquecida no fogo até ficar vermelha. Depois de ter reunido arco e flecha (juntamente com uma aljava feita de casca de árvore para carregar as flechas), ele testa a viabilidade da arma disparando uma flecha em direção a uma árvore de 15 centímetros, a uma distância de 9 metros, com precisão mortal.

É difícil descrever o quanto esse processo parece espantoso na primeira vez que o vemos, mas, depois de pensar, a conclusão é que o artesão moderno, ao replicar os esforços de um caçador de 40 mil anos atrás, está trapaceando. Ele já conhece a aparência de um arco e uma flecha e para que eles servem. Quem fez pela primeira vez um arco e uma flecha trabalhou na mais pura engenhosidade e no sentido da descoberta. Do que ele precisou para inventá-los? Da consciência expandida e, principalmente, de algumas características de consciência possuídas apenas pelo *Homo sapiens*: o criador do arco e flecha tinha de conceber o que desejava fazer

A METARREALIDADE PROPORCIONA LIBERDADE ABSOLUTA

e depois imaginar como fazê-lo. Sem dúvida, ele experimentou e testou várias opções, assim como Thomas Edison testou diferentes substâncias para o filamento da lâmpada elétrica antes de chegar ao tungstênio. Além disso, conforme começou a trabalhar sua arma, o nosso artesão precisou concentrar a atenção e mantê-la naquilo que estava fazendo. Se ele se distraísse, precisava lembrar-se da tarefa e voltar a ela.

Cada uma dessas faculdades mentais – atenção, intenção, foco, curiosidade, diligência – não são pensamentos. São a base dos pensamentos, como tijolos e cimento invisíveis. Sem elas, nada pode ser fabricado (um nome alternativo para a nossa espécie é *Homo faber*, homem artífice). Saber do que a consciência era capaz repousa no centro da evolução humana. As múltiplas dimensões de que falamos estão na consciência e não são as mesmas dimensões físicas no espaço. Este é o lugar certo para especificar a diferença entre consciência e mente. Não precisa ser abstrata. Mente é a atividade de pensamento. Consciência é o campo do conhecimento puro. Citando uma analogia da Índia antiga, a consciência é o oceano, a mente são as ondas que passam pela superfície do oceano. Assim que a diferença é entendida, nasce uma percepção radical. A mente só aconteceu porque a consciência começou a se mover dentro de si mesma. O campo de conhecimento puro começou a vibrar, e dessas vibrações a consciência adquiriu as conquistas mentais familiares necessárias para fazer um arco e uma flecha (e tudo o mais no campo da tecnologia para os próximos quarenta milênios).

Finalmente, os seres humanos se perderam na complexidade, desnorteados e fascinados por tudo o que a mente consegue fazer. Isso inclui o lado mais escuro, do qual herdamos a capacidade mental de sermos violentos, medrosos, deprimidos, tristes e estarmos em conflito – todas as características do eu dividido. Viver com o eu dividido tem sido fonte de um profundo pesar e, às vezes, um desejo ardente de começar tudo de novo. Existe um motivo para todas as culturas possuírem um mito sobre uma era dourada ou um paraíso perdido. Estamos desapontados com o que nos tornamos, e a nostalgia nos leva a tempos primitivos quando éramos mais inocentes e melhores.

Se abandonarmos os adereços míticos, entretanto, o que os humanos perderam foi a conexão com sua origem – ou consciência pura. Mas temos um caminho de volta para o Éden que não é mítico. Em algum ponto da evolução da mente humana, em um tempo inacessível partindo do presente, o *Homo sapiens* tornou-se autoconsciente. Essa foi uma mudança instantânea ou uma evolução gradual? Ninguém sabe. Os humanos primitivos começaram a ir além do pensamento cotidiano, o qual é muito útil, dedicado aos deveres e exigências diários. Ir além solidificou-se, podemos dizer, em Deus, um super-homem feito à nossa imagem. Em outros tempos, porém, ir além significava contemplar a natureza da consciência. Podemos chamar isso de a consciência de ser consciente. Conseguimos então acesso à nossa origem. Somente depois de saber que é consciente é que você pode começar a explorar de onde vem a consciência.

SALVO – E AMALDIÇOADO – PELA RAZÃO

Ao longo da história, a busca pela consciência tem sido irregular e perigosa ao mesmo tempo. Ser humano implica uma cultura de não violência no Budismo e no Cristianismo primitivo, mas também abrange culturas guerreiras como a dos mongóis e dos *vikings*. Muitos traços que tomamos como certos, como o amor romântico, não existiam em diversas sociedades primitivas na bacia mediterrânea, inclusive a dos gregos e dos egípcios; o cavalheirismo com as mulheres era desconhecido fora dos círculos nobres até o surgimento do cavalheirismo cortês na Idade Média. As crianças, em geral, não eram consideradas como exemplos de inocência – na doutrina cristã medieval, o pecado vinha no nascimento, e sob a

A METARREALIDADE PROPORCIONA LIBERDADE ABSOLUTA

lei comum inglesa um filho era tratado como propriedade do pai, ou um bem. A própria dignidade humana era traída pela prática da escravidão.

O que essa história sombria indica, se procurar por um denominador comum, é que a humanidade conheceu a si mesma em fragmentos, que se acumularam em histórias compartilhadas construídas ao longo do tempo. Por exemplo, o primeiro relato sobre a vida do Buda, que viveu no século VI a.C., só foi escrito por volta de quatrocentos anos depois de sua morte, e foi muito breve, sendo incluído em um relato sobre 25 budas que precederam o Buda Gautama. A primeira biografia verdadeira foi um poema épico, datado do século II d.C., escrito por um monge chamado Asvaghosa, com o título *Buddacarita (Os atos de Buda)*. Compreensivelmente, mitos e milagres são intercalados com fatos que podem ser relatos confiáveis – o importante era extrair de muitos fragmentos uma vida santificada propícia para culto e veneração. Do mesmo modo, o Novo Testamento vem de várias fontes – principalmente, acredita-se, de várias igrejas primitivas espalhadas pelo Império Romano –, e existem diferenças muito grandes entre os quatro apóstolos.

Todas as histórias que acabaram entrelaçadas na civilização foram criadas coletivamente, mesmo quando a tradição lhes atribui um único autor como Homero ou o autor de um Evangelho. Os textos originais sempre passam por alterações posteriores. Algumas histórias tornam-se inspiradoras. Outras passam a fazer parte da identidade de um povo ou de seu modo de cultuar. Na direção contrária dos efeitos positivos, todas as histórias têm limitado gravemente nosso potencial infinito. A metarrealidade não tem história porque está fora do tempo e, portanto, fora da história. Ao contrário da mente, que deixa um rastro de eventos atrás de si que os historiadores podem estudar, a consciência não tem começo nem fim.

No presente, a história dominante, em termos coletivos, é científica, e um aspecto da mente está recebendo os créditos pelo avanço da evolução humana: o pensamento racional. Se hoje lamentamos a

OS SEGREDOS DA METARREALIDADE

dificuldade dos nossos ancestrais de superar as superstições e os mitos, o futuro pode ter pena de nós por glorificarmos o pensamento racional e negligenciarmos a mente como um todo.

No seu livro de 2018, *O Novo Iluminismo*, Steven Pinker, conhecido psicólogo de Harvard, leva 450 páginas [edição original] para enaltecer o triunfo da razão na história cultural recente. Pinker monta um caso "em defesa da razão, da ciência e do humanismo" (o subtítulo do livro), como se tivesse sido feito na França, no século XVIII, durante o Iluminismo. De fato, ele olha para aquele período como o momento da mudança de rumo da civilização ocidental.

Para a grande maioria da população no Ocidente, Pinker está pregando para convertidos quando ele caracteriza *iluminismo* como secular, portador do livre pensamento, racional e dedicado ao progresso. Sei disso no meu papel como médico formado em medicina científica. A racionalidade tem alguns triunfos maiores, e o surgimento da medicina moderna foi parte de uma campanha mais ampla para apagar o flagelo da superstição.

Como exemplo emblemático, ninguém no século IV tinha uma explicação racional para os horrores da peste negra, que matou um terço da população europeia, cerca de 20 milhões de pessoas, entre 1347 e 1352. Espalharam-se explicações sobrenaturais e houve uma onda de perseguição a judeus e bruxas. Três séculos depois, você imaginaria que a sociedade teria aprendido a lição e percebido o quanto tinha sido supersticiosa. Não foi isso que aconteceu. Quando William Harvey, no século XVII, confirmou cientificamente que o coração bombeava sangue para todas as partes do corpo, ida e volta, muitos ainda acreditavam em bruxas. Estima-se que mais mulheres foram executadas sob essa acusação no século seguinte ao da morte de Shakespeare, em 1616, do que no século anterior.

O próprio Harvey visitou mulheres suspeitas de bruxaria e tornou-se um importante e cético oponente desse pensamento supersticioso. Em uma de suas visitas, ele pegou um sapo, que uma

A METARREALIDADE PROPORCIONA LIBERDADE ABSOLUTA

mulher pensava que era um parente enviado pelo diabo, e disse-cou-o diante dos olhos dela para provar que não existia nada de sobrenatural no animal.

Pinker louva o surgimento da razão iluminada com fervor e confiança:

> O que é o iluminismo? Em um ensaio de 1784, com essa pergunta como título, Immanuel Kant respondeu que ele consiste na "emergência da humanidade da sua minoridade autoimposta", sua "preguiçosa e covarde" submissão a "dogmas e fórmulas" de autoridades religiosas ou políticas. O mote do iluminismo, ele proclamou, é "Ouse saber!"

Essa é uma visão tão amplamente aceita que poucos a discutem. Uma cultura secular e científica não apenas se orgulha da racionalidade, ela venera a racionalidade com uma fé tão absoluta quanto a voltada para os dogmas de que Kant queria que a humanidade escapasse. Ousar seria encontrar um meio de fugir da exaltação infundada da razão. Porque a racionalidade tem causado tanta confusão quanto a irracionalidade – monges medievais, ligados aos dogmas "preguiçosos e covardes" do catolicismo, como Pinker os descreve, não lançaram a bomba atômica, nem inventaram armas químicas e biológicas, ou destruíram o meio ambiente a ponto de a humanidade se autodestruir.

A razão certamente criou muitas coisas boas, mas na caixa de Pandora também havia criatividade diabólica. Quando a liberdade de pensamento se espalhou, não havia nada que impedisse a criatividade diabólica de imaginar novos meios da morte mecanizada, que avançou com rapidez a partir da catapulta romana e a besta da Idade Média. A razão não foi capaz de refrear suas próprias criações, seguidas sempre pelo apoio de explicações racionais para justificar por que era necessário desenvolver armas terríveis.

Ignorando essa falha crucial, o otimismo de Pinker pinta um quadro de progresso em muitas frentes. O ponto central de *O Novo Iluminismo* é uma série de 75 gráficos ilustrando o avanço da humanidade até o momento presente, contrariando a noção de que o mundo está desmoronando. O conjunto ilustrado pelos gráficos cobre tudo, do teor das notícias que as pessoas leem, expectativa de vida e mortalidade infantil a morte por má nutrição e fome; do Produto Mundial Bruto e a distribuição de renda global a tempo de lazer dos americanos e o custo de viagens de avião.

É um resumo impressionante do que a racionalidade e o progresso alcançaram. Mas a visão de Pinker deixa a consciência para o fim do jogo. A palavra mal está presente no livro, e as referências principais, começando na página 425 [do original], são céticas e desapontadoras. Ele levanta a questão do "problema difícil", uma expressão cunhada pelo filósofo David Chalmers, que coloca o enigma de os seres humanos terem subjetividade – em outras palavras, o mundo "aqui".

Fiel à sua fé na razão, na lógica e na ciência, Pinker diz que o que se passa no domínio subjetivo (isto é, pensamentos, sensações, imagens e emoções), juntamente com o comportamento que exibimos baseado nos eventos subjetivos, são "evidentes adaptações darwinianas. Com os avanços na psicologia evolucionária, cada vez mais nossas experiências conscientes são explicadas dessa forma, incluindo nossas obsessões intelectuais, emoções morais e reações estéticas".

Em outras palavras, a mente pode ser explicada logicamente – ou ser ignorada – pelo mesmo impulso darwiniano que moldou todas as criaturas vivas: a sobrevivência do mais apto. A possibilidade de que o *Homo sapiens* é uma espécie baseada na consciência não é mencionada, e pode-se imaginar Pinker dispensando-a com uma gargalhada. Ele não é alguém que eu queira destacar para fazer uma crítica especial – a argumentação de Pinker faz parte de uma tendência maior na ciência –, mas dizer que a humanidade sente a diferença entre certo e errado (uma emoção moral), anseia pela verdade (uma obsessão intelectual) e ama a beleza (uma reação estética) porque essas coisas eram características de sobrevivência é um erro grave. Ao se recusar a levar a consciência a sério, Pinker nos faz voltar a ser mamíferos superiores que por acaso se tornaram conscientes a fim de conseguirem uma vantagem para encontrar comida e ganhar direitos de acasalamento.

Alguns darwinianos puros param aí, mas Pinker imagina que a consciência precisa de uma explicação ligeiramente mais verossímil, porque o problema difícil não é a pergunta de como os homens se tornaram conscientes; ele pergunta o que é consciência. Mais uma vez não individualizando a culpa em Pinker, ele é acompanhado por muitos outros "apóstolos do cientificismo", como um de seus críticos o chama, ao dizer duas coisas: (1) A consciência é, provavelmente, uma ilusão criada por atividade cerebral complexa e (2) a questão toda é basicamente irrelevante[*].

Sustentar que o mundo subjetivo inteiro é uma ilusão mostra o quanto o dogma da racionalidade ficou cego. Ao citar o filósofo Daniel Dennett, um dos mais ferrenhos negadores da consciência, Pinker mostra-se impressionado pela visão de Dennett de que "não existe problema difícil de consciência: é uma confusão que surge do mau hábito de imaginar um homúnculo sentado em um teatro dentro de um crânio. Esse é o experimentador desencarnado". A palavra homúnculo, além de significar um ser humano muito pequeno, tem vários outros sentidos na ciência e na filosofia. Apoiadores da visão de que a consciência é uma ilusão gostam de dizer que as pessoas pensam erroneamente que existe um "pequeno eu", ou um eu individual, dentro de nós. Dennett dispensa o eu como um artefato ilusório do cérebro rodopiante e fervilhante. Pinker não chega tão longe, mas muitos neurocientistas, sim. Em um certo sentido, eles precisam fazer isso, porque se o cérebro cria a mente, então a noção do eu só pode ser outro produto da atividade cerebral. Se todo o cérebro é um delírio, então por que

---

[*] Para uma discussão mais profunda sobre o problema difícil, leia *Você é o universo*, escrito por mim em coautoria com o renomado físico Menas Kafatos.

devemos acreditar em um cientista (isto é, um eu) quando ele tenta dispensar o eu? Não estaríamos aceitando a palavra de uma ilusão? O argumento inteiro é irremediavelmente ilógico.

POR TRÁS DA MÁSCARA

Muitos consideram a ciência uma força libertadora, e é. Mas também tem servido para bloquear o caminho para a liberdade absoluta que o meta-humano sustenta. Alegando que a consciência é uma ilusão, ou irrelevante, ou apenas uma evolução darwiniana trabalhando no cérebro, mostra o quão longe cientistas íntegros e inteligentes estão querendo ir para adotar o papel de negadores. A maior ironia é que a física quântica, que espiou atrás da máscara do mundo físico há um século, deu origem a gerações de físicos que sentem que não vale a pena incomodar-se com a consciência.

Tem havido, entretanto, momentos de retorno ao futuro. O eminente físico russo-americano Andrei Linde fez contribuições importantes para a "teoria da inflação", que trata dos primeiros estágios do universo, quando ele era menor do que o ponto final de uma frase. Mais tarde, ele se tornou um apoio primitivo do "multiverso", que supõe a existência de inúmeros universos além do nosso – a estimativa corrente vai a 10^{500} universos diferentes, ou 10 seguido de 500 zeros.

Em um artigo de 1998 intitulado, denotando uma ambição avassaladora, "Universo, vida, consciência", Linde não tão sutilmente sabotou a visão de mundo dos físicos modernos. "De acordo com a doutrina materialista padrão", ele afirma, "a consciência desempenha um papel secundário, subserviente, sendo considerada apenas uma função da matéria e uma ferramenta para a descrição do mundo material verdadeiramente existente."

Dá para imaginar cabeças acenando em concordância na palestra em que Linde disse isso, sem ter a ideia do pensamento contrário que estava por vir. Ele continua:

A METARREALIDADE PROPORCIONA LIBERDADE ABSOLUTA

Mas vamos nos lembrar de que o mundo começa não na matéria, mas com percepções. Sei com certeza que minha dor existe, meu "verde" existe e meu "doce" existe. Não preciso de nenhuma prova de sua existência, porque esses eventos fazem parte de mim; todo o resto é teoria.

Essa última declaração, "todo o resto é teoria", indica que algo estranho está em marcha, e a natureza radical desse algo começa a ser construída. Linde observa que no modelo científico as percepções são sujeitas às leis da Natureza, como tudo no universo:

> Este modelo de mundo material obedecendo a leis da física é tão bem-sucedido que logo esqueceremos nosso ponto de partida e vamos dizer que a matéria é a única realidade, e percepções são apenas úteis para a sua descrição... Mas, de fato, estamos substituindo a realidade dos nossos sentimentos por uma teoria bem-sucedida de um mundo material que existe independentemente.

A plateia de Linde, a essa altura, estava se contorcendo, porque ele havia reconhecido que o mundo "lá fora" é um substituto para as percepções, o que deve ser considerado corretamente como o ponto de partida para qualquer modelo de realidade. Afinal, como ele declara, a ciência não é necessária para provar que verde é verde e doce é doce. Ela não pode oferecer esse tipo de prova; apenas a experiência subjetiva valida as percepções mais básicas.

Somente a percepção, sem dúvida, é real. Em outras palavras, Linde estava invertendo uma visão de mundo que põe a matéria em primeiro lugar e a consciência em segundo. Ele continuou, "E a teoria [materialista] é tão bem-sucedida que quase nunca pensamos em suas limitações, até precisarmos lidar com questões realmente profundas, que não se encaixam em nosso modelo de realidade".

A versão de Linde de uma questão profunda se focaria na natureza precisa de como a criação se deu em termos de bigue-bangues, outros universos, partículas subatômicas e assim por diante. Mas, quando ele especula que a consciência é imprescindível para conseguir uma resposta – uma compreensão que os pioneiros da física quântica atingiram há muito tempo –, isso vai muito longe. A ciência hoje está no seu auge materialista, graças ao crescente sucesso da tecnologia. Linde rompe fileiras, mas ainda continua bloqueado pelas tecnicalidades de um físico profissional. Contudo ele se juntou a Stephen Hawking e outros na percepção de que a ciência, embora avançada, não descreve a realidade. Linde vai ainda mais longe. Citando um artigo *on-line*, *"Consciousness and the New Paradigm"* [Consciência e o novo paradigma"], de Adrian David Nelson,

> Linde [...] incentivou os colegas a permanecerem com a mente aberta em relação a um lugar fundamental para a consciência na mecânica quântica. "Evitar o conceito de consciência na cosmologia quântica", ele adverte, "pode levar a um estreitamento artificial do nosso enfoque."

Se examinar melhor a advertência de Linde, aparentemente leve, verá a implicação de que o universo não pode existir sem a consciência. Nelson segue: "Linde é também um dos físicos respeitados que salientaram que a função da onda quântica de todo o universo não poderia evoluir no tempo sem a introdução de um observador relativo."

Em resumo, o universo, desde o bigue-bangue, não teria conseguido se expandir, resultando em um cantinho para a vida na Terra, sem ninguém para ver isso acontecer (o "observador relativo"). Então quem é o misterioso observador? Os religiosos dirão Deus, mas em termos científicos só existem duas possibilidades: uma consciência cósmica infinita ou nós humanos. Na verdade, as duas possibilidades se fundem em uma. O universo só existe conforme os humanos o experimentam, e nossa habilidade para experimentá-lo vem do infinito ou consciência cósmica. Essa fusão ocorre porque a origem da consciência, cósmica e individual, está dentro de nós.

Usei esse tempo para me aventurar em alguns conceitos muito abstratos. A racionalidade construiu um mundo à parte. Em sociedades adiantadas, a pessoa média não pode entrar nesse mundo sem treinamento especializado. Mas existe um lado humano para isso tudo. Uma visão de mundo que deixa o indivíduo médio lá fora, no frio, contribui para uma existência muito solitária. O mais recente iPhone não é um abraço. Einstein humanizou o isolamento da vida moderna em uma de suas citações mais fortes. Um ser humano, disse Einstein,

> experimenta a si, a seus pensamentos e sentimentos como algo separado do resto, uma espécie de ilusão de ótica da sua consciência. Essa ilusão é um tipo de prisão para nós, restringindo-nos aos desejos pessoais e ao afeto por algumas pessoas próximas. Nossa tarefa precisa ser nos libertarmos dessa prisão...

Esse é o pedido de um cientista por algo que nos unifique, traga conforto e acabe com a ilusão do isolamento solitário. Neste livro, estou apenas ampliando o mesmo desejo. A realidade virtual apoia todas as limitações impostas pela mente que precisam ser desfeitas. Enquanto acreditarmos na realidade virtual, a metarrealidade ficará fora do nosso alcance. Tudo precisa ser feito em nome da liberdade, que resgata simultaneamente a realidade e nós mesmos.

5

MENTE, CORPO, CÉREBRO E O UNIVERSO SÃO MODIFICADOS CONSCIENTEMENTE

O título deste capítulo engloba uma nova história da criação. Ele começa pelo posicionamento de que uma nova história é essencial. A velha história afundou nas profundezas. As crianças já ouviram falar na escola do bigue-bangue, que foi imaginado na época dos seus avós – o astrônomo inglês Fred Hoyle criou o termo em 1949, enquanto o conceito do universo em expansão que começou com um bangue retroage ao astrônomo belga Georges Lemaître em 1931. Por mais estranho que pareça, a revolução quântica basicamente não tem história da criação. Einstein e outros nomes famosos de sua geração aceitaram que o universo é, foi e sempre tem sido.

Além dos trabalhos de gênios devotados às noções radicais da relatividade geral e da quântica, o universo em "estado constante", como era conhecido, não tinha avançado desde os gregos antigos. O Livro de Gênesis, se visto de uma certa maneira, antecipa a física moderna – o Gênesis e outros mitos da criação do mundo basearam-se na crença de que tudo no cosmo precisava ter, obrigatoriamente, um começo. O bigue-bangue permitiu aos físicos se alinharem com essa ideia, e a estimativa atual de um universo de 13,8 bilhões de anos poderia ser verificado, no lugar do tempo bíblico (ao qual *sir* Isaac Newton, como cristão fundamentalista devoto, passou anos tentando calcular, a fim de estabelecer uma data científica para o Jardim do Éden).

OS SEGREDOS DA METARREALIDADE

Um universo que começou com um bangue satisfez o senso comum, mas é uma história que não se sustenta quando se pergunta de onde veio o bigue-bangue. Um problema enorme impede o caminho para encontrar a resposta: a lógica sucumbe quando se pergunta o que precedeu tempo e espaço, já que nada pode vir "antes" de tempo ou "fora" de espaço. A incapacidade de falar sobre um campo fora de tempo e espaço, que não obstante tomou a decisão de criar tempo e espaço, forçou os físicos a se refugiarem na matemática misteriosa que não depende de ser capaz de formar imagens ou afirmações lógicas na mente. Como os fãs de ficção científica sabem, se você voltar no tempo e matar seu avô antes de ele se casar, a lógica também cai nesse caso. Você não pode estar vivo (como resultado de seu avô ter tido filhos) e morto (como resultado de seu avô não ter tido filhos) ao mesmo tempo.

Uma nova história da criação precisa contornar esse enorme colapso da lógica. Precisa tanto descrever um marco zero sólido de quando a criação começou, como faz o Gênesis, ou precisa substituí-lo por algo que não precise de começo. O segundo caminho é o que tenho tomado ao fundamentar o universo na consciência. Para todos os candidatos a algo eterno que não tem começo nem fim, a consciência é o mais viável. Na nova história da criação, não há deuses ou Deus, nem um universo circular funcionando como um relógio rigorosamente regulado, nem dores de parto no bigue-bangue. Sem eles, não há nem mesmo uma história no sentido comum. Existe apenas a consciência operando enquanto o *Homo sapiens* produz histórias da criação que tentam compreender o que não é compreensível, conceber o que é inconcebível. Se Deus criou o mundo, quem criou Deus? Se o bigue-bangue deu origem a tempo e espaço, isso implica um estado de não tempo e não espaço, o que é incompreensível. Você não pode perguntar logicamente o que acontecia antes de o tempo começar, já que "antes" somente tem sentido dentro do enquadramento de tempo. Em primeiro lugar, a criação não existiria se tivéssemos de explicá-la usando o senso comum.

MENTE, CORPO, CÉREBRO E O UNIVERSO
SÃO MODIFICADOS CONSCIENTEMENTE

Mas há um modo de chegar lá. Duas pessoas podem discordar a respeito de tudo no mundo. Uma pode não gostar do que a outra gosta. Uma pode acreditar em Deus e a outra ser um ateu convicto. Mas, mesmo que a pessoa A dedicasse sua vida a contradizer tudo o que a pessoa B dissesse, mesmo se pudesse entrar na mente da pessoa B e contradizer todos os seus pensamentos, em uma coisa os dois antagonistas teriam de concordar: ambos são seres conscientes. Se a vida inteligente de outro sistema solar fizesse contato com a Terra, não importa qual fosse sua aparência física – humanos mutantes, lulas que andassem, bolhas semelhantes a amebas –, também teria consciência.

O mistério mais profundo sobre a inteligência alienígena não será a tecnologia desenvolvida por ela. Sem dúvida uma nave interestelar ou um dispositivo de teletransporte ou uma máquina do tempo serão quebra-cabeças em termos científicos. Há uma grande chance de que os terráqueos possam aprender coisas fabulosas com a tecnologia alienígena, mas o mistério mais profundo continuaria sem solução. Nunca saberemos o que é ser como eles, porque sua espécie de consciência seria impenetrável. Homenzinhos verdes podem sentir dor física ao tocar a água; eles podem nos dizer que fótons são deliciosos ou que a gravidade está tendo um dia ruim.

Mesmo essas afirmações estranhas presumem muita coisa. Os homenzinhos verdes podem não ter nossos cinco sentidos. Desde que sejam seres conscientes, a realidade que eles habitam pode assumir qualquer forma, porque a consciência já assume qualquer forma. A borboleta mais comum da Terra é a bela-dama, cujas asas têm manchas de um laranja brilhante e cuja genealogia é deliciosamente poética: ela pertence ao grupo das borboletas *Cynthia*, um subgênero das borboletas *Vanessa*, que fazem parte da família *Nymphalidae*. Se esses nomes evocam um tipo de mitologia etérea, popularizada pelo imaginário popular, os órgãos dos sentidos da bela-dama são tão desafiantes quanto os de qualquer alienígena.

A bela-dama pode provar a folha sobre a qual está pousada com as extremidades das pernas. Ela cheira o ar com a antena e vê o mundo através de olhos que possuem 30 mil lentes. Sua escuta é feita pelas asas. Olhando de fora, poderíamos dizer que a evolução criou uma realidade para a bela-dama que mal compreendemos. Se quiser acreditar em alienígenas entre nós, acredite em borboletas. Assim como com visitantes de outros planetas, nunca experimentaremos sua consciência.

Mas a vida é impossível sem consciência, o que é mais uma coisa a favor da nova história da criação. Fritjof Capra é um físico austríaco naturalizado americano que ficou famoso com seu livro de 1975, *O Tao da Física*. Foi um marco na "física nova" porque Capra ligou a ciência a antigas tradições como o taoismo. Evidências do mundo subjetivo, por muito tempo consideradas inúteis na ciência, de repente tornaram-se importantes.

Capra ligou vida e mente muito além do que os biólogos concebem atualmente. Um biólogo diria que a bela-dama não tem mente. Capra, ao contrário, afirma: "As interações de um organismo vivo – planta, animal ou humano – com o ambiente são interações cognitivas. Vida e cognição, portanto, estão inseparavelmente ligadas". Em linguagem comum, não pode existir vida sem mente. Os órgãos da bela-dama são estranhos do ponto de vista humano, mas ela é uma criatura consciente. Não existe outra explicação. Capra continua: "O processo de cognição – ou, se quiser, da mente – é inerente à matéria em todos os níveis de vida. Pela primeira vez, temos uma teoria científica que unifica mente, matéria e vida".

Isso soa exatamente como uma declaração meta-humana. É humano acreditar que só o *Homo sapiens* é consciente, com acréscimo de uma pequena ressalva para incluir primatas superiores como gorilas e chimpanzés (talvez). É meta-humano estar consciente de que a consciência é universal. Se essa percepção não causa sobrecarga mental, significa que suas implicações não foram absorvidas completamente. A consciência pode ser descrita em três expressões: tudo, sempre e todo lugar. Por si, cada uma delas é mentalmente incontrolável. Se as crianças acreditassem seriamente que Papai Noel está em todo lugar, observando cada menino e menina do mundo inteiro para ver se eles se comportam bem

MENTE, CORPO, CÉREBRO E O UNIVERSO
SÃO MODIFICADOS CONSCIENTEMENTE

ou mal, a ideia seria tão distorcida quanto um teólogo medieval tentando agarrar-se a um Deus controlador de todos os pecadores, penetrando nos pensamentos secretos de cada pessoa.

Há formas garantidas de contornar o dilema e qualquer possível ansiedade. Para cada ideia que o ser humano tenha tido, existem infinitas ideias ainda por vir. Quando percebi isso, fiquei otimista – abrem-se horizontes de criatividade ilimitada diante do olho da minha mente. Mas sei que estou apenas usando uma imagem; não estou olhando para a consciência diretamente. Há uma passagem impressionante no poema de T. S. Eliot "Burnt Norton" em que um pássaro nos chama para atravessar o portão de um jardim para o "nosso mundo primeiro", somente para o pássaro nos advertir: "Vai, vai, vai, disse o pássaro: o gênero humano / Não pode suportar tanta realidade ".[*]

É a noção arrebatadora e sombria de que os humanos não conseguem suportar uma lufada total de realidade, como se algum tipo de sobrecarga fosse queimar nossos fusíveis. Não concordo. Nosso primeiro mundo não é o Jardim do Éden, embora seja essa a metáfora que Eliot está usando. Nosso primeiro mundo é a consciência pura, que podemos chamar de "pura" porque não contém nada. O espaço aberto entre os pensamentos também não contém nada, exceto o potencial para o próximo pensamento e o seguinte e o outro. Aparentemente, um tipo de nada, o vazio entre pensamentos na realidade é a "matéria" com a qual o pensamento é feito. A mente é o jogo da consciência assim que ela começa a fazer coisas. Eu consideraria as formas alienígenas seres superiores somente se elas compreendessem "tudo, sempre e em todo lugar". Além disso, nós mesmos não podemos entrar na metarrealidade. O jogo da consciência está por trás de toda a criação. Penso nisso como "Gênesis agora", a aparição constante de novidades em cada dimensão – mente, corpo, cérebro e universo –, o que nos dá a experiência de sermos humanos.

---

[*] Citação de "Burnt Norton", poema de T.S. Eliot (1888-1965). Aqui, utilizamos versos da tradução de Ivan Junqueira, retirado do volume *Poesia* (Nova Fronteira, 1981).

"Tudo, sempre e em todo lugar" é a verdadeira história da criação. Só ela nos diz quem somos e por que estamos aqui. Além das narrativas feitas por qualquer contador de história, sejam os rabinos do ano 1000 a.C. compilando a Bíblia Hebraica, os mitólogos da Grécia de Homero, ou teóricos modernos de zilhões de possíveis universos, alguma coisa está fazendo a criação acontecer. Esta coisa está aqui e agora. Não tem história no sentido convencional. Contenta-se, como o coreógrafo que fica nos bastidores, a inventar invisivelmente o que o universo dançante está fazendo.

O MECANISMO DE DEFESA DEFINITIVO

A consciência não está brincando com o universo, ela é o universo. Ela brinca ao transformar-se em um átomo de hélio ou em uma galáxia. Brinca ao transformar-se em célula cerebral ou em batimento cardíaco. A mudança de forma não para nunca. Quando se sente alegre ou triste, está experimentando dois modos contrastantes de consciência, mas como você é também consciência, assim como também seu cérebro, só é possível uma conclusão: a criação é a consciência experimentando a si mesma. Do mesmo modo que todas as joias de ouro do mundo, as formas da criação mudam, mas o ouro – a "matéria" essencial da criação – permanece. Na busca da humanidade pela Verdade com V maiúsculo, essa verdade somente qualifica.

A Verdade com o V maiúsculo é emocionante, fascinante, ou apenas incompreensível? Quando as pessoas descobrem a consciência, sua visão de mundo não é abalada. Não se sentem maravilhadas como se a Verdade se derramasse sobre elas. A pessoa comum mostra a mais completa indiferença (em minha experiência) e expulsa esses pensamentos da cabeça. A oportunidade de acessar a metarrealidade não atinge as pessoas como algo urgente ou necessário. Tenho refletido sobre a razão disso, e concluí que

MENTE, CORPO, CÉREBRO E O UNIVERSO SÃO MODIFICADOS CONSCIENTEMENTE

se deve a uma série de mecanismos de defesa. Um mecanismo de defesa pode evitar desastres como a queda de um sistema ou que o impensável aconteça, como no lançamento acidental de mísseis armados com ogivas nucleares. Há mecanismos de defesa reforçados para prevenir uma catástrofe desse porte.

No caso da mente humana, o mecanismo de defesa protege a realidade virtual do desmantelamento. De forma bizarra, a mente precisa ser protegida de sua potencialidade infinita. Imagine que é um estudante de pintura e, no primeiro dia de aula, o professor coloca no seu crânio eletrodos que preencherão seu cérebro com todas as pinturas que já foram ou serão feitas. Você concorda relutantemente e, de repente, a totalidade da pintura derrama-se no seu crânio, desde os mais remotos desenhos rupestres, cobrindo milhares de anos. Uma experiência assim, com toda a probabilidade, seria intolerável, e também seria inútil. Não dá para ensinar artistas iniciantes mostrando-lhes todas as obras. É como pedir um copo de água e ser obrigado a beber os Grandes Lagos. Em outras palavras, o desenvolvimento lento da mente é um mecanismo de defesa. Na sequência linear, o evento A é seguido pelo evento B, que é seguido por C.

Esse processo linear, entretanto, não é real; é um mecanismo instalado na consciência humana. Pode-se questionar se nossos ancestrais o instalaram na Pré-História ou se ele foi instalado por força da evolução. Mas não há dúvida de que consideramos esse mecanismo de defesa mental necessário para a sobrevivência, e uma prova disso é a dificuldade encontrada para convencer as pessoas comuns de que o tempo é relativo. Quando o conceito foi apresentado por Einstein com a teoria da relatividade especial em 1905, a noção de tempo desviando-se de uma linha reta de maneira estável pareceu inacreditável. Vinte ou trinta anos depois, ganhou ares de um tipo de mágica especial. O filósofo inglês Bertrand Russell, que escreveu um livrinho intitulado *ABC da relatividade*, em 1925, anunciou publicamente, com evidente falta de modéstia, que ele era uma das três pessoas no mundo que entendiam o que era relatividade.

A teoria revolucionária de Einstein não mudou o cotidiano; a relatividade poderia ser posta de lado em sua própria gaiola exótica. (Mas existem aplicações práticas. Por exemplo, os satélites GPS que orbitam a Terra precisam levar em conta efeitos relativistas. Caso contrário, o GPS do seu carro ficaria desligado por uma fração de segundo, e isso lhe daria uma localização imprecisa de onde está.)

Quando se aceita o construto humano do tempo desenrolando-se em linha reta, segue-se naturalmente o entendimento de que existe causa e efeito. O bigue-bangue levou à criação do planeta Terra depois de cerca de 10 bilhões de anos, o que, por sua vez, levou à criação de DNA, depois seres humanos, civilização, Nova York, nascimento de um novo bebê em um hospital de Nova York em alguma hora desta manhã. O inverso não pode ser verdade – o nascimento de um bebê em Nova York não pode levar ao bigue-bangue. Isso desafiaria a lei de causa e efeito.

Esse mecanismo de defesa é tão convincente que não conseguimos aceitar facilmente sua artificialidade. Mas a relatividade não era a única anomalia. Físicos modernos conceberam modelos matemáticos do universo em que tudo acontece simultaneamente no mais sutil nível de criação, onde o tempo se dissolve em atemporalidade e o cosmo inteiro é uma só partícula subatômica. Mas tais modelos são exóticos, mesmo na física quântica, que, por si só, já é bem exótica. Ninguém espera que essas noções surjam à superfície do dia a dia. Sem mecanismos de defesa, ficamos muito ansiosos.

Estamos muito confortáveis com as ilusões que protegemos com mecanismos de defesa. Vemos o universo como um teatro de espaço e tempo, em que objetos e pessoas circulam. Os corpos são objetos. As mentes são o produto de uma espantosa máquina pensante chamada cérebro, outro objeto. Marvin Minsky, do MIT, um dos pais da inteligência artificial, definiu os seres humanos como "nada além de *máquinas de carne* que carregam um computador na cabeça" – uma expressão impiedosa para aquilo que a maioria assume ser verdade.

MENTE, CORPO, CÉREBRO E O UNIVERSO
SÃO MODIFICADOS CONSCIENTEMENTE

Mas também existem os mecanismos de defesa pessoais, que cada um constrói para si mesmo, que têm sido chamados de "as coisas têm de ser assim". Algumas pessoas precisam estar no comando; outras precisam vencer; enquanto outras nunca devem começar uma discussão. Existe um motivo racional por trás de "o que precisa ser assim"? Não, esses mecanismos psicológicos existem como formas de autodefesa. Eles nos dão sensação de segurança, e até mesmo o menor incidente pode disparar um alarme. Em *O carrasco do amor*, um livro de 1989 do psiquiatra e professor de Stanford Irvin Yalom, o autor descreve uma mulher de meia-idade, a quem chama de Elva, cuja bolsa é furtada na saída de um restaurante. O crime foi aleatório, e apesar de ter perdido 300 dólares, não havia mais nada na bolsa que não pudesse ser substituído. As pessoas, em sua maioria, sentiriam o susto por terem sido assaltadas e seguiriam em frente, mas Elva não conseguiu: "Junto com a bolsa e os dólares perdidos, furtaram-lhe uma ilusão – a ilusão de que era especial".

Ao levar uma vida relativamente privilegiada, Elva se considerava imune a esse tipo de transtorno – ela seguia repetindo: "Nunca pensei que isso pudesse acontecer comigo". Mas aconteceu, e a perda da ilusão cobrou um preço terrível: "O roubo mudou tudo. Foi-se o aconchego, a leveza de sua vida; foi-se a segurança. Sua casa a atraíra sempre com almofadas, jardins, mantas e carpetes altos. Agora ela só via trancas, portas, alarmes e telefones."

Elva vivia ansiosa, e o tempo não a fazia sentir que a vida estava voltando ao normal. Como Yalom explica: "Sua visão de mundo estava fraturada… Ela perdera a crença na benevolência, na sua invulnerabilidade pessoal. Sentia-se despida, comum, desprotegida".

Ser vítima de um crime rompe limites pessoais, porque o crime é uma invasão pessoal. No caso, Elva não conseguia recuperar seus limites. Ela entrou em parafuso existencial, assombrada pela ameaça definitiva: a morte. Não era um medo que jamais tivesse enfrentado, e a morte já a tinha tocado bem de perto quando seu marido morrera. Era uma perda que ela nunca tinha realmente encarado e que se tornou a questão principal que Yalom trabalhou com ela na terapia.

Elva acabou por se tornar uma paciente extraordinária e, com o tempo, "ela passou da posição de desamparo para uma de confiança", uma mudança que Yalom considera não apenas transformadora, mas redentora. Elva, que pensara ter criado a história perfeita, aprendeu como ter consciência da morte sem temê-la.

É uma futilidade acreditar que pode criar uma história perfeita, que é a ideia que a maioria faz de vida perfeita. As histórias são sempre perturbadas por eventos indesejáveis. E as histórias se tornam teias emaranhadas mesmo quando parecem estar funcionando bem, porque forças inconscientes – ansiedade, depressão, raiva, ciúme, solidão – podem irromper a qualquer momento. Embora Yalom não use o termo *mecanismo de defesa*, é possível observar que a sensação de se sentir segura e protegida era o mecanismo de defesa psicológico de Elva. Ele lhe serviu bem por um longo tempo, até ela descobrir o quanto ele era frágil e não confiável.

Todos criamos nossa própria versão de mecanismo de defesa pessoal. Como na maior parte dos construtos mentais, frequentemente não percebemos o que fizemos, e às vezes o mecanismo parece ser tão inconsciente que fica completamente fora de controle. Fobias são um bom exemplo. Quem tem medo de aranha não é fisicamente capaz de tocar em uma, por menor e inofensiva que ela seja. Caso se aproxime e tente tocar na aranha, o medo brota, ficando cada vez mais forte à medida que a mão vai se aproximando. O próximo estágio é a tremedeira, suor frio, sinais de pânico e a sensação de que vai desmaiar.

As fobias oferecem evidências perversas da criatividade da consciência, porque a ansiedade pode concentrar-se em qualquer coisa. No *site* The Phobia List [A lista de fobias], encontra-se um catálogo em ordem alfabética das fobias especificadas na literatura psiquiátrica. Não é fornecido um número total – novas referências são acrescentadas constantemente –, mas, só na letra A, existem 65 entradas, incluindo a *aulofobia* (medo de flautas). Nem todas as

MENTE, CORPO, CÉREBRO E O UNIVERSO
SÃO MODIFICADOS CONSCIENTEMENTE

letras carregam tantas entradas; o G, por exemplo, conta com apenas dezenove fobias listadas, com algumas aparentemente muito tolas, como a *geniofobia* (medo ligado ao queixo) e outras muito graves como a *genofobia*, medo de sexo. Não existe consenso sobre o que faz as fobias surgirem, embora psiquiatricamente elas sejam classificadas como uma forma de distúrbio de ansiedade, sendo o medo excessivo o elemento comum a todas. Além das fobias específicas, existem as fobias sociais que envolvem situações em que a pessoa fica com medo do que a outra está pensando, e toda uma série de agorafobias, em que as pessoas entram em pânico porque sentem que estão em uma situação da qual não podem escapar.

Pessoas que sofrem de fobias não passaram necessariamente por uma experiência ruim com o objeto temido – geralmente isso não aconteceu –, mas elas fazem de tudo para evitar o objeto depois que a fobia se manifesta. As fobias parecem estranhas para quem não tem, em parte porque evitar o objeto ou a situação de que se tem medo pode levar a um comportamento estranho, como acontece com agoráfobos, cujo medo de espaços abertos os impede de sair de casa durante anos seguidos. Também é estranho que o medo – que coloca a mente e o corpo em estado de alerta e é uma proteção efetiva quando o perigo real surge – se torne contraprodutivo nas fobias. Ficar em alerta porque escuta uma flauta ou vê um queixo não conta nada para a sobrevivência.

Apesar de os mecanismos de autodefesa que observamos terem um ponto de ruptura, quando ele é atingido, ocorrem graves deslocamentos. Entrar em choque, por exemplo, causa total desamparo à vítima de um acidente, incêndio ou crime. O olhar aturdido e a incapacidade de tomar decisões, que são sintomas de choque, podem ser vistos como o oposto à reação de lutar ou fugir, na qual uma descarga de hormônios do estresse é liberada e, sob sua influência, a parte inferior do cérebro assume o comando – um soldado em pânico fugindo da batalha não consegue conscientemente não desejar fugir até que a explosão de adrenalina arrefeça e a parte superior do cérebro consiga novamente tomar decisões conscientes. (É possível ver a mesma reação em uma situação trivial, como na exibição de um mágico de rua. Quando ele adivinha a carta escolhida ou tira uma moeda da orelha de alguém, é muito comum que a pessoa pule para trás ou se vire em sinal de alarme – a parte inferior do cérebro está reagindo ao truque como se fosse uma ameaça.) O choque é involuntário e aparentemente não teria valor para a autoproteção.

Reunidos, os diversos mecanismos de defesa são essenciais para o automodelo, a visão de realidade que lhe diz o que é real para você. Sem dúvida, a realidade pessoal tem suas peculiaridades, e não existem duas pessoas que ocupem o mesmo automodelo. Mas, coletivamente, compartilhamos a realidade virtual, com suas características universalmente aceitas de tempo, espaço, matéria e energia. Essas características estão de tal modo arraigadas que nos sentimos "em casa", contanto que espaço, tempo, matéria e energia não saiam fora de controle. Mas saber que são construtos mentais não se trata da realidade fugir ao controle, mas de adquirir a autoconsciência que pode nos dizer o que realmente está acontecendo.

ACEITAR, RECUSAR

Não foi uma pessoa sozinha quem criou a experiência humana de espaço, tempo, matéria e energia –, ela foi criada em nossa consciência coletiva, que recua até o surgimento do *Homo sapiens* e mesmo antes disso. Não podemos seguir as pegadas que vão refazer os passos que dotaram os humanos de autoconsciência, que é uma característica única da nossa espécie. Nossos genes contêm as evidências de todas as formas de vida, incluindo as bactérias, que contribuem para a nossa composição física, mas não traços físicos que nos digam como nossos ancestrais viviam.

A herança mais importante da nossa espécie é invisível. Entramos em contato com esse legado na primeira infância, absorvendo a instalação completa da realidade virtual. Assim que a criança aprende

MENTE, CORPO, CÉREBRO E O UNIVERSO
SÃO MODIFICADOS CONSCIENTEMENTE

que o tempo existe, logo vêm as regras do tempo, e então não existe mais retorno. Para fazer uma analogia, quando se aprende a ler aos 6 ou 7 anos, não dá para voltar à condição de analfabeto. Letras em uma página não conseguem voltar a ser marcas pretas sem sentido. Do mesmo modo, assim que o cérebro se adapta às regras do tempo, parece impossível viver como se o tempo não existisse. Um dia, uma hora, um minuto, um segundo – a dissecação da vida em fragmentos de tempo é o que T. S. Eliot lamentou em outro poema, "A canção de amor de J. Alfred Prufrock". O tempo tinha se tornado o inimigo psicológico de Prufrock.

> *Pois já as conheço todas bem, conheço todas –*
> *Sei as noites, as tardes, as manhãs,*
> *Às colheres de café andei medindo a minha vida; [...]* [*]

Tornar um hábito a divisão da vida em unidades de tempo não significa que o tempo humano seja mais real do que qualquer outra versão. Não temos ideia de como outras espécies de consciência experimentam tempo e espaço. Será que as tartarugas de Galápagos o sentem se mover mais lentamente ou a lebre sente que ele passa mais rápido nos campos? Devemos especular que os animais vivem no momento presente, reagindo aos instintos que lhes dizem que agora é o momento em que devem comer, dormir ou caçar. Mas "momento presente" não existe para uma criatura que não tenha conceito de tempo.

A Natureza nos dá biorritmos que estão gravados em nossos genes, como o ritmo circadiano (diário) para acordar e dormir, mas que não esclarece, para começar, o enigma de como o tempo existe. Existe tempo precisamente ajustado com uma distância de milhares de quilômetros sobre o oceano, de um modo que ninguém consegue explicar. Por exemplo, uma pequena ave conhecida

---

[*] Trecho do poema "A canção de amor de J. Alfred Prufrock", de T. S. Eliot (1888-1965). Utilizamos, aqui, a tradução de João Almeida Flor presente em *Prufrock e outras observações* (Assírio e Alvim, 2005). (N.E.)

OS SEGREDOS DA METARREALIDADE

como maçarico-do-papo-vermelho (*Calidris canutus rufa*) migra todos os anos da Terra do Fogo, no extremo sul da América do Sul, para suas zonas de reprodução no Ártico Canadense. No seu tempo de vida, o maçarico-de-papo-vermelho voa aproximadamente 386 mil quilômetros, uma distância maior do que a que separa a Terra da Lua.

Por que os pássaros cruzam de um hemisfério a outro para acasalar parece inexplicável, mas o maçarico-de-papo-vermelho encerra um mistério específico nele mesmo. Precisando de alimento durante a imensa jornada, a ave para, em maio, nas praias da baía de Delaware, sintonizando sua chegada a um evento anterior. Entre as luas cheias de maio e junho, hordas de caranguejos-ferradura emergem das águas rasas para pôr seus ovos. Uma fêmea põe entre 60 mil e 120 mil ovos em uma desova. Remontando a 450 milhões de anos, ou seja, 200 milhões de anos antes dos dinossauros, os caranguejos-ferradura parecem carapaças duras e redondas de tartaruga com caudas pontiagudas (eles não são realmente caranguejos, mas sim parentes próximos das aranhas e dos escorpiões).

Dentro de duas semanas os ovos se rompem, assim a janela de tempo para os maçaricos-de-papo-vermelho se banquetearem é muito estreita. Todos os anos, o impulso para a migração é sentido a 15 mil quilômetros, perto da Antártida. A lua cheia de maio pode cair em qualquer dos 31 dias do mês, e a ave precisa começar sua viagem partindo da Terra do Fogo em fevereiro. Como a Natureza sincroniza a lua, o ciclo de acasalamento de um fóssil vivo no mar e um passarinho que percorre o mais longo percurso migratório na Terra? No caso do maçarico-de-papo-vermelho, o período está enraizado no DNA e vem com mudanças fisiológicas profundas. Antes de migrar, os músculos das asas se expandem, enquanto os músculos das pernas encolhem. Como os ovos dos caranguejos-ferradura são moles e facilmente digeridos, o estômago da ave encolhe antes. Seu papo, que continha saibro para moer o alimento mais duro que o pássaro come no inverno, também encolhe.

MENTE, CORPO, CÉREBRO E O UNIVERSO
SÃO MODIFICADOS CONSCIENTEMENTE

Em outras palavras, o DNA do maçarico-de-papo-vermelho sabe com antecedência todos os detalhes do futuro. Como a zona de procriação no Ártico é uma tundra exposta, nua, com nenhuma fonte de alimento, os pássaros dobram de peso ao acrescentar gordura comendo ovos do caranguejo-ferradura durante o frenesi alimentar em Delaware, que dura de dez a catorze dias. Se algum dos elementos nesse ciclo sincronizado falhar, a sobrevivência fica ameaçada. (Infelizmente, isso tem acontecido. Os maçaricos-de-papo-vermelho estão em perigo por várias razões, sendo a maior delas o declínio dos caranguejos-ferradura pela poluição das águas costeiras.)

Os seres humanos não estão ligados ao instinto quando se trata de tempo, embora nosso DNA saiba, de algum modo, como programar a puberdade e os ciclos menstruais. As células são programadas para morrer em um tempo determinado, processo conhecido como apoptose. Uma célula típica só consegue se dividir cerca de cinquenta vezes antes de morrer (o chamado limite Hayflick), e o processo pode ser medido cientificamente em laboratório, mas, no fundo, é totalmente misterioso. Células são fatores químicos encerrados em uma membrana macia e permeável. Reações químicas ocorrem instantaneamente quando duas moléculas se encontram; não há hesitação, atraso, adiamento ou recuo. Como, então, uma série de reações químicas, cada uma delas ligada ao momento presente, adquire a capacidade para acertar a hora de eventos futuros? A questão é tão básica que quase ninguém a faz.

Imagine um jogo de bilhar, com as bolas representando átomos e moléculas posicionados para bater no núcleo de uma célula do fígado. Depois de quebrar a formação com a primeira tacada, o resto é mecânico. Quando as bolas de bilhar batem, elas precisam mover cada uma das outras instantaneamente, e para onde elas seguem é determinado pelas leis de movimento de Newton. Como reza uma delas, assim que uma bola é batida ou se choca com outra, ela deve seguir em linha reta até que alguma coisa a pare. Nada de anormal parece acontecer à medida que o jogo se desenrola. Quando você volta ao salão de bilhar no dia seguinte ao meio-dia, as bolas já se rearranjaram em formação, prontas para a primeira batida. Esse comportamento seria suficientemente notável em bolas de bilhar, mas o seu DNA antecipa inúmeros eventos, controlando a liberação cronometrada de hormônios, por exemplo antevendo a necessidade de refrescar os disparadores químicos que acendem em uma célula cerebral a cada pensamento e organizando centenas de biorritmos sincronizados com absoluta precisão, a menos que haja uma interferência nossa (ficando em pé a noite inteira ou tomando suplementos hormonais, por exemplo).

Não conseguimos entrar na experiência de tempo que outras espécies têm, mas como o tempo é tão variável e maleável, podemos dizer que ele é construído diferentemente pelo DNA de cada ser vivente, entretanto não é preciso um salto de imaginação para dizer que o tempo, para começar, é um construto. Como o DNA consiste em átomos que interagem instantaneamente, alguma coisa fora do átomo precisa cuidar de toda essa precisão e sincronização do tempo. O único candidato viável é a consciência. Afinal, você não consegue manipular o tempo a menos que saiba que o tempo existe.

VIVER EM UM UNIVERSO CRIATIVO

Se o tempo é um construto, isso também se aplica a outras coisas que consideramos essenciais ao universo. Nossa experiência de matéria e energia é muito específica da espécie. Será que o cupim roendo seu caminho no alicerce de uma casa sente a madeira como dura? Uma toupeira confinada debaixo da terra durante toda a vida, em um túnel cuja largura mal dá para ela passar, sente o espaço como estreito?

Para nossa espécie de consciência, tempo, espaço, matéria e energia são experiências flexíveis, ligadas à nossa criatividade. Isto

MENTE, CORPO, CÉREBRO E O UNIVERSO
SÃO MODIFICADOS CONSCIENTEMENTE

é, podem se expandir e contrair de diversas formas, como Einstein explicou com um gracejo: "Ponha a mão em um forno quente por um minuto, e isto lhe parecerá uma hora. Sente-se ao lado de uma mulher bonita por uma hora, e isto lhe parecerá um minuto. Isso é a relatividade". Mas ele estava na verdade evitando a questão central do tempo: ele é relativo apenas porque os homens dizem isso? Sentar-se na cadeira do dentista desloca o tempo para as pessoas que têm medo da experiência; elas não conseguem dizer quanto tempo se passou, exceto que cada minuto foi desagradável. Isso não altera os ponteiros do relógio do consultório do dentista, então qual das duas versões é real: a experiência pessoal ou o dispositivo mecânico?

Parece estranho, mas a experiência humana é que torna o tempo real, não os relógios. Para entender como criamos a experiência do tempo – juntamente com espaço, tempo, matéria e energia –, é preciso recusar a ideia de que essas são coisas fixas. A corrente atual sobre o universo nos ajuda a sair daqui, porque, depois que Einstein provou que a matéria pode se transformar em energia ($E = mc^2$), a porta foi aberta para outras transformações. Um físico americano já falecido, Richard Feynman, conseguiu até mesmo demonstrar matematicamente como a posição de um elétron pode ser expressa como um movimento de volta no tempo. Como se, ao ser perguntado onde mora, você respondesse: "Moro na rua Maple, 63, embora às vezes eu viva em fevereiro último. Escolha". Nossa noção estável de causa e efeito foi desmantelada por experimentos em "relação causal inversa", quando um evento futuro afeta o que está acontecendo agora.

A transformação definitiva, entretanto, ocorre quando o campo de partículas virtuais passa para partículas físicas, o que é comumente conhecido como "algo a partir do nada". Partículas virtuais são invisíveis e não têm localização no tempo e no espaço, mas são necessárias para o universo físico. É como inverter histórias de fantasma, em que o fantasma aparece em primeiro lugar e a pessoa viva em segundo. Se olhar para a mão e começar a reduzi-la a níveis cada vez mais finos de fisicalidade, ela rapidamente se tornará uma trêmula teia de moléculas. Essas não são tão sólidas como a sua mão, e no nível seguinte você vai chegar a um ajuntamento de átomos que mal pode ser considerado físico, com cerca de 99.9999 por cento de espaço vazio. Este é o último nível ao qual a existência física se agarra por um fio. No nível das partículas subatômicas, há um acender e apagar de *quarks*, glúons e outros exotismos da mudança no domínio quântico do ser virtual para ser intacto em nosso universo físico. Ir do nada para alguma coisa está acontecendo na sua mão e em todos os objetos físicos o tempo todo.

Então a questão principal não é se a fisicalidade sólida é uma ilusão. Ninguém pode negar isso – não conseguiríamos viver sem aceitar a segurança psicológica de que o mundo não vai se desfazer amanhã em um sopro de nuvem subatômica. A questão principal é se a consciência, particularmente a consciência humana, é a força criativa por trás de "alguma coisa a partir do nada".

O ser humano se desenvolve no tempo e no espaço. Sua certidão de nascimento atesta a data e o lugar em que nasceu. Nenhuma certidão de nascimento diz: Data de Nascimento: Eternidade; Local de Nascimento: Em toda parte. A aceitação comum é a de que tempo e espaço simplesmente existem "lá fora", como parte do mundo natural. A fim de evoluir para meta-humano, entretanto, precisamos parar de pensar na criação em termos fixos. A realidade precisa ser reconstruída para responder pelo papel que a consciência desempenha. Existem apenas dois níveis de realidade. Um é a consciência pura ilimitada, que é um campo de potencial. O outro nível é a consciência em seu estado excitado (para emprestar uma expressão da física das partículas), que podemos chamar de universo.

Todos os estados excitados vibram com energia. A matéria está vibrando com energia física, a mente com energia mental. O corpo é um estado excitado; da mesma forma que o cérebro, já que faz parte do corpo, e a mente, conforme o pensamento prossegue.

MENTE, CORPO, CÉREBRO E O UNIVERSO
SÃO MODIFICADOS CONSCIENTEMENTE

Mesmo quando uma pedra tem a aparência de pedra e um neurônio a de neurônio, o que os faz parecer totalmente diferentes, ambos são formas excitadas de consciência.

Isso é conhecimento prático. Quando você sabe, por exemplo, que o tempo é apenas um estado excitado da consciência, percebe por que o tempo é tão maleável. Sua única escolha é ser tão fluido e flexível quanto a mente. Manipulamos o tempo para adequá-lo às necessidades humanas. Algumas janelas de tempo são longas, como a vida do universo, enquanto outras são curtas, como os milissegundos que leva para um sinal pular de uma célula nervosa para outra. Essas janelas de tempo podem ser extremamente estáveis: aparentemente os átomos de hidrogênio existirão até a morte do universo, ao passo que um pensamento é estável apenas enquanto dura, o que é efêmero e evanescente. O fato de a atividade mental ser tão rápida pode levar a erro. Podemos supor que a consciência cumpre uma agenda de tempo – não cumpre. A consciência pode ser rápida ou lenta, aleatória ou previsível, e assim por diante.

Sendo a origem de "alguma coisa a partir do nada", a consciência não está limitada por sua própria criação, assim como uma pessoa com um vocabulário de 30 mil palavras não fica presa a 30 mil pensamentos. Combinando e reformulando o tempo todo, a consciência dita a si mesma se deve ser tão minúscula quanto um *quark* ou tão imensa quanto o universo. Esse fato ajuda a desfazer uma das mais obstinadas objeções à realidade baseada na consciência. Não vemos nossas mentes criarem árvores, montanhas, planetas e estrelas. A escala está errada, dirão os céticos. Quando você está com medo e o coração começa a bater, um evento mental – seu medo – põe em movimento substâncias químicas em seu corpo. A escala é molecular, ou seja, muito pequena. Mover uma montanha com a mente, entretanto, não pode acontecer, porque ela é muito grande.

Essa objeção é inválida porque a consciência não respeita limites de escala. Imagine que acorda de um pesadelo e conta a um amigo que centenas de homens armados estavam perseguindo você em uma rua. E se seu amigo respondesse: "Eu acreditaria se um homem estivesse perseguindo você em uma rua, mas centenas é demais para ser crível". Um comentário desses demonstra ignorância sobre como os sonhos funcionam. Os sonhos não se limitam a ser grandes ou pequenos. Um rato perseguindo você na rua durante um pesadelo é a mesma coisa que o Exército Vermelho invadir sua cidade. Em um sonho uma folha de grama pode tremer, seguida pela explosão de um planeta.

Aceitamos essas anomalias em sonhos porque estamos acostumados a acordar e voltar para o mundo físico e suas restrições. A consciência é estabelecida de tal forma que algumas coisas ficam livres para se mover pelo pensamento, como as substâncias químicas do cérebro que se movem em sincronia com nossos pensamentos, enquanto outras não podem ser movidas pelo pensamento. Essa é a configuração em um universo humano. Não conhecemos os limites de uma configuração até testá-los. Poderíamos nos perguntar se Jesus tinha um entendimento semelhante quando declarou aos discípulos: "Em verdade vos digo, quem disser a este monte: 'Levanta-te e atira-te ao mar!', se não duvidar em seu coração, mas acreditar que sucederá tudo o que disser, isso lhe será dado" (Marcos 11:23).

Quer aceite essas palavras como evangélicas ou como metáforas, verdade literal ou um exemplo de ensinamento vivo, a noção de mover montanhas com a mente soa sobrenatural, portanto irrelevante para a vida comum. O problema não é que sobrenatural = impossível. O problema é que, até agora, a ciência não conseguiu explicar o que chamamos "natural". A consciência viva fora do padrão das explicações científicas as condena ao fracasso. A mente não pode ser explicada por malabarismos de substâncias químicas cerebrais, e quando a ciência declara que não existem outras explicações, não estamos mais no reino da credibilidade – estamos no reino de "as coisas têm de ser assim".

Assim que a realidade virtual for desmontada, não existe volta. Não é possível ver através de uma ilusão e acreditar nela ao mesmo tempo. Um mágico não pode se sentar na plateia e ser enganado

MENTE, CORPO, CÉREBRO E O UNIVERSO SÃO MODIFICADOS CONSCIENTEMENTE

pelos próprios truques. Isso, entretanto, é exatamente o que fazemos. Depositamos nossa fé no mundo físico enquanto sabemos muito bem que ele é ilusório.

Em vez de aceitar passivelmente o mundo do senso comum, a metarrealidade nos dá uma alternativa – ver tudo no universo como formas variáveis de consciência. Uma árvore, por exemplo, é feita sob medida para se ajustar à nossa reação a ela. Qualquer característica de uma árvore pode ser retirada de seu lugar e redirecionada para servir a uma estrutura diferente, não humana. A cor da árvore não existe para alguém totalmente daltônico. A solidez de uma árvore não existe para um neutrino, uma partícula subatômica que pode passar através da Terra como se atravessasse o espaço sideral. O peso da árvore não existe se transferi-la para a Estação Espacial Internacional. O tempo de vida de uma árvore se esfuma quando comparado com o tempo de vida dos prótons no núcleo das moléculas, que levam bilhões de anos para deteriorar.

Tudo adquire "realidade" a partir da forma de consciência aplicada. No sono, o mundo físico desaparece e não existe mais para você. Ele ainda existe coletivamente, mantido no lugar pelas regras da realidade virtual. Mas no sono você descarta a realidade virtual ao experimentar um mundo diferente, que não é o vazio inconsciente que a maioria pensa que seja. É possível experimentar o sono profundo como consciência pura sem excitação – como fazem os *swamis*, iogues e outras versões seculares de meta-humanos. O conceito budista de Nirvana é mais próximo do sono profundo do que do estado comum de vigília, porque o Nirvana reconecta a pessoa com a consciência pura.

Sonhar é uma forma de consciência cujas excitações são sutis. É um outro mundo, onde as regras da realidade virtual não se aplicam. Nos sonhos, objetos desafiam magicamente as leis da física – uma locomotiva voa, o Empire State Building pode sumir em um sopro de fumaça. Não há nenhum motivo para rebaixar essas duas formas de consciência, dormir e sonhar, a uma posição inferior em comparação com estar acordado. Se somos capazes de ver o mundo como um sonho lúcido, por que considerar os sonhos noturnos como menos reais ou irreais?

As pessoas aceitam cegamente a assertiva de que coisas físicas sólidas são mais reais do que coisas mais sutis, como pensamentos, imaginação e sonhos. Mas os impulsos sutis determinam como sua realidade pessoal funciona. Dou um exemplo – fobias – em que uma pessoa consegue levantar pesos de mais de quarenta quilos na academia e é incapaz de levantar uma aranha; o medo congela seus músculos. Não importa a leveza do objeto temido. Mas também precisamos de exemplos positivos de como as intenções sutis podem alterar a realidade pessoal.

Pense no exemplo do uso de óculos VR para simular a experiência de estar bem no alto, sobre uma viga de construção de um prédio (p. 44). Uma pessoa com os pés bem fincados no chão, graças à ilusão VR, sente-se fraca e com vertigem, fortemente ameaçada de cair. Isso mostra que nosso senso de equilíbrio pode ser manipulado conscientemente de várias formas. Equilibristas que andam na corda bamba separaram seu senso de equilíbrio de qualquer sensação de ameaça ou perigo. Para alguém que está no chão, olhando para cima, o perigo parece suficientemente real (o coração pode disparar apenas olhando um número circense arriscado, sem experimentá-lo pessoalmente).

No modelo de evolução aceito, todas as características herdadas têm valor para a sobrevivência. Nossos ancestrais precisavam de senso de equilíbrio por razões óbvias quando estavam caçando e lutando na selva. Mas vamos além da sobrevivência o tempo todo e brincamos com nossa herança evolucionária apenas porque queremos. Andar na corda bamba não tem valor de sobrevivência, e como apresenta risco considerável a menos que você seja altamente treinado, tem valor de sobrevivência negativo.

Os bebês têm medo de cair desde a mais tenra idade e não conseguem aprender a andar sem testar a condição precária entre cair e permanecer em pé. Evidentemente o medo de cair acaba por desaparecer. Os equilibristas que andam na corda bamba vão um

MENTE, CORPO, CÉREBRO E O UNIVERSO
SÃO MODIFICADOS CONSCIENTEMENTE

passo além ao ignorar conscientemente a evolução quando desconectam o medo de cair do senso de equilíbrio. Essa capacidade de ignorar a evolução é realmente uma característica evolucionária mais elevada.

O poder de consciência permite aos audaciosos voar de parapente ou fazer queda livre em paredões de pedra verticais usando qualquer justificativa que venha à mente – busca por emoção, uma forma de realizar o impossível, rivalidade competitiva, ou simplesmente por nenhuma razão – para se alienarem da sua situação de vida ou morte. Uma liberdade assim não está presente nas criaturas cerceadas pela evolução física. Somente o *Homo sapiens* transforma risco extremo em diversão. Escolhemos nossa motivação própria, e a realidade pessoal move-se com nossas intenções. Seria horrível nos descobrirmos em um beco escuro encarando um assaltante armado com uma faca, mas alguém com apendicite, artérias coronárias entupidas ou um tumor deseja passar pela violência controlada representada por um cirurgião brandindo uma faca. Assim que a consciência interpreta a situação de um modo específico, a realidade da situação se adapta àquilo que a consciência tiver decidido.

A realidade virtual que nos rodeia permanentemente é um construto que acomoda tantos motivos, intenções, decisões e interpretações que perdemos o rastro de todos eles.

Este capítulo mergulhou em águas profundas e algumas questões ficaram complexas, mas o objetivo do capítulo é simples – fechar a lacuna entre a ilusão e a realidade. Nenhum corpo vai evaporar-se. O mundo do senso comum estará aí para saudá-lo quando acordar amanhã, mas como tudo está envolvido em ilusão, o mundo do senso comum é instável na sua essência. Ao testar os limites de tempo, espaço, matéria e energia, estamos testando nosso poder criativo. Mover uma montanha com a mente não é nada perto de mover o mundo inteiro, que é o nosso objetivo final.

6

EXISTÊNCIA E CONSCIÊNCIA SÃO A MESMA COISA

Eu me lembro muito bem, na minha infância na Índia, quando frequentava escolas dirigidas por missionários católicos. O Velho Testamento não era uma leitura fácil – abandonei pecados, guerras, leis, lamentações e pragas, mas há um versículo bem no início que descreve que, depois de sete dias da criação, Deus "andava pelo Jardim quando soprava a viração do dia" (Gênesis 3:8). Deus ainda estava em bons termos com Adão e Eva e, na minha imaginação, era o momento perfeito para uma conversa informal. Não aconteceu nada. Adão e Eva não estavam lá porque, com vergonha da sua nudez, tinham se escondido de Deus. Mas, na minha conversa imaginária, eles faziam uma pergunta crucial: "Por que você o fez? Por que criou o mundo?".

Em resposta, Deus dizia, meio encabulado, "Não tinha nenhum motivo, só tinha de fazer. Não pude evitar".

A cosmologia moderna não encontrou uma resposta melhor. O universo é autocriado. Existe apenas porque tem de existir. Desde o bigue-bangue, tudo se desenvolveu por iniciativa própria, em função de forças naturais. Quase não conseguimos. Os físicos calcularam que, no início, o equilíbrio entre criação e destruição foi extremamente delicado. A destruição não venceu por um fio de cabelo, porque tudo, exceto a menor fração de massa e energia primal, colapsou dentro de si mesmo, voltando ao estado de vácuo, como é conhecido. Algo tão pequeno quanto uma parte em um bilhão escapou das garras da destruição – uma metáfora para gravidade, a força que causou o colapso de tudo mais –, mas um bilionésimo de criação foi suficiente para permitir a formação de trilhões de estrelas e galáxias. (Isso não aconteceu rapidamente, levou 800 milhões de anos para a estrela mais antiga aglutinar-se a partir da poeira estelar.)

Um universo autocriativo é a nossa versão, com muitos penduricalhos anexados, da noção, do século XVIII, de Deus como o relojoeiro cósmico que consolidou o universo remoto, o pôs em marcha e partiu, deixando-o para que funcionasse mecanicamente. Mas a autocriação é um negócio espinhoso. Quem ou o que manteve o processo seguindo em frente? O criador do criador não era um problema para os antigos rabinos – pela fé, eles acreditavam que Deus sempre existira. Encontrar um agente similar sem fé provou-se impossível.

Argumento neste livro que a consciência é o único autocriador viável, transformando a si mesma em mente, corpo, cérebro e universo. Esse é um abandono radical das explicações físicas do cosmo. Como no Livro de Gênesis, a consciência criou porque tinha de criar. Ela só precisa existir a fim de pôr a bola para rolar. (De onde vem a existência? Não precisamos nos preocupar com isso, porque se a não existência existisse, não seria não existência.)

Exatamente porque ela existe, a consciência pura gera realidade como a conhecemos. Antigos textos indianos falam de uma profusão de mundos rodopiando na criação como ciscos de poeira dançando em um raio de sol. Mas, no mesmo raio de sol, vemos também uma profusão de pensamentos, sentimentos, sensações e imagens, todo o conteúdo da mente humana. Confrontada com uma espantosa sobrecarga, nossa mente precisou gerar um mundo habitável para morar – um mundo humano –, e a realidade virtual que criamos era inevitável.

Mas a simples redução da fervilhante multiplicidade da realidade bruta não foi suficiente. O mundo humano contém significado. De onde ele veio? Sempre esteve lá, como a primeira característica da metarrealidade. A consciência pura criou um universo cheio de significado. Tudo o que podemos dizer sobre ser humano – alegria, amor, vitalidade, inteligência e potencial infinito – precisava de um criador. Essas qualidades vieram com a existência, desde o início. Sem rodas, um carro não é um carro. Sem humanidade, o cosmo não é um cosmo com que poderíamos nos relacionar ou mesmo habitar.

O universo foi criado para nós porque não existe alternativa. A criação não pode ser completa a menos que sejamos completos. Quando esse segredo é revelado, o meta-humano pode se libertar da dúvida, confusão e pena de si mesmo; elas são enteadas da ilusão.

UMA CRIAÇÃO ESPECIAL

A consciência pura não pode ser entrevistada do mesmo modo que não é possível falar com Deus, mesmo em uma conversa imaginária. Mas a noção de autocriação tem sido sempre viável. Podemos aceitar, sem questionar, que o *Homo sapiens* criou sua própria versão da realidade. Estamos ainda nela, sem indícios de deixá-la. Não tem sentido alegar que nossos ancestrais aprenderam a ser criativos. A criatividade é intrínseca a nós, como a respiração.

De algum modo, adquirimos uma porção de velhos hábitos com que a consciência tinha se acostumado. Todas as formas de vida estão envoltas na autocriação, mas elas se contentam em deixá-la rolar sobre elas. O ancestral de todos os mamíferos era uma criatura parecida com um musaranho, chamada *Juramaia*, que vivia em pés de samambaia ao redor de lagos de água doce, 160 milhões de anos atrás. Sua descoberta na China, em 2011, empurrou 35 milhões de anos para trás a ancestralidade dos mamíferos "verdadeiros". (Uma espécie verdadeiramente mamífera é aquela em que o feto é nutrido pela placenta no útero. Isso vale para 95 por cento dos mamíferos, compondo-se o restante de marsupiais, como gambás e cangurus, que dão à luz bebês minúsculos que concluem a maturação dentro da bolsa da mãe.)

O *Juramaia* não sabia que seria alguma coisa além de um musaranho, e você pensaria, olhando seu esqueleto de 12 centímetros, que apenas os musaranhos modernos descenderiam dele, não os mamíferos verdadeiros. Nenhum vestígio de cachorros, gatos, morcegos, elefantes ou baleias era visível. Foi necessária muita dedução para sugerir que o *Juramaia* tinha placenta, já que tecidos moles não ficam preservados nos fósseis. Não é preciso grandes dotes de adivinhação quando se trata de saber que a placenta era a chave. Quando ela apareceu, uma característica exclusiva nunca vista antes, abriu-se uma porta. O que se precipitou não foi o *Juramaia*, que acabou por se extinguir, mas a autocriação. Uma tendência desenfreada deu um salto adiante. Dali em diante, os mamíferos verdadeiros poderiam ser pequenos, grandes ou colossais. Conseguiriam nadar, andar, rastejar, entocar-se ou voar. Nada era fixo nem permanente – exceto a placenta. A Natureza deu um salto criativo sem precedente, com apenas um toque em todas as formas de vida anteriores para que esse novo tipo de nascimento fosse possível.

Isso provocou um segundo equívoco: que a evolução tem tudo a ver com progresso. A criatividade não precisa progredir; ela já é completa. Toda forma de vida é um ato completo de criatividade. No caso do *Juramaia*, a criatura minúscula parecida com um musaranho não era melhor do que aquilo que viera antes. Os marsupiais poderiam ter governado a Terra – eles se tornaram os únicos mamíferos autóctones da Austrália. Muito antes, os ovos evoluíram e continuaram a eclodir, do mesmo modo que faziam durante o reinado dos dinossauros. Nascer vivo não era melhor – hoje, alguns tubarões põem ovos enquanto outros dão à luz filhotes vivos. Não existe uma progressão em linha reta das primeiras formas de vida até nós. Micróbios de bilhões de anos, animais unicelulares e algas verde-azuladas continuam a existir porque sua adaptação à Terra foi perfeita a seu modo. Sem a

EXISTÊNCIA E CONSCIÊNCIA SÃO A MESMA COISA

urgência incontrolável de criar, não havia razão para a vida primitiva deixar sua zona de conforto bem segura.

A autocriação é um indício forte de que a consciência não precisa de nada fora de si mesma para continuar se expandindo infinitamente. A seu tempo, o *Homo sapiens* surgiu por outra porta, aquela que abria para a autoconsciência. Podemos fazer qualquer coisa que quisermos com nosso potencial, mas não importa o quanto a civilização mude, é impossível ser humano sem ser consciente. A única questão é o grau de consciência que resolvemos adotar. O meta-humano está mais próximo do que imaginamos, sendo apenas um grau mais elevado de consciência.

Consciência e existência não são criadas. Essa é a expressão mais simples da verdade. Não serem criadas significa que elas apenas são. Sem a necessidade de apresentar uma razão, sem precisar de história da criação, a configuração primordial para ser humano é estarmos aqui. Existimos porque a consciência existe. De todos os segredos da metarrealidade, é neste que levamos mais tempo para mergulhar. À primeira vista, a existência é uma não questão. Ninguém em uma faculdade, debatendo sobre a sociedade como faz a Oxford Union, vai defender o caso da não existência. Não haveria sociedades de debate se não existíssemos – isso parece tolo, até mesmo infantil. Mas se estar aqui é suficiente para ocasionar todas as coisas na criação através de um processo consciente, *isso* é uma grande novidade.

A existência e a consciência não podem ser separadas. Elas não estão apenas ligadas, como calor e fogo ou água e umidade. Elas são a mesma coisa. Descartes disse a famosa frase *"Cogito ergo sum"*, "Penso, logo existo". É mais preciso dizer o inverso: Sou, logo penso.

De um modo ou do outro, procurar uma relação de causa e efeito é cortar a lógica. Existir e pensar são a mesma coisa. Um não precisa ser a causa do outro. Deixar de perceber esse fato tem levado a muitos equívocos. Por exemplo, se insistir que a mente precisa de uma causa, fica preso a dar-lhe uma história da criação. Se for uma pessoa secular moderna, logo cairá na armadilha de acreditar que o cérebro criou a mente. Para um psicólogo evolucionário, não há dúvida de que o cérebro criou a mente, e a neurociência concorda. Como acontece com as histórias da criação, essa é amparada pela fisiologia, mas o desenvolvimento infantil também oferece evidências suficientes para detonar a história.

O CÉREBRO EM EXPANSÃO

Se observarmos os últimos estágios da vida de um feto no útero, o cérebro é o foco principal de desenvolvimento, o último órgão a adquirir sua configuração final – mas isso não vai acontecer ainda. No momento do nascimento, o cérebro da criança está explodindo com um potencial de crescimento incomparável. A parte maior do cérebro humano é responsável por pensar e outras funções elevadas, e a evolução deu aos bebês um grande cérebro com que começar, o que explica por que a cabeça do recém-nascido é tão grande, no limite de poder passar pela vagina. Em um feto normal levado a termo, o cérebro triplica de tamanho no último trimestre, passando de 90 gramas no final do segundo trimestre para 300 gramas no nascimento.

Em certo sentido, todos os bebês nascem prematuros, entrando no "quarto trimestre" no dia em que nasce, porque o cérebro continua seu crescimento acelerado fora do útero. Nos três primeiros meses de vida, o cérebro do recém-nascido cresce por volta de 1 por cento ao dia, expandindo-se 64 por cento nos primeiros noventa dias, depois do que a taxa de crescimento encolhe para uma média de 0,4 por cento ao dia. Durante a fase de crescimento rápido, 60 por cento da energia consumida pelo bebê é usada pelo cérebro. A visão macro ou em larga escala mostra que o recém-nascido já tem todas as células cerebrais necessárias para toda a vida – na verdade, um número excessivo. O número de células cerebrais de um recém-nascido gira em torno do dobro do que o adulto possui, ainda que o cérebro do recém-nascido pese a metade. Quando atinge o tamanho completo, o que leva três anos, o cérebro do bebê desbasta as conexões mais fracas (processo conhecido tecnicamente como "poda neural"). É como escolher em um sótão lotado até o teto entre coisas de que precisa e o lixo do qual pode se desfazer.

Aqui começamos a ver o mistério da exclusividade, porque a poda neural é diferente para cada bebê. O cérebro dispensa o que não será necessário *para aquele ser individual*. Um prodígio musical que necessita de habilidades motoras excepcionais para tocar piano pode não precisar de competência em matemática avançada ou facilidade para línguas. Um escultor com capacidade altamente desenvolvida para divisar objetos em espaço tridimensional pode não contar com a habilidade de se relacionar para conseguir encontrar a companheira certa. As combinações são infinitas e, para fazê-las, os quadrilhões de conexões sinápticas mal são suficientes. Evidentemente, uma célula cerebral não tem conhecimento se será ou não necessária em função de acontecimentos futuros. A poda neural não é aleatória, e só tem sentido se uma perspectiva superior que está além do tempo estiver controlando o processo.

Por exemplo, um estudo feito por pesquisadores da Universidade de Washington descobriu que áreas específicas do cérebro que controlam os aspectos físicos da fala (a área de Broca no cérebro) são ativadas em bebês de 7 meses, antes que aprendam a falar. Isso é uma prova de olhar para o futuro e preparar as mudanças cerebrais com antecedência. O bebê de 7 meses não sabe que um dia irá falar, mas o *Homo sapiens* sabe, porque somos uma espécie consciente. Nossa espécie se comunica pela palavra falada, e praticamente todos os bebês herdaram essa habilidade.

Isso é diferente de herdar a necessidade física de trocar os dentes de leite por dentes permanentes, o que é ligado ao crescimento do maxilar, ou precisar passar pela puberdade, que torna possível transmitir nossos genes por meio da reprodução sexual. A fala é uma aquisição mental, uma ferramenta fundamental para o conhecimento do que outra pessoa está pensando.

OS SEGREDOS DA METARREALIDADE

Se compreender o cérebro nos permitisse entender a mente, estaríamos muito mais adiantados. A noção de que "o cérebro cria a mente" sempre foi uma falácia. Para uma célula saber qualquer coisa, não pode extrair o conhecimento de átomos ou moléculas. Átomos e moléculas não sabem que a fala será necessária. Somente a consciência nos permite uma explicação válida, porque a consciência é o elemento de conhecimento em todas as células, formas de vida e pessoas.

Por vivermos na idade do ouro da neurociência, seria possível pensar que algum dia teríamos um manual de instruções para a mente. Mas esse dia nunca chegará. Nossa visão é bloqueada pelo equívoco de igualar mente e cérebro. Mesmo o fato de o cérebro conter quadrilhões de conexões não significa nada em termos de mente, assim como medir cada frequência de luz visível não faria sentido para explicar como Leonardo da Vinci pintou a *Mona Lisa*. A vida não teria sentido se o cérebro estivesse no comando, porque o cérebro em si não tem significado. A mística que o envolve, atribuindo pensamentos, sentimentos e sensações a feixes de neurônios, não tem base. Se um neurocientista saísse dizendo: "Não consigo tirar esse pensamento da minha cabeça" ou "Seus problemas estão todos na sua cabeça", ninguém iria negar que a palavra pretendida é *mente*.

É muito difícil, entretanto, afastar os neurocientistas da crença de que "o cérebro cria a mente". No pronto-socorro, um EEG revela que a vítima de um acidente de carro está com morte cerebral, caso em que não existe mais mente. Não é evidente que a mente vivia ali, sob a proteção sólida do crânio? De jeito nenhum. Imagine que nunca viu um pianista e não sabia nada a respeito de como o instrumento funciona, então entra em uma sala de concerto e um piano está tocando sozinho a valsa *Danúbio Azul*. Você vê as teclas subindo e descendo e os martelos batendo nas cordas.

Como saberia da existência de um pianista invisível que estivesse executando esse ato mágico? Não há como saber. Por outro lado, parece irracional chegar à conclusão de que o piano está tocando sozinho. As matérias-primas do instrumento – madeira, aço, feltro e marfim – podem ser estudadas no plano atômico. Em nenhum lugar se encontrará o talento para a música. Na neurociência e no dia a dia, dizemos que o cérebro, que também é um instrumento físico, pensa, sente, vê e faz tudo o que acontece na mente. Fazemos essa suposição sem a menor prova de que a matéria-prima dentro de uma célula – basicamente hidrogênio, oxigênio, carbono e nitrogênio – consegue amar ou detestar couve-de-bruxelas, gostar de valsas vienenses, apaixonar-se etc. O fato de o cérebro estar em contínua atividade não nos diz que uma mente está trabalhando ou por que cada mente é única *em todos os momentos*.

Encontrar a origem da mente é fácil quando se coloca a consciência em primeiro lugar. Não é difícil fazer isso. Nós contamos naturalmente com a mente porque nossa existência está ligada a ela. Usamos a mente de muitas formas que não "acendem" na ressonância cerebral e que não exigem nenhuma atividade cerebral perceptível. Você consegue reconhecer seu companheiro no meio da multidão? Sim, imediatamente, mas não passa por um processo que exige atividade cerebral. O cérebro não percorre um fichário até encontrar e pegar a imagem arquivada do rosto certo, como se pede a uma testemunha que veja uma série de fotos para tentar reconhecer um criminoso. O reconhecimento acontece na mente sem queimar calorias no cérebro – se ele não está queimando calorias, não está trabalhando.

Do mesmo modo, escolhemos as palavras sem folhear um dicionário arquivado no cérebro. E assim que conhece as ruas de uma cidade nova, pode circular por elas sem consultar um mapa – seja em papel ou no cérebro. Coisas aprendidas estão lá. O oposto também é verdade. Se alguém lhe pergunta o significado de hidrocéfalo ou *ratatouille* e você não conhece o significado da palavra, não precisa vasculhar seu vocabulário de palavras faltantes – imediatamente sabe que não sabe. Mas um computador de alta velocidade tem de consultar a memória arquivada antes de dizer: "Não tem registro".

Há alguns anos conheci um prodígio matemático, agora professor aposentado, que tinha começado a publicar em periódicos matemáticos aos 12 anos e em seguida, aos 16, foi estudar em Princeton. Terminou sua tese de doutorado em Harvard antes de se formar. Como os prodígios são notáveis, um comentário feito em uma entrevista por esse gênio matemático ficou marcado na minha mente. Quando lhe perguntaram de que forma seu processo de pensamento era diferente do das outras pessoas, ele disse que não precisava pensar a fim de resolver um problema matemático – ele apresentava o problema para si mesmo, permitia que ele incubasse e esperava a resposta certa surgir.

Ele tinha desenvolvido uma confiança absoluta anteriormente e continuava a se fiar nela. Devemos considerar a genialidade excepcional, totalmente separada da normalidade? De jeito nenhum. Em algum grau, todos nós já experimentamos o poder da intuição, que pode ser definida como o salto da mente até uma conclusão sem ter de pensar em todos os passos ao longo do trajeto. Quando as pessoas dizem coisas intuitivas como: "Eu sabia que iria me casar com meu marido desde o momento em que o conheci" ou "eu sabia que iria pilotar jatos desde que tinha 5 anos", elas não chegam a essa certeza pensando sobre o assunto. Em todos os tipos de atividade, a mente se apoia no elemento conhecido que é inato na consciência. Precisamos apreender esse fato antes de nos aventurar na possibilidade meta-humana de usar todo o nosso potencial. A porta permanece fechada se "o cérebro cria a mente", porque o que nos faz humanos – amor, compaixão, criatividade, percepção e imaginação – está além do cérebro.

Podemos reforçar a ideia voltando mais uma vez ao cérebro infantil. Uma ressonância cerebral no nascimento vai indicar que o cérebro do recém-nascido está muito ativo, mas ninguém alegaria que o recém-nascido está pensando, não da forma como os adultos encadeiam as palavras na cabeça. Quando a criança chora, ela diz sem articular que está com fome, cansada, com medo, precisa que a fralda seja trocada etc. A mãe escolhe uma das possibilidades e age de acordo assim que identifica o que o bebê quer. Não assumimos que o bebê conhece qualquer coisa além do seu desconforto.

Em algum momento, tem início o pensamento, e a vida da criança passa a se basear na mente. O pensamento em palavras e a formação de ideias começam a surgir, mas, mesmo que esteja presente no momento exato em que o bebê pronuncia sua primeira palavra e mesmo que pudesse mapear esse momento como um evento em uma ressonância cerebral, o nascimento da linguagem não estaria no cérebro. De algum modo, puramente na consciência, surge um pensamento ligado a um significado.

No início o uso das palavras é igual ao de um papagaio repetindo o que ouve. "Gu-gu" não significa nada. Mamã é provavelmente uma palavra repetida por incentivo materno. Mas, de repente, ocorre uma revelação silenciosa. Mamã é o conceito que se liga a uma pessoa, e somente a uma pessoa no mundo. E a fala, então, se acelera, e em seu segundo aniversário as crianças entram no que os especialistas chamam de "explosão de significado". (Esse também é, aparentemente, o ponto a que chega o DNA do chimpanzé, embora seja 98 por cento idêntico ao DNA humano. O *Homo sapiens* é o único a ter o desenvolvimento de bilhões de novas conexões neurais nos dois primeiros anos de vida.) Uma criança típica de 2 anos sabe por volta de trezentas palavras.

Enquanto isso, ocorre uma mudança que é muito mais significativa do que adquirir vocabulário: as crianças começam a falar coisas que nunca ouviram antes, formando novas sentenças sozinhas. Ninguém nos ensina como fazer isso, e o mais avançado computador está a uma distância enorme de uma criança mediana de 3 ou 4 anos. Um computador pode ser programado para inventar um número infinito de sentenças nunca ditas antes, mas não sabe o que está fazendo. O processo é totalmente mecânico – um *laptop* dizendo "Eu te amo" não significa isso.

O significado não pode brotar do que não tem significado, assim como sentenças que fazem sentido não podem surgir simplesmente jogando uma sopa de letrinhas para o alto. A consciência se desenvolve como a mente, o corpo e o cérebro, cada processo governado por significado e propósito. (Um *slogan* motivacional popular nos últimos anos é "propósito de vida", que inspira as pessoas que se sentem confusas, sem rumo e sem objetivo. Não podemos deixar de ter um propósito de vida desde o nascimento – de outra forma, não teríamos mente.) Talvez não sejamos capazes de articular o significado da vida, mas temos certeza de que existe significado, e somos programados para alcançar mais.

A consciência é o campo do significado, e sabemos disso, apesar de nós mesmos. Em um experimento, os participantes seriam submetidos a um teste de audição em que deveriam ouvir gravações de sentenças ditas em voz muito baixa. Mesmo com boa audição, era difícil perceber o que estava sendo pronunciado, mas os participantes deveriam se esforçar o máximo possível para adivinhar.

O que eles não sabiam era que cada um estava ouvindo uma sequência de sílabas sem sentido, uma possibilidade que não ocorreu a nenhum deles. Independentemente de o quanto a voz estivesse baixa ou ininteligível, os participantes ouviam – ou imaginavam que tinham ouvido – sentenças que faziam sentido. Mesmo antes de a linguagem surgir, os animais davam significado ao que os rodeava, aprendendo a reconhecer alimento comestível, ameaças potenciais, um parceiro desejável e sua própria prole. Podemos chamar de reconhecimento instintivo, mas isso não muda o fato de que o significado era inevitável. Mesmo uma ameba unicelular engolfando uma criatura unicelular menor está distinguindo alimento de não alimento. Nada, nem mesmo a força da evolução, criou significado extraído do caos – é um fato no universo.

O campo da mente tem a capacidade de se tornar um campo minado, dependendo do tipo de mente que a criança desenvolve. As pessoas que se escondem do seu mundo interior, que zelosamente moldam sua vida de acordo com as normas sociais, fazem isso a fim de evitar problemas. Mas se esconder do lado escuro da mente não elimina a ameaça. Uma visão trágica da vida paira

EXISTÊNCIA E CONSCIÊNCIA SÃO A MESMA COISA

sobre nós depois da carnificina impensável do século XX, quando cerca de 100 milhões de pessoas morreram em consequência de guerras ou genocídio.

A explosão cognitiva que os antropólogos supõem que tenha ocorrido na Pré-História, um salto que revelou o mundo da autoconsciência, repete-se à medida que o bebê aprende a pensar e falar. O cérebro da criança adapta-se à visão de mundo imposta a ele. O potencial infinito fica demasiadamente reduzido, limitado e contraproducente. O escritor inglês Aldous Huxley apresentou uma visão semelhante há algumas décadas. Ele escreveu sobre o uso do cérebro como uma "válvula redutora" que estreita a mente. A seguir, uma das declarações mais contundentes de Huxley sobre a matéria:

Cada um de nós tem potencialmente Onisciência. Mas, como somos animais, nosso negócio é sobreviver a qualquer custo. Para tornar a sobrevivência biológica possível, a torrente da Onisciência precisa ser afunilada passando pela válvula redutora do cérebro e do sistema nervoso. O que sai pela outra extremidade é um mísero gotejamento do tipo de consciência que nos auxilia a conservar a vida na superfície deste singular planeta.

Em outras palavras, Huxley está contrastando o campo ilimitado da consciência com a perspectiva fortemente limitada assumida pela mente do dia a dia. O ponto central, que a "válvula redutora" do cérebro era necessária para a nossa sobrevivência, ganhou modernamente o apoio de vários defensores da psicologia evolucionária. Eles também enxergam o estreitamento da mente como necessário para a sobrevivência. Mas tenho argumentado que a consciência nunca perde o potencial infinito, a despeito do que esteja nos acontecendo na realidade virtual. Culpar o cérebro por nossa existência imperfeita aponta na direção errada. O cérebro é outra forma de consciência, seu potencial não é limitado hereditariamente. Vamos nos aprofundar na razão disso ser assim, porque, para fins práticos, acessar a metarrealidade não é possível a menos que o cérebro possa se livrar de sua estreiteza e nos leve até lá.

ONISCIÊNCIA E PSICODÉLICOS

O primeiro requisito é abrir a válvula redutora do cérebro, o que tem acontecido através de uma via surpreendente. Uma nova onda de interesse médico envolve o valor potencial das drogas psicodélicas, desencadeada pela análise sensível de uma questão que já foi tabu feita por Michael Pollan, em seu relato em primeira pessoa *Como mudar sua mente*. Para os alucinógenos ressurgirem houve uma convocação "Saiam, saiam, seja lá onde estiverem". LSD, cogumelos mágicos e mescalina tiveram seu auge nos anos 1960 e emergiram daquele tempo muito maculados. Deixando de lado diversas leis antidrogas suscitadas pelo medo, um médico pesquisador que investigou os psicodélicos enfrentou o risco de ser censurado, ou até ter sua carreira encerrada pela censura. No final, a pesquisa não foi levada a sério e rapidamente foi posta de lado.

A visão geral sobre psicodélicos foi, até pouco tempo, a de que eles são potencialmente inseguros e inúteis medicinalmente. Isso tudo está mudando. O que mudou esse saber convencional foi conhecer melhor e entender mais o cérebro. Em particular, a área do cérebro que parece causar os efeitos alteradores da mente provocados pelo LSD e companhia é a rede neural conhecida como *default mode network* (DMN), um grupo de regiões na parte superior do cérebro que organiza e regula uma ampla série de atividades cerebrais. A rede DMN filtra o fluxo de informações que nos bombardeia todos os dias, selecionando e controlando nossa resposta ao mundo. É o local fisiológico para a edição da realidade de que temos tratado neste livro. Uma implicação perturbadora da DMN é que os cérebros evoluíram fisicamente para se tornar a válvula redutora de Huxley. O LSD abala a DMN temporariamente, mas assim que a viagem acaba, voltamos ao *status quo* do cérebro.

Sem dúvida, a DMN serve a uma função totalmente necessária. Em vez de sentir-se inundado por um dilúvio de estímulos caóticos, o cérebro estável nos ajuda a abordar a vida equilibrando julgamento, experiência e interesse próprio. A DMN tem sido chamada de a rede "eu", porque opera no cérebro do mesmo modo que o ego funciona na psicologia, atenuando os impulsos irracionais e mantendo-os sob observação enquanto organiza um eu adulto equilibrado.

A DMN não se desenvolve até por volta dos 5 anos, coincidindo com a época em que as crianças passam a se orgulhar de não serem mais bebês. Isso acarreta muitas coisas – deixar de fazer birra e chorar por qualquer motivo; mostrar mais coragem, independência e autocontrole; querer ser útil; e defender suas preferências e inclinações. É necessária uma boa dose de autorregulação para uma mudança de comportamento tão complexa, e a DMN lida com a maior parte dela.

Mas essa mudança não é só boa e positiva. Segundo Huxley, a Onisciência é reduzida em benefício da crua sobrevivência animal. Do ponto de vista médico, conjectura-se que a DMN, embora totalmente necessária para que não fiquemos viajando o tempo todo em uma espiral desfocada de imagens e sons, tem um lado negativo. Com o passar do tempo suas respostas automáticas (padronizadas) ficam integradas e rígidas. Por um lado, isso pode explicar a teimosia tacanha associada ao envelhecimento, enquanto por outro pode haver uma ligação com distúrbios como ansiedade, depressão e vício, que são respostas enraizadas que não serão desalojadas até que a DMN pare de controlá-las tão firmemente.

Um dos relatos mais inquisitivos de transformação pessoal via psicodélicos é *Trip* [Viagem], livro de memórias publicado em 2018 do escritor norte-americano Tao Lin, filho de tailandeses, nascido na Flórida em 1983. Lin se sentia desalentado havia tempo. Como ele descreve:

> A vida ainda parecia sombria para mim, na forma como vinha evoluindo desde meus 13 ou 14 anos. Eu me sentia cronicamente desinteressado da vida, que [...] não me parecia maravilhosa ou profunda, mas entediante, incômoda e perturbadora.

Isolado, levando uma vida de eremita, cuja solidão era agravada por aquilo que Lin classifica de vício em internet e *smartphone*, ele chegou aos psicodélicos assistindo por trinta horas aos monólogos de Terence McKenna, defensor apaixonado das *trips* que morreu no ano 2000. Lin ficou atraído pela mensagem de que os psicodélicos podiam ampliar a imaginação e levá-lo mais perto da Natureza.

Lin tem uma história complexa para contar: durante uma *trip* ele se viu atirado por um canhão na Via Láctea – e ele avalia "todas as questões sobre o que é a realidade, o que é linguagem, o que é o eu, o que é o espaço-tempo tridimensional". Isso ecoa os relatos feitos de experiências de quase morte e ficar fora do corpo. Em todos esses casos, o automodelo deixa de ser o ponto de vista padrão da realidade, ou, em termos neurológicos, a DMN.

Ao liberar a DMN, os psicodélicos permitem uma abertura para a função alternativa do cérebro para pessoas com distúrbios de humor e similares. A DMN só foi descoberta em 2001 pelo pesquisador Michael Richie com o emprego de *scans* de ressonância magnética avançados. Pela primeira vez, os pesquisadores conseguiram ver as partes interconectadas da DMN acenderem quando, por exemplo, se pedia a uma pessoa que escolhesse adjetivos que a descrevessem. Para um neurocientista, o fluxo sanguíneo aumentado para a DMN que acompanha essa tarefa demonstra, de fato, que o eu é uma função cerebral – sua DMN sabe quem você é porque ela criou suas respostas padronizadas quando você pensa sobre si mesmo.

O aumento ou a diminuição do fluxo sanguíneo é um indicador útil na pesquisa cerebral, assim como são os padrões de atividade elétrica, mas eles ainda não são a medida para a mente, apenas seu espelho físico. Os psicodélicos mudam o padrão do fluxo sanguíneo de forma incomum. Pollan cita uma pesquisa em que dezenove pessoas com depressão melhoraram depois de tomar psilocibina, o componente ativo dos "cogumelos mágicos", depois de terem apresentado resistência à terapia com drogas convencionais. Os pesquisadores descobriram que o fluxo

EXISTÊNCIA E CONSCIÊNCIA SÃO A MESMA COISA

de sangue para a amígdala (o centro emocional do cérebro) diminuía, mas isso não explica por que as pessoas relataram também experiências místicas intensas.

Muitos são céticos a respeito dessas descobertas. O problema é que não é possível dar placebo a um grupo de controle que simularia os efeitos alucinógenos da droga real. (Ninguém sabe na verdade por que nosso corpo evoluiu para ter receptores para psicodélicos, tendo em vista que nossos ancestrais raramente devem ter se deparado com psicodélicos.) Mas a principal pesquisa sobre psicodélicos parece indicar que essas substâncias reduzem a atividade da DMN, desligando-a temporariamente. Em seguida ao desligamento, a pessoa sente o ego se dissolver, juntamente com a mente, o corpo e o mundo, o que sublinha a ideia de que mente, corpo e mundo são altamente maleáveis na percepção humana. Estamos presos ao processo de mantê-los intactos durante todos os momentos em que estamos acordados, e os psicodélicos abruptae radicalmente afrouxam as amarras.

Para Pollan, a experiência foi uma revelação. Ele chegou a reconhecer "a fragilidade e a relatividade da minha própria consciência padronizada". Sua investigação minuciosa, que envolveu tomar uma gama de drogas que alteram a mente, mas também mergulhar em todos os recantos de pesquisas médicas, o levou a ter esperança de que seu uso poderia ser estendido a pessoas saudáveis (embora ele tivesse medo de *bad trips*). Ele queria que a viagem psicodélica fosse considerada mais do que uma "experiência com drogas". Na sua visão, o primeiro passo seria obter a orientação de alguém que pudesse explicar o significado da *trip* quando ela acabasse, isso se ela tivesse um significado (nem todo mundo concorda que tem).

Onde isso nos deixa? Ninguém sabe realmente, e publicações científicas respeitáveis recusam rotineiramente artigos sobre psicodélicos. O livro de Pollan deve ser lido para obter a história completa sobre o futuro promissor dessas substâncias. Particularmente interessante é o uso da "microdosagem", em que quantidades mínimas de um psicodélico são tomadas diariamente, o suficiente para afrouxar a rede de DMN sem alterar o pensamento normal. A esperança é de que, em vez de alterar a mente de modo drástico, a microdosagem permitirá que a autoconsciência observe e reflita sobre novas possibilidades que uma pessoa não consegue acessar em condições normais.

Não há dúvida, de um ponto de vista meta, que os psicodélicos enfraquecem ou dissolvem os construtos mentais que conservam a realidade virtual intacta. Algumas pessoas sentem que ao viajar esbarraram na Onisciência. Isso soava altamente desejável para Huxley, que foi um paladino das viagens psicodélicas guiadas para a consciência expandida; era esse o seu objetivo final. Para se tornarem respeitáveis, os psicodélicos precisam superar sua imagem *hippie*, e as ressonâncias cerebrais provaram ser a chave para isso. Mas a respeitabilidade conferida pelas ressonâncias também carrega uma falha.

Para um neurocientista, a DMN é como o adulto em uma sala, uma região do cérebro que conserva os impulsos mais primitivos e selvagens a distância. Assim, um grupo de células especializadas assumiu a função que Freud atribuiu ao ego. É típico de nossa época que a psiquiatria esteja tão dependente dos fármacos para combater a ansiedade e a depressão, substituindo anos de terapia de conversa cara e consumidora de tempo. Como a psiquiatria se tornou uma questão que gira em torno de moléculas no cérebro, assim aconteceu com tudo o mais que se refira à mente. Mas a noção de que "o cérebro cria a mente" é tão falaciosa aqui quanto em qualquer outro lugar.

A falácia é notória na DMN, porque se ela controla de verdade o ato de equilibrar, que é a mente adulta, quem lhe deu essa habilidade? Em primeiro lugar, como aprendeu sobre os benefícios da fase adulta? A primeira resposta que vem à mente é que a DMN surgiu como um mecanismo de sobrevivência, mas não existe prova disso – não passa de uma generalização saída da argumentação dos darwinianos. Inúmeras pessoas funcionam bem em sociedade sem se incomodarem em crescer e virar adultos maduros.

Os pesquisadores tratam a DMN como se fosse um agente consciente com intenções flexíveis e bom julgamento. Atribuir essas qualidades a células cerebrais é uma forma de pensamento mágico. Grupos de elementos químicos não entendem como a vida funciona; só a consciência faz isso.

Depois de experimentar inúmeras drogas diferentes, Michael Pollan teve sua experiência mais profunda sem elas – ele estava demonstrando como entrar em transe apenas respirando rapidamente e ouvindo um batuque ritmado. A reação dele: "Onde estava isso durante toda a minha vida?". Estava na Onisciência.

Todas as drogas têm efeitos colaterais, alguns deles imprevisíveis, mas as armadilhas com psicodélicos são únicas. Se entrar em um piano e passar a mexer nas cordas, a música começará a soar distorcida. Entrar nas áreas mais sensíveis da parte superior do cérebro traz o mesmo risco, mas minha intenção não é alarmar com base no medo e na suspeita – muito pelo contrário. A Onisciência contém o espectro inteiro do potencial humano, e pode ser acessada naturalmente pela ioga, meditação e diversas práticas contemplativas. Essas práticas também trazem mudanças cerebrais benéficas por meio dos mecanismos mais naturais: a mente aprendendo a se conhecer.

A hora de os psicodélicos saírem das sombras é agora, dando-nos um retrato equilibrado do que está não só em jogo, mas também em risco. O sentimento repentino de que podemos voar pode se tornar uma ilusão fatal se pularmos de um edifício alto, como já aconteceu algumas vezes. As percepções que surgem durante uma *trip* muitas vezes ficam ininteligíveis na volta ao estado normal. O panorama maior vai além dos psicodélicos. Pollan incentiva a "diversidade neural" no epílogo do seu livro, mas, para mim, o efeito de alteração da mente do LSD só dá frutos se levar à autoconsciência. Uma droga pode mostrar o que fica além da mente limitada; somente a autoconsciência permite viver na Onisciência permanentemente.

O oposto da autoconsciência é a visão mecânica de que um ser humano é fantoche do cérebro, um subordinado da atividade neural. Como os psicodélicos têm usos medicinais, deveríamos incentivá-los, mas a percepção de Huxley de que a Onisciência é a questão real ainda é verdadeira.

O que nos separa da Onisciência – ou metarrealidade – é o mais fino véu. Basta apenas o pensamento mais simples. Descobri isso recentemente, quando estava fazendo a posição da árvore com um instrutor de ioga. A posição da árvore exige equilíbrio delicado sobre um pé só, e eu estava melhorando nisso, mas certa manhã, de repente, comecei a oscilar. O instrutor me perguntou imediatamente: "No que você estava pensando?". Era a pergunta certa, porque eu tinha perdido meu estado mental limpo e aberto em razão de um pensamento que me distraiu (no caso, sobre os benefícios dos psicodélicos). É preciso um estado mental limpo e aberto, livre de pensamentos aleatórios, para fazer muito mais do que sustentar uma posição de ioga. A Onisciência é como essa clareza. A liberdade também. É a porta para o meta-humano.

Na Parte 2, personalizaremos tudo mostrando como cada pessoa pode experimentar a mudança para a Onisciência. Um despertar coletivo torna-se possível somente quando os indivíduos acordam – e nada é mais urgente. Como uma ponte, deixe-me enfatizar o quanto o despertar é extraordinário, e como é imprevisível.

Despertar nos faz mais humanos e mais reais ao mesmo tempo, porque somos a espécie de consciência destinada – e programada – a conhecer sua origem. Se apenas uma visão pode unir a raça humana, esta é ela.

PARTE 2

O DESPERTAR

7

EXPERIÊNCIA EM PRIMEIRO LUGAR

A moral da história de uma antiga piada ficou incorporada à cultura popular. Na primeira vez que a ouvi, a piada envolvia um trapaceiro da cidade que tinha se perdido e parou o carro em uma estrada rural para perguntar a um fazendeiro como chegar a uma determinada cidade. O fazendeiro coça a cabeça com um olhar confuso e diz: "Desculpe, moço, mas não dá pro senhor chegar lá estando aqui".

Por que essa piada nos faz rir? O humor está baseado no fato de que não dá para chegar a qualquer lugar estando em qualquer outro lugar. Mas se o trapaceiro tivesse perguntado ao fazendeiro como chegar à metarrealidade, ele teria dado a mesma resposta, só que desta vez não seria engraçada – pelo menos não para mim.

Não é possível chegar à metarrealidade apegando-se à realidade virtual. A razão para isso tem sido expressa de várias formas desde que o *Homo sapiens* percebeu que existe uma dimensão de vida além do dia a dia. Ficar preso na realidade virtual é como estar preso a um feitiço hipnótico, e não conseguimos quebrar o feitiço enquanto estivermos em seu poder – não existe nenhum hipnotizador à disposição que possa estalar os dedos e quebrar o feitiço por nós. Ou parecemos sonhadores cativos das ilusões dos sonhos e não conseguimos acordar enquanto o sonho dura – não há ninguém ao lado da cama para nos despertar.

Feitiços, sonhos, encantamentos, ilusões, magia e feitiçaria, deuses brincalhões – todas as culturas inventaram versões da ideia de que a realidade é enganosa. "Estando aqui não dá para chegar lá" enquanto estiver preso e totalmente envolvido em um truque da mente. Imaginar como despertar, portanto, tem sido um negócio misterioso. Até agora.

A vida avança pelo conhecimento e pela esperança, e a Parte 1 tratou do conhecimento da metarrealidade. De onde então vem a experiência? Por que não mergulhamos nela antes de tudo? É fácil ficar impaciente (o sexo masculino, em particular, é conhecido por não ler manuais ou pedir informação quando se perde), mas neste caso o conhecimento e a experiência não podem ser separados. Não dá para pular no lado fundo da piscina e adivinhar como é nadar. A consciência precisa ser reformulada desde a base; as percepções precisam mudar; as interpretações devem ser abandonadas. Nada pode permanecer igual no salto do humano para meta-humano.

Apesar de tão abrangente quanto é a realidade virtual, existe uma lacuna, que é a própria experiência. O que é uma experiência? Navegar o Atlântico em um barco para uma pessoa é muito diferente de escalar os Alpes, compartilhar a condução para o trabalho ou assar uma torta de maçã, portanto a face das experiências está sempre mudando. Mas no fundo de todas elas fica a mesma coisa – um evento consciente. Se cometer o erro de basear suas experiências no mundo físico, não conseguirá acordar do feitiço/sonho/ilusão, porque o mundo físico é feitiço/sonho/ilusão.

EXPERIMENTAR O MUNDO

A única forma de quebrar o feitiço é inverter a explicação normal de como as coisas funcionam, ou seja, colocando a experiência em primeiro lugar. Na explicação normal, as coisas vêm antes, o que faz o senso comum. As estrelas não existiram antes de que chegássemos para admirá-las no céu noturno? Sem a Terra, que existia em seu estado primordial antes que a vida começasse, não estaríamos aqui. Ou assim dita o senso comum.

Inverter a explicação, entretanto, também faz sentido. Digamos que é de manhã e você está lendo com uma xícara de café ao lado. Uma "xícara de café" pode significar um objeto físico fixado, por um instante, no tempo e no espaço. Coloquei "xícara de café" entre aspas porque você está realmente ligado ao objeto assim denominado. Na verdade, está experimentando uma mescla de sensações. Os olhos veem cor, luz e sombra, que você percebe como a xícara. O nariz detecta o aroma do café, a mão sente o calor do café na xícara, a língua, seu sabor.

Retire todas as experiências e o que acontece? Não existe xícara de café. A conclusão é simples e lógica, mas se quiser reforçar feitiço/sonho/ilusão, essa conclusão é absurda. Uma xícara de café está ali simplesmente, ocupando espaço e tempo como coisa física. Deixemos de lado a explicação quântica que dissolve as coisas físicas, inclusive o universo inteiro, em estados virtuais invisíveis. Nosso objetivo aqui é diferente. A razão para fazer uma xícara de café desaparecer não é para provar que nunca esteve lá, a razão é colocar a experiência em primeiro lugar. O que chamamos de árvore, nuvem, montanha, estrela ou xícara de café existe *somente* como experiência. Quando aceitamos esse fato, o caminho para o meta-humano fica livre e claro.

Não adianta muito, entretanto, levantar os ombros e dizer: "Está bem, eu aceito". As palavras são vazias, a menos que haja uma revelação e você chegue ao ponto. A experiência é como conhecemos qualquer coisa. Se existe uma realidade além da consciência humana, por definição nunca a conheceremos. Muitas novidades foram registradas na física contemporânea a respeito de matéria e energia "escuras" (que Menas Kafatos e eu tratamos longamente em *Você é o universo*). O que faz alguma energia e matéria escuras, se as teorias estiverem certas, é que elas existem fora dos limites do universo físico. No domínio escuro, podem existir "elementos" que não têm origem atômica, não emitem fótons e elétrons, e talvez não tenham relação com a nossa versão de espaço e tempo.

Digamos que todas essas conjecturas são verdadeiras (existe uma possibilidade de que não sejam, mas não entraremos em razões técnicas para isso aqui). Não teriam a matéria e a energia escuras, sendo totalmente alheias à experiência humana, nada em comum com os "elementos" que constituem o cérebro humano, considerados reais, mas impossíveis de serem experimentados? Nessa linha, ninguém consegue experimentar o bigue-bangue, porque ele precedeu os átomos e moléculas. Ninguém pode mergulhar em um buraco negro para experimentá-lo, pois a gravidade excepcional dentro e em volta dele desintegra a matéria e despedaça todos os "elementos" comuns, incluindo tempo e espaço.

Para qualquer um que aceite o universo como ele parece, colocar a experiência em primeiro lugar soa sem sentido – mas não é. Matéria e energia escuras são conhecidas através da experiência, assim como o bigue-bangue, os buracos negros e todos os outros exotismos da física. Em todos esses casos, a experiência é indireta, formulada em equações matemáticas, na coleta de traços de efêmeras partículas subatômicas e em dados recebidos por radiotelescópios e afins. Mas não importa o quanto seja indireta, *ainda é uma experiência*. Alguém tem de ver algo, nem que seja apenas uma folha de papel coberta de números. Alguém precisa ouvir outro cientista falando ou lendo suas palavras. O fato de que até a mais exótica ciência está acontecendo como experiência consciente é inegável. Ela nivela o campo de atuação com a experiência do dia a dia, porque um aluno que está aprendendo o ABC está tendo a mesma experiência do físico lendo um artigo sobre a gravidade quântica.

Como uma espécie específica de consciência, o *Homo sapiens* construiu sua versão da realidade a partir das experiências cotidianas e ergueu tudo o mais seguindo daí. Humanizamos a realidade virtual de acordo com nossas experiências. A pedra quente sob o sol do deserto que o lagarto acha confortável queima a nossa pele. A noite mais escura nos assusta, mas nela os morcegos se sentem em casa, assim como as alturas que nos deixam trêmulos são o lugar perfeito para as águias fazerem seus ninhos e o mar é respirável para os peixes.

Mas não estamos fadados a ficar aprisionados em nossas experiências. Nós as moldamos com uma liberdade extraordinária. O corpo parece um objeto estável, mas podemos emagrecê-lo ou engordá-lo, criar músculos nele ou deixá-lo flácido. A questão é o quanto a "reificação" das coisas é maleável. Penso nisso como um tipo de processo de descongelamento. Quando o gelo se rompe na primavera, não descongela imediatamente. Há uma transição da água congelada do rio para aquela que flui. O mesmo acontece com o modo como experimentamos o mundo físico. Em vez de ser um grande bloco de gelo congelado, ele é redutível a minúsculas experiências, como um penhasco de pedra fica reduzido pelas batidas do mar a finos grãos de areia. Os cinco sentidos são estranhamente sintonizados aos eventos fugazes, transitórios. Conservei no fundo da mente uma descoberta pequena, mas importante, de que a retina humana consegue detectar um único fóton de luz, porém recentemente esse dado isolado expandiu-se de modo impressionante.

O *QUANTUM* SE TORNA HUMANO

Sem conseguir divulgação que atraísse a atenção popular pela mídia de massa, uma pesquisa verificou que no mínimo quatro dos cinco sentidos são capazes de experimentar o domínio quântico diretamente, sem o uso de instrumentos científicos sofisticados. Os achados básicos, que vieram de destacados laboratórios universitários, podem ser brevemente resumidos.

VISÃO: O olho humano, como foi mencionado, consegue detectar um único fóton. Ele é a menor unidade de luz do universo, e nossa capacidade de detectar um fóton inspirou os pesquisadores a explorar se eles podem sondar o mundo quântico a olho nu.

AUDIÇÃO: O ouvido interno é tão sensível que consegue detectar vibrações menores que o diâmetro de um átomo. Pode distinguir sons que estão distantes apenas dez milionésimos de segundo.

OLFATO: Estimou-se anteriormente que o sistema olfativo humano detectava 10 mil cheiros diferentes, mas uma pesquisa mais recente sugere que o olfato é um sentido quântico que pode distinguir 1 trilhão de diferentes aspirações.

TATO: Podemos ter sensações táteis até 1 bilionésimo de metro.

PALADAR: Este sentido não foi rastreado no nível quântico, mas já se sabe que a língua humana detecta os cinco sabores (doce, salgado, azedo, amargo e umami) no plano molecular. O paladar precisa do olfato para distinguir em um plano mais detalhado, portanto mesmo o paladar, quando combinado com o olfato, está envolvido na detecção quântica.

Por que a evolução nos deu essa microssensibilidade? Para ter uma resposta a essa pergunta, você precisa entender o salto enorme que as novas pesquisas deram. Anteriormente, pensava-se que os cinco sentidos funcionavam no plano molecular, como o paladar. Para dizer a diferença entre salgado e doce, por exemplo, os receptores nas papilas gustativas são programados para cada um se ligar a uma molécula específica. Fisicamente, a visão aceita foi a de que interagimos com o mundo através de uma série de receptores similares na membrana externa das células. Esses receptores foram descritos como buracos de fechadura em que moléculas muito específicas (as chaves) se encaixam. Para cheirar uma rosa, as moléculas do seu cheiro flutuam pelo ar até os receptores de células olfativas no nariz. Como esse processo ocorre no plano molecular, mesmo organismos primitivos são fisicamente microssensíveis.

EXPERIÊNCIA EM PRIMEIRO LUGAR

O sentido mais antigo é o tato, que evoluiu em organismos unicelulares que respondem ao toque, como a ameba, assim como em algumas plantas; a dioneia ou Vênus papa-moscas fecha suas folhas semelhantes a mandíbulas sobre a presa quando um inseto toca os pelos sensíveis que forram as folhas. Mas, apesar de ser o sentido mais antigo, o tato ainda não foi completamente entendido. Câmeras e dispositivos de áudio duplicam a sensibilidade dos olhos e ouvidos, mas só conseguimos dizer a diferença entre madeira, metal e vidro se os tocarmos, sobrepujando qualquer coisa que engenheiros possam fazer artificialmente. O fato de que os dedos são sensíveis até a uma única molécula só foi provado recentemente por experimentos na Universidade da Califórnia – San Diego.

Foram dadas três bolachas de silicone para quinze pessoas tocarem e lhes pediram que dissessem qual das três parecia diferente das outras duas. As bolachas eram idênticas exceto pela camada superior, que tinha uma molécula a mais de espessura. Uma superfície tinha uma camada superior oxidada que era basicamente oxigênio, a outra era coberta com uma substância parecida com *Teflon*. Os participantes foram capazes de selecionar a bolacha diferente 71 por cento do tempo.

Entretanto a molécula é maciça em comparação com o *quantum*, assim a sensibilidade do olho ao *quantum* de luz levou os cientistas a considerar os outros quatro sentidos. Agora, parece que o corpo inteiro é um detector de *quantum*. À primeira vista isso parece notável – certamente expande a percepção humana muito além das estimativas anteriores. Em um nível mais profundo, entretanto, essas descobertas indicam como programamos e controlamos os construtos da realidade virtual. Por meio dos detectores de *quantum*, ficamos perfeitamente incorporados ao universo no nível mais preciso. Não recebendo só dados brutos do mundo "lá fora", mas nosso corpo participa no núcleo onde mente e matéria se misturam.

Descer à raiz de como fisicamente vemos, ouvimos, tocamos, saboreamos e cheiramos não diz nada sobre para que servem os cinco sentidos. Anteriormente (p. 20), comparei a reação da retina à luz com um contador Geiger que clica toda vez que é bombardeado com partículas beta e raios gama. Mas o contador Geiger não experimenta o mundo como nós. A sensibilidade de nossos detectores de *quantum* indica como nossas experiências são finamente calibradas. Antes, o fato de que somos bem sintonizados no plano molecular levou a proezas de percepção notáveis antes das recentes descobertas do *quantum*.

Narizes profissionais na indústria do perfume vão muito além do sentido do olfato comum, sendo capazes de distinguir dezenas de aromas de rosa diferentes, mas os especialistas não têm necessariamente nervos olfativos super-refinados, ou a maioria deles em relação ao restante de nós. Eles treinaram a consciência para aromas. O que vale também para provadores de vinho profissionais na área do paladar e atiradores no campo da visão. Essas pessoas podem começar com sentidos mais acurados do que a média das pessoas, mas nem o provador de vinhos nem o atirador precisam de superabundância de receptores celulares. Com uma quantidade normal deles, os provadores aguçam sua percepção, que é mental.

Os chamados *supertasters* [superprovadores] têm trinta papilas gustativas em uma área específica da língua, em comparação com os provadores médios, que têm entre quinze e trinta na mesma área, enquanto os *nontasters* [provadores fracos] têm menos de quinze. Os provadores médios podem melhorar seu discernimento em relação ao vinho usando mais o nariz, prestando mais atenção e levando mais tempo para saborear. Certamente é relevante que entre os 40 e os 60 anos começamos a perder papilas gustativas, e as restantes encolhem, mas isso não é suficiente para explicar por que pessoas mais velhas frequentemente perdem o interesse em comer. Talvez por haver uma perda generalizada, ou por se sentirem sós e indesejadas. O simples fato de que alguns bebês nascem sem paladar e quando crescem têm apetite saudável aponta para o componente mental que domina nossa existência sensorial.

Os dados que derivam de medições de como olho, ouvido e língua trabalham não dizem nada sobre nossa experiência real: qual a aparência de um pôr do sol, como soa a música e qual o gosto do chocolate. A ciência trata de medir a vida em quantidades, grandes e pequenas. A experiência volta-se para a vida em qualidade, o que não pode ser medido. "Quantas unidades de beleza você experimentou hoje?" é uma pergunta sem sentido. Ninguém contesta que a beleza é uma experiência subjetiva, mas toda percepção também é experimentada subjetivamente, ponto onde ocorre a enorme lacuna que mencionei anteriormente. Há um desencontro total entre uma medida de comprimento de ondas de luz e as características da luz, particularmente as cores.

A cor é criada na consciência ao cruzar o fosso entre quantidade e qualidade. Nessa passagem, um truque mágico ocorre e as vibrações do *quantum* se transformam não apenas em cores, mas em tudo o que os cinco sentidos entregam. Seria bom se a pesquisa recente explicasse como o truque é feito, mas ela não o faz. Localizar os cinco sentidos no plano do *quantum* é como ter a audição de um cachorro, que vai muito além da audição humana. Se de repente você acordasse e ouvisse o mundo como o cachorro ouve, isso não explicaria a música, a fala ou qualquer outra coisa relacionada à audição como experiência. O ouvido não ouve; a mente, sim.

Mas, no mínimo, temos uma pista importante sobre o truque mágico que transforma eventos de *quantum* em experiências humanas. Ao levar a percepção ao nível do *quantum*, podemos dizer – ou pelo menos supor – que vivemos no nível onde a natureza transforma a realidade virtual no sólido mundo físico. Aqui estou usando *virtual* de um modo específico. Na física há uma casa de transição em que as partículas estão invisíveis e não têm localização fixa.

A casa de transição foi necessária por causa do famoso princípio da incerteza, que diz que partículas são o colapso de ondas de energia. As ondas se estendem infinitamente em todas as direções; partículas existem em um lugar no tempo e no espaço. Uma partícula virtual liga os dois estados. Ainda não se tem um consenso sobre a forma de uma partícula, mas também não é uma onda se estendendo em todas as direções.

É muito importante saber, como sabemos agora, que a experiência humana não precisa esperar pelo mundo físico para aparecer; somos capazes de perceber o nascimento de partículas, fisicamente falando. Estou sendo bem literal. Por décadas a função "colapso da onda" tem sido discutida acaloradamente na física. O principal ponto da controvérsia é que na teoria quântica comum existe um observador para causar o colapso. Esse ponto irrita alguns físicos e engana quase todo mundo. É senso comum que observar algo é um ato passivo. "Olhe, mas não toque", dizemos às crianças, entretanto, no nível do *quantum*, olhar é tão bom quanto tocar. Uma partícula deixa de ser incerta quando um observador está presente. A função da onda colapsa e, surpresa, a partícula pode ser detectada.

Espero que essa breve explicação faça sentido; entrar em detalhes leva a um emaranhado de complicações. Basta dizer que os pesquisadores estão considerando seriamente se esse misterioso efeito no *quantum*, conhecido como "o efeito do observador", pode ser explicado por meio da detecção do *quantum*. Se os olhos interagem fisicamente com *quantum*, isso nos ajuda a entender que a observação nunca foi passiva. Temos participado do local em que a realidade virtual tem a oportunidade de criar a realidade física.

COMO A MENTE REIFICA COISAS

As novas descobertas não explicam o truque mágico que acontece no espaço entre quantidade – coisas a serem medidas e contadas – e qualidades, as imagens, sons, sabores, texturas e cheiros que experimentamos como seres humanos. Humanizar o *quantum* é emocionante, mas os seres humanos não experimentam o mundo através de um plano microscópico de diferenças, mesmo que teoricamente possam. Em vez disso, reunimos experiências segundo conceitos práticos como a cor. Vermelho é vermelho, não cada vibração diferente no comprimento de ondas de luz entre 630 e 700 nanômetros (um nanômetro corresponde à bilionésima parte do metro).

Do mesmo modo, doce é doce, não a interação entre moléculas de açúcar e receptores na língua. Estamos tão acostumados a usar o processo de aglomerar que não nos vemos fazendo qualquer coisa. Mas estamos constantemente vivendo experiências transitórias, acumulando-as em compartimentos pré-arranjados, transformando descontinuidade em continuidade e tornando sólido o que é na verdade fluido.

O termo técnico para o que está acontecendo é *reificação* – conferir características de coisa a experiências imateriais. Essa transformação é tão convincente que pedras parecem sólidas e pesadas quando, de fato, sua mente as reifica – você criou a solidez e o peso em sua consciência. Essa é outra conclusão chocante para quem pretende reforçar e reafirmar o feitiço/sonho/ilusão. Mas você não consegue descartar a reificação do mundo físico sem quebrar o processo que o criou. Hesito em usar qualquer tipo de jargão, mas precisamos nos aprofundar na forma como a reificação funciona.

A definição de *reificar* é "tornar algo mais concreto ou real". A imagem mental de dinheiro se reifica em uma nota, que você pode dobrar e guardar na carteira. Paternidade e maternidade se reificam quando se decide ter um bebê que possa carregar nos braços. Assustador é o fato de que a realidade virtual deve toda a sua existência à reificação.

A rede de conexões que enreda o feitiço/sonho/ilusão com todo o resto recai na mente, porque as conexões são feitas na mente. Nenhum objeto é realmente uma coisa física, pura e simplesmente. "Objeto" e "coisa" e "física" são fios de uma rede mental.

As pessoas acham relativamente fácil aceitar que um pedaço de papel na forma de nota é a forma reificada de um conceito (dinheiro), mas relutam quando lhes dizem que isso também vale para o corpo, o cérebro e o universo. A chave é inverter todo o processo de reificação, trazendo objetos físicos para mais perto da realidade. Como você os vê agora, os ossos do braço são sólidos e estáveis; é difícil aceitar que eles são fluidos e maleáveis, mas todos os objetos físicos são verdadeiramente processos em movimento. Os ossos não são exceção; eles intercambiam uma corrente de oxigênio e cálcio no plano molecular. Cada célula óssea é uma atividade de vida em movimento. Se usar sapatos inadequados, os ossos da perna gradativamente vão ficar arqueados para se adaptar à pisada distorcida.

O fato de o processo ser lento ou rápido não faz diferença para a realidade básica: coisas são processos. O câncer ósseo é muito temido por ser muito doloroso, mas, em sua condição saudável, nervos ligam os ossos ao cérebro e, então, ao mundo exterior. Ao aglomerar todas as sensações fugazes que está tendo neste momento, parece que você tem um corpo fixo, mas o corpo que tem hoje não é o mesmo que tinha no nascimento, na infância e na adolescência; nem é o mesmo que tinha ontem ou há cinco minutos.

É surpreendentemente fácil, portanto, inverter o hábito de pensar que reifica o corpo, transformando uma infinidade de processos interligados em uma coisa. Essa inversão nos ajuda a voltar às origens da criação, apenas na consciência. Quando passa a controlar a inversão, você pode desfazer qualquer coisa na realidade virtual ao retraçá-la ao gênio criativo da mente. Isso é o que significa descongelar a "reificação": os objetos são reduzidos ao nível de consciência em que podemos experimentar o processo criativo. Conforme chega mais perto da consciência pura, o processo de descongelamento se torna mais fácil e rápido. Como a reificação deixa de ser tão teimosa, a experiência é transformada em algo fluido, flexível e maleável. A realidade do "verdadeiro eu" é crítica, porque, tal como as coisas estão, todos têm um eu repleto de contradições. O eu com quem você se identificou o mantém em feitiço/sonho/ilusão. O verdadeiro, leva-o da ilusão para a realidade.

TRÊS VERSÕES DO EU

O verdadeiro eu fica escondido sob camadas de disfarces. As camadas são tão grossas que ninguém consegue definir com segurança o que o eu realmente é. "Eu" é uma ficção conveniente, juntando uma miscelânea de crenças, experiências, velhos condicionamentos e opiniões batidas, o que é um problema maior do que você imagina. Para a maioria, existe uma grande diferença entre "ser você mesmo" e "conhecer a si mesmo". O primeiro é considerado desejável. Quando você é capaz de ser você mesmo, sente-se relaxado, sem fingimento ou defesas. Conhecer a si mesmo é uma questão diferente. Um século depois de Freud descobrir o subconsciente, ele foi identificado com o lado sombrio da natureza humana. Reprimimos raiva, ansiedade, inveja, insegurança e até mesmo violência. Evidentemente não podemos conviver com outras pessoas se dissermos tudo o que pensamos ou se agirmos sob qualquer impulso.

Só que há mais implicações. Quando se identifica o mundo interior com o lado sombrio, as pessoas não querem olhar para ele. Elas não gostam e têm medo do que encontram, ou podem encontrar. Nós nos identificamos com a personalidade-ego, que apresenta o eu que desejamos que o mundo veja, e ignoramos a oportunidade de explorar o que um eu mais profundo pode ser. Um número incontável de pessoas acredita que a personalidade-ego é seu eu real. Possuímos, entretanto, dois outros eus, e não devemos temê-los. De fato, eles são as fontes mais ricas de realização.

O primeiro é o eu inconsciente. Mesmo que rotineiramente empurremos as emoções e os impulsos negativos para o subconsciente, a história completa é muito mais positiva. O eu inconsciente é criativo e sensível. Ao entrar em uma sala em que duas pessoas estiveram discutindo ou alguém tenha chorado, você sente isso "no ar". Na verdade, está sentindo isso por intermédio do seu eu inconsciente. No nível abaixo da consciência cotidiana, você percebe o que acontece em volta. Também tem o poder da intuição no eu inconsciente. Você tem momentos de "eureca" quando o eu inconsciente lhe revela algo que seu consciente não tinha percebido.

Conforme segue para a maturidade, começa a valorizar o que está enraizado no inconsciente. Sente-se confiante, autossuficiente e tem

O DESPERTAR

certeza do que sabe. Sabe como fazer determinadas coisas – cozinhar, guiar, equilibrar as finanças, encontrar um bom restaurante. Mas em nível mais profundo tem um sentimento instalado que é difícil de explicar. Prestando atenção a todas as suas experiências, seu eu inconsciente destila a essência da sua vida na experiência da realização interior, que com o passar do tempo se torna uma parte natural de quem você é. Você se conhece como um conjunto de valores, objetivos e realizações. Inúmeras pessoas não chegam a esse estágio e não conhecem a experiência da realização interior, nem ela pode ser transmitida, porque muitas coisas acontecem fora da vista, no inconsciente.

Mais uma vez cito T. S. Eliot. Em 1925, ele escreveu "Os homens ocos", um poema que os estudantes gostam de recitar, porque a adolescência é marcada pelos medos ocultos. Ele começa assim:

Nós somos os homens ocos
Os homens empalhados
Uns nos outros amparados
O elmo cheio de nada. Ai de nós!
Nossas vozes dessecadas,
Quando juntos sussurramos,
São quietas e inexpressas
Como o vento na relva seca [...] *

Eliot, escrevendo em 1925, explora um dos nossos medos mais profundos, que a vida se torne sem sentido, assombrada pela morte e pelo nada – o vazio definitivo. Em tempos de grandes perigos e de horror, como nas duas guerras mundiais do século XX, o pavor de perder todo o significado parece muito real. O inconsciente, entretanto, recorrendo a reservas de significado infinito, recria o mundo com uma nova imagem, um que é habitável apesar do terror do passado.

---

* Trecho do poema "Os homens ocos", de T. S. Eliot (1888-1965). Utilizamos, aqui, a tradução brasileira de Ivan Junqueira, disponível no volume *Poesia* (Editora Nova Fronteira, 1981). (N.E.)

E há ainda outro eu, até mais valioso – chame-o de "verdadeiro eu". Este é um nível de consciência muito próximo da nossa fonte na consciência pura. A consciência pura é silenciosa e tranquila. Tem potencial para a atividade mental antes do surgimento de qualquer atividade. Eu a identifico como a mais simples de todas as experiências, o puro "eu sou" da existência. É a mais simples das experiências porque não exige pensamento. Você sabe que existe; isso é tudo. Assim que o silêncio tranquilo de "eu sou" começa a vibrar em pensamentos, imagens, sentimentos e sensações, os primeiros movimentos são bem fracos e sutis. Eles são muito fluidos e maleáveis, o que explica por que os desejos e as intenções que vêm da nossa fonte mais profunda não são desvirtuados pelos desejos mais brutos do ego. "Eu quero paz" é um desejo mais sutil e melhor do que "Eu quero um Porsche".

No nível do verdadeiro eu, todo desejo por mudança atinge seu objetivo, porque somente aqui "eu sou" é suficiente para trazer a realização completa. Nenhuma gratificação exterior se compara a isso. Parece estranho diante disso que a mente em seu nível mais sutil seja mais realizada do que a mente em níveis mais superficiais. A vida para a maior parte das pessoas é correr atrás de aspirações mundanas, do mesmo modo que ficar imóvel e tranquilo parece muito desconfortável para muitos. "Não há nada para fazer", é a reclamação; entretanto a imobilidade pode abrir novas realidades. A chave é que a consciência pura contém infinitas fontes de criatividade, contentamento, inteligência, amor e discernimento. Ao viver perto da fonte, você tem acesso a esse potencial infinito que lhe permite ser um genuíno cocriador de realidade.

Coloquei os três eus – a personalidade-ego, o eu inconsciente e o verdadeiro eu – em categorias separadas apenas para fins de descrição. No dia a dia podemos apelar para as três. Conforme a consciência brota da fonte, todo impulso tem um componente inconsciente e em algum momento um componente ego, como acontece quando uma amizade se transforma em amor. Dois amigos interagem basicamente no nível do ego, apresentando sua *persona* social um ao outro, mas, à medida que a amizade se aprofunda, o inconsciente se revela mais intimamente, e algumas vezes, quando os dois se sentem suficientemente seguros, o verdadeiro núcleo de amizade, que é o amor, vem à tona. Isso parece ser o objetivo final, mas no nível do verdadeiro eu não é preciso haver outra pessoa. "Eu sou" já tem a característica de amor, estremecendo no limite da consciência pura.

O que se depreende disso é que o eu com que você se identifica é *o eu do qual você tem consciência*. Não existe um eu fixo, como não existe um corpo fixo. Lutar por seu lugar na fila do correio evoca a personalidade-ego. Sentir ternura por um bebê traz a marca da personalidade inconsciente. Sentir que tem importância no plano geral das coisas liga-se ao verdadeiro eu.

A certa altura, o verdadeiro eu domina a cena, e, quando essa mudança ocorre, o mundo também muda. O mundo pode parecer difícil, rígido, teimoso e inflexível quando você é assim. A personalidade-ego acha mais fácil resistir do que aceitar, agarrar do que deixar ir. Assim, ser difícil, rígido, teimoso e inflexível não é raro, e enxergar o mundo da mesma maneira também não é. Se alguém explora mais profundamente e começa a identificar-se com o eu inconsciente, então o mundo parece bonito, fresco, renovado e cheio de luz, o que é também um reflexo do estado de consciência da pessoa. Olhe a luz brilhante dos quadros impressionistas franceses e verá aonde esse estado de consciência leva os pintores.

Mas é preciso ir mais fundo para ver o mundo em completa pureza. Esse estado, conhecido geralmente como "iluminação", representa o contato direto com a metarrealidade. Quando o dia a dia é dominado pelos desejos, necessidades e exigências do ego, não é possível conceber a experiência de metarrealidade como um estado constante. Vou dar um exemplo evidente extraído do pensamento e do ensinamento de Krishna Menon, nascido em 1883 em Kerala, no sul da Índia. Embora desconhecido durante a maior parte da vida – Menon morreu em 1959 –, ele acabou por ser visto como extremamente importante entre os que procuram investigar a experiência da iluminação (em oposição à veneração de gurus e mestres espirituais, que tem forte componente religioso).

A natureza descompromissada da sua consciência pode ser apreendida pela leitura das respostas que Krishna Menon, conhecido mais tarde por seus seguidores como Sri Atmananda, deu a perguntas que lhe fizeram. Repetidamente ele levou todos os assuntos de volta a uma pergunta essencial: O que é realidade? A seguir alguns exemplos sucintos:

> *No prazer e na dor.* Sinto prazer em um momento e dor no outro, mas sou imutável o tempo todo. Portanto meu prazer e minha dor não fazem parte da minha natureza real.
>
> *Como os objetos físicos se relacionam com os pensamentos?* A questão surge da suposição de que os objetos existem independentemente dos pensamentos, mas esse não é o caso. Sem pensamento, não existe objeto.
>
> *Devemos seguir um Deus pessoal?* Minha resposta é não, porque um Deus pessoal não passa de um conceito. A verdade está além de todos os conceitos.

Uma certeza assim parece libertadora e audaciosa ao mesmo tempo, mas fica claro que Menon não estava falando apenas para atrair a atenção para si; ele estava falando da perspectiva do verdadeiro eu, já que a personalidade-ego e a mente fragmentada que ela cria tinham sido abandonadas. Isso fica evidente na resposta a outra pergunta.

P: A realidade é indivisível?

R: A realidade é uma só e não pode ser afetada de modo nenhum por qualidades ou graus. A realidade é puramente subjetiva. Eu sou o único sujeito, e tudo o mais são objetos. A diversidade pode ser diversidade somente através de mim, o "Uno".

É preciso chegar ao fim da resposta para descobrir que longe de ser uma expressão de solipsismo ("Eu sou o único sujeito, e tudo o mais são objetos"), o ponto de vista de Menon reflete seu senso de totalidade (o Uno). Esse modo de falar ecoa uma tradição indiana de milhares de anos, conhecida como Advaita, que significa em sânscrito "não dual". Pode-se também evocar a perspectiva da mente inteira, porque o objetivo básico da Advaita (e do meta-humano) é conseguir que as pessoas se identifiquem com a consciência como um todo e não com seus produtos fragmentados.

Cheguei ao ponto em que hesito em adotar uma linguagem espiritual, preferindo ver a jornada interior como uma fuga da ilusão para a realidade. A questão ainda permanece: se Menon e os outros que são chamados iluminados são tão excepcionais, eles se posicionam muito fora do padrão? Digo que não. O processo de despertar é natural; qualquer um pode fazer isso. A prova disso está bem diante dos nossos olhos. Todos os dias seguimos as orientações da personalidade-ego, do eu inconsciente e do verdadeiro eu em uma espécie de mistura, mas o fato de que o verdadeiro eu nos fala nos momentos de amor, alegria, criatividade e renovação, mesmo que somente aos trancos e barrancos, indica que estamos em contato com a metarrealidade. Sabendo que a conexão existe, o processo de despertar pode ser explorado de modo organizado. Como fazer isso é o tema do próximo capítulo da nossa jornada.

8

IR ALÉM DE TODAS AS HISTÓRIAS

Se a metarrealidade está "em toda parte, o tempo todo e em tudo", um fato surpreendente se segue. Não há história alguma que possamos contar a respeito. Os elementos de uma história – começo, enredo, personagens e fim — não têm sustentação. Mesmo assim, todo o resto no mundo é organizado em torno desses elementos. Você é um personagem em sua própria história, com seu nascimento no início, morte no desfecho e todo tipo de reviravoltas e personagens secundários em seu desenrolar. A perspectiva de abandonar sua história é praticamente impensável – no entanto, fundamental para experimentar a metarrealidade. Temos que deixar de lado narrativas místicas, religiosas e espirituais também, uma vez que tornam o que é pura consciência em algo que não é, seja o Deus do Antigo Testamento, o Nirvana ou um panteão de deuses e deusas. São todos guias espirituais há séculos. Mensageiros isolados sempre existiram para conduzir a outro mundo, trazendo histórias inspiradoras consigo.

Em suas representações da Virgem e o Menino, Leonardo da Vinci seguiu a história tradicional de São João como parceiro de infância de Jesus. Leonardo (e outros pintores renascentistas) mostram-no apontando enigmaticamente para cima, um sorriso beatificamente estampado em seu rosto. *O Paraíso – não consegue ver? Logo ali*, diz o sorriso.

O DESPERTAR

Aqueles que despertam veem diretamente o mundo transcendental. O calendário da eternidade se torna natural e é sentido como um fluxo contínuo. O Buda certa vez disse: "Nossa existência é transitória como as nuvens de outono. Observar o nascimento e a morte dos seres é como olhar os movimentos de uma dança. Uma vida é como o brilho de um relâmpago no céu, descendo montanha abaixo em uma torrente".

Em toda tradição espiritual, essas mensagens atraíram crentes para um mundo transcendental, mas todas falharam em convencer as pessoas de que ir além deveria ser o foco na vida cotidiana. Em nenhum momento da história o despertar viralizou. Em algum ponto da evolução da consciência, o *Homo sapiens* se viu diante de uma encruzilhada. Coletivamente, poderíamos ter nos identificado com o verdadeiro eu, ou então com o "eu", a personalidade-ego. Obviamente, optamos pela segunda alternativa. A metarrealidade não nos abandonou; nós é que a abandonamos.

Isso fez toda a diferença em como nos enxergamos. O verdadeiro eu está conectado à sua fonte na consciência pura. A personalidade-ego tem origem somente nas histórias que imagina e em que acredita. A mitologia foi deixada de lado, e muitos têm rejeitado religiões institucionalizadas. Porém, em muitos aspectos, nossa vida tem sido moldada por histórias criadas pela imaginação humana. A alternativa que levava ao verdadeiro eu ganhou a fama de mística (ou seja, desconectada da vida real), e assim somente um grupo de santos, sábios, poetas, artistas, profetas seguiu esse caminho.

Encontrar a metarrealidade é impossível se você não questionar sua própria história. O desafio deve ser encarado seriamente, pois tornar-se meta-humano só é real se for real *para você*. Se tem plena consciência do que acontece aqui e agora com você, então já foi além de todas as histórias. O hábito de constantemente acrescentar algo à sua história é só isso, um hábito. Por si só, o momento presente não tem história – apenas é. Por que o enfeitamos com a nossa história? Porque o presente não nos satisfaz até que seja aprimorado pelo verdadeiro eu. Um computador é inútil se não o ligarmos, e, embora já usemos nossa mente para tudo, muito tempo se perde com fantasias, distrações, negação, procrastinação, autojulgamento, e por aí vai. Toda história contém esses elementos indesejáveis. Manter-se conectado ao verdadeiro eu o tempo todo traz à consciência a plenitude da vida.

O meta-humano poderia ser considerado mais uma história, mais uma ficção, mas acho que não é por aí. O componente da ficção é eliminado quando se acorda. Como parte do feitiço / sonho / ilusão, nossas histórias pessoais não sobrevivem sem o elemento ficcional. Começando pelo fato de que a realidade virtual é uma ficção. Tudo o que se baseia nela tem algo de irreal. Podemos nos compadecer de nossos ancestrais por seu apego a mitos, superstições e crenças religiosas sem fundamento. No entanto, mesmo estando imersos em uma história melhor, ela ainda é uma história. As gerações futuras não acreditarão nisso, assim como não acreditamos em Zeus, bruxas e o coração como o centro da inteligência em vez do cérebro (uma crença comum da medicina na Grécia e Roma Antigas).

Este capítulo é sobre uma virada em que paramos de imaginar histórias, deixando de precisar delas para nos protegermos da dura realidade ou para encontrar sentido em um mundo caótico. Na metarrealidade, você vai além do perigo e do caos. O verdadeiro eu proporciona uma postura inabalável na realidade, a ponto de fazer sua vida encontrar sentido e propósito na fonte, não em uma ficção cheia de remendos.

APEGAR-SE A HISTÓRIAS

O homem se orgulha de ser contador de histórias, e nossa história tem uma lacuna, uma vez que não há registro de tempos mais remotos, antes do advento da escrita. Dá para imaginar tantas histórias perdidas? Cerca de 45 mil anos atrás, povos formados pelo *Homo sapiens* moderno começaram a migrar da África para o norte. Todos eram caçadores-coletores. Muitas gerações antes de a agricultura, a mineração e o assentamento dos povos anunciarem o surgimento da civilização, a vida há 45 mil anos já era complexa demais para existir sem histórias. Na mente humana, o fogo tinha que vir de algum lugar, a chuva tinha que ser imprevisível por alguma razão, e coisas pelas quais agora nem nos interessamos, como um pintinho saindo do ovo, eram tidas como um grande enigma. A mitologia surgiu não como uma fantasia, mas como a melhor maneira de explicar a Natureza, dado o que se vivia na época. Atribuir significado a tudo é a linha que nos liga aos primeiros humanos. Histórias explicam como a vida funciona, portanto preenchem uma necessidade que é tramada na composição de ser humano.

Ainda vivemos em função de histórias, e qualquer coisa que interrompa nossa narrativa pessoal é geralmente rejeitada instantaneamente e evitada com todas as forças. (Veja os assediadores sexuais sendo expostos pelo movimento #MeToo, abusadores que negam piamente qualquer desvio de comportamento.) Já discutimos como o ego cria a ilusão de estar isolado e sozinho. "Eu" precisa de uma boa história para se sentir seguro, importante, socialmente aceitável e digno. Em busca da sensação de segurança, as pessoas querem pertencer a algo maior que elas mesmas – uma tribo, religião, raça, nação –, mas, para ser aceito em qualquer desses grupos, primeiro é preciso aceitar a história deles. Sem considerar a liberdade a que estão renunciando, as pessoas adotam uma história lacrada e de segunda mão. Você sabe de cara a diferença entre "nós" e "eles". E não importa quão convincente seja a história, você sempre será "eles" para as pessoas inseridas em outra história. A segurança buscada em algo maior que si mesmo se desfaz quando "eles" se tornam uma ameaça, ou até mesmo um inimigo de sua sobrevivência.

As histórias surgem de necessidades tão básicas que ir além de qualquer história parece impossível. Uma história consiste em qualquer coisa que o ser humano seja capaz de imaginar, levando a possibilidades infinitas. Contudo, podemos simplificar a questão. Histórias têm a ver com apego. Pensamos "Eu sou X", e então nos apegamos a X como parte de nossa identidade.

X pode ser o grupo maior (tribo, raça, nação, religião) mencionado há pouco. "Eu sou americano" tem grande poder sobre as pessoas, assim como "Sou francês", "Sou judeu" ou "Sou branco". Mas, considerando isso, o que a maioria das pessoas faz, estamos sendo superficiais. Qualquer versão do "Eu sou X" pode levar a apego. "Sou torcedor do time tal" ou "Sou de classe média alta" gera conexões passionais. Ao mesmo tempo, histórias se tornam mais poderosas por aquilo que elas excluem. Para cada "Eu sou X", há diversas possibilidades de "Não sou Y". Se você é americano, não é de qualquer outra nacionalidade, e há centenas delas. Se você é católico, exclui todas as outras crenças, e por aí vai.

Qual é o problema? Se as pessoas se apegassem às histórias com a leveza como lemos *O hobbit* ou *O grande Gatsby*, distraindo-nos um pouco antes de seguir adiante, não surgiriam frustrações. O problema não é a história; mas seu apego a ela. O apego falsifica a experiência congelando-a em um lugar. O passado se torna um peso. O momento presente se perde na confusão da memória, da crença e de velhos condicionamentos. Quantas pessoas mais velhas não ficam obcecadas pela ideia de ficarem jovens novamente? Quantos arrependimentos nutrimos e nos recusamos a deixar para trás? Essas amarras existem na vida de todo mundo, desconsiderando a desgraça e a violência criadas por uma mentalidade nós-*versus*-eles.

Libertar-se de uma história querida está no centro de um dos *best-sellers* mais populares dos anos 1980, *O caminho menos percorrido*, de M. Scott Peck. O livro começa com uma frase forte: "A vida é difícil". Em seguida, o autor elabora melhor: "Essa é uma grande verdade, uma das maiores verdades. É uma grande verdade porque, uma vez que enxergamos essa verdade, a transcendemos… [e] o fato de a vida ser difícil não tem mais importância".

Em outras palavras, estamos ouvindo o chamado para irmos além. Mas Peck, que era um psiquiatra, sabia que só porque uma verdade é ótima não significa que as pessoas consigam encará-la – pelo contrário. Para ele, após anos tratando pacientes na terapia, o maior obstáculo enfrentado por eles era sua recusa a assumir responsabilidades. Por quê? "Não conseguimos resolver os problemas da vida a menos que os resolvamos", diz Peck. Ainda que esse fato "seja aparentemente além da compreensão de grande parte da raça humana [...] Muitos tentam evitar a dor de seus problemas dizendo a si mesmos: 'Isso foi causado por outras pessoas, ou por circunstâncias sociais além do meu controle, e por isso está nas mãos de outras pessoas resolverem esse problema para mim'".

Peck dá claros exemplos para ilustrar isso, como o caso de uma mulher que havia cortado os pulsos. Ela era esposa de um militar na ilha de Okinawa, onde o jovem Peck era psiquiatra do Exército.

Na sala de emergência ele perguntou à mulher, que havia se cortado apenas superficialmente, por que ela havia tentado suicídio. Ela disse que tudo se resumia a viver "nessa ilha idiota". Não satisfeito com a resposta, Peck iniciou um diálogo que seria cômico se a mulher não estivesse tão desesperada e infeliz. A conversa entre ele e a paciente pode ser resumida desta maneira:

PECK: Por que você acha que viver em Okinawa é tão doloroso?

PACIENTE: Não tenho amigos, fico só o tempo inteiro.

PECK: Por que você não tem amigos?

PACIENTE: Eu moro fora da base, e na vila ninguém fala inglês.

PECK: Por que você não vai até a base para encontrar seus amigos?

PACIENTE: Meu marido precisa do carro para ir trabalhar.

PECK: Você poderia levá-lo ao trabalho.

PACIENTE: O carro é de câmbio manual. Só sei dirigir automático.

PECK: Você pode aprender a dirigir um carro de câmbio manual.

PACIENTE: Você está louco? Não nessas estradas.

O que torna essa cena trágica e cômica ao mesmo tempo é que a mulher, apesar de sua teimosia absurda, está genuinamente sofrendo; ela chorou durante a maior parte da conversa. Todos acreditamos em nossa história, praticamente a qualquer custo. Na visão do terapeuta, a mulher estava fugindo de qualquer esperança de se sentir melhor, exibindo todos os sinais clássicos de negação. Quem de nós não fechou os olhos quando a situação era dura demais para encarar? A vida seria muito mais fácil se nossos problemas tivessem soluções prontas, mas não têm.

A negação é somente um elemento dentro do quadro geral, que é o que vivemos pelas histórias. A negação se resume em ignorar qualquer coisa que interrompa ou contradiga sua história. Mesmo a pessoa mais saudável psicologicamente ignora uma parte enorme da realidade. Se virmos, de uma vez por todas, que o apego às histórias é o que queremos vencer, perceberemos que há pessoas que conseguiram isso. Seu mundo interior não está atravancado com a carga do passado. Elas não defendem "Eu sou X" como se sua sobrevivência dependesse disso. Elas vivem no presente, com leveza. A verdadeira questão não é se essas pessoas existem; mas por que as ignoramos por tanto tempo.

AQUELES QUE DESPERTARAM

Estados de consciência considerados místicos no Ocidente – quando não fraudulentos – existem por toda parte, afetando pessoas comuns que quase sempre mantêm privadas suas experiências. Há alguns anos conheci o dr. Jeffery Martin, um pesquisador social com Ph.D. que conduziu uma pesquisa inovadora sobre consciência superior. O que tornou os seus estudos revolucionários foi uma simples descoberta: há muito mais pessoas despertas do que se supunha.

Martin lhes deu voz. Após obter o doutorado na Harvard Graduate School of Education, ele começou a publicar suas descobertas, que indicavam a prevalência da iluminação como um estado natural de consciência, a que muitas pessoas já tiveram acesso. A pesquisa de Martin começou com um questionário *on-line* solicitando respostas de pessoas que se consideravam iluminadas.

Para surpresa dele, houve mais de 2.500 respostas, e desse contingente Martin entrevistou cerca de cinquenta pessoas. No início foi difícil encontrar uma linguagem em comum. Sentir que você é iluminado é pessoal, e o afasta da sociedade normal. Os entrevistados de Martin eram sensíveis, afetados por serem estranhos, tendo sido estigmatizados na adolescência por serem diferentes. No fundo, eles sabiam que não eram normais segundo os padrões da sociedade. Para muitos, revelar seu estado mental fora do comum os levou a se tratarem com psiquiatras, tomar remédios ou até mesmo serem internados em alguma instituição de saúde mental.

Contudo, logo no início, Martin percebeu que, apesar de os pesquisados serem diferentes entre eles, suas experiências caíam em um *continuum*. Não havia um estado iluminado único, mas uma escala móvel. Para encontrar pontos em comum e adequar-se ao padrão aceito para uma pesquisa de doutorado em psicologia, ele eliminou o forte termo *iluminação* e em seu lugar adotou a complicada identificação *experiência não simbólica constante*. Quando alguém começa a ter essas experiências, "há uma mudança na sensação do que é ser você", diz Martin. "Você sai de um senso individual do eu, o que é considerado normal, para outra coisa."

Definir o que "outra coisa" quer dizer não foi fácil, pois essas pessoas vieram de experiências e culturas diferentes. No entanto, Martin conseguiu identificar áreas que pareciam se distinguir como sinais de consciência superior.

Basicamente essas pessoas relataram ter perdido o senso de ser um eu separado – não tinham a mais vaga noção de identidade pessoal. Colocando-se no lugar dos pesquisados, Martin comenta: "Eu diria, 'Não tem nenhum Jeffery aqui falando com você'. Literalmente é o que eles diriam para mim".

IR ALÉM DE TODAS AS HISTÓRIAS

Outra experiência comum era uma significativa redução no pensar. "Na verdade", diz Martin, "muitas vezes eles relatavam não ter pensamentos." Isso não era totalmente verdade, como ele descobriu depois ao ampliar a pesquisa, mas, como autorrelato, não ter qualquer tipo de pensamento é alarmante. Outra experiência comum era o senso de unidade, integralidade. Esse estado de plenitude, segundo Martin, levou a um tremendo senso de liberdade pessoal. "Há uma perda de medo que vem com isso, uma perda de identificação com a história pessoal." Muitos sentiram que o corpo não mais estava limitado pela pele, mas expandido além da matéria física.

Agora, então, temos um perfil objetivo de mudança para a consciência superior no dia a dia, o estado de meta-humano. O despertar pessoal não é raro e, de acordo com aqueles que de fato o vivenciaram, leva a uma vasta gama de possibilidades. As implicações para a natureza humana são intrigantes, começando com a sensação de não defender "Eu e meu". A fonte de tanta raiva, medo, ganância e ciúme está enraizada na insegurança do ego e de suas infindáveis demandas.

Colocando-nos no lugar delas, as pessoas iluminadas não mantêm ligada na cabeça a história sobre o que está acontecendo "comigo". Quando pensam sobre si mesmas, o "eu" desvanece assim que é notado. O mesmo ocorre com as emoções, que ocorrem em menor escala e são mais espontâneas. Quando vem a raiva, ela some quase imediatamente. As emoções ainda eram positivas e negativas, mas raramente, ou nunca, eram extremas. Os pesquisados de Martin podiam ficar irritados quando algo ruim acontecia no trabalho, mas não carregavam o estresse residual com eles, e isso nunca se tornava frustração. Sentiam uma paz interior que podia ser interrompida, mas logo retornava. Resumindo, essas pessoas eram muito boas em desapegar.

Para organizar suas descobertas, Martin dividiu o estado desperto em diversas "localizações" como estágios diferentes de despertar, conforme a intensidade. Os pesquisados consideravam o despertar uma mudança definitiva, o que para alguns ocorrera seis meses antes; para outros, quarenta anos. Uma vez alcançada a Localização 1, como Martin chama o estágio inicial do despertar, as pessoas geralmente continuavam progredindo e raramente regrediam ou pulavam adiante. Ou seja, elas estavam vivendo uma evolução pessoal, e não havia sinais de que o processo iria parar. Como Martin descreveu sua atitude. Eles "concordaram que a transição inicial era só o começo de um processo que parecia ser capaz de se desdobrar, e aprofundar, eternamente – uma aventura sem fim". Tudo aconteceu internamente, e para muitos a mudança não era algo que eles definiriam como espiritual. Era apenas a forma como vivenciavam a si mesmos.

"Se você sentasse em uma sala cheia de gente e apenas poucas pessoas pertencessem a esse senso alterado do eu", diz Martin, "você não conseguiria identificá-las. No que se refere à aparência, elas são como eu e você."

Então quem são exatamente essas pessoas? No início, antes de a pesquisa de Martin começar a se expandir para muitas universidades e países, o pesquisado típico era o homem branco norte-americano ou europeu. Martin ficou desapontado ao observar que as mulheres, por razões desconhecidas, não se interessavam em se voluntariar como iluminadas ou discutir suas experiências de "despertar". As crenças religiosas eram diversas, abrangendo fés orientais e ocidentais, a maioria dos pesquisados havia se dedicado a algum tipo de prática espiritual – eles queriam estar em um estado superior de consciência. Curiosamente, cerca de 14 por cento dos sujeitos não fizeram nada do tipo. Eles haviam pulado espontaneamente para a consciência superior ou, em geral, se aproximado pouco a pouco.

A base da pesquisa de Martin expandiu-se para mais de mil sujeitos, o que significa que devemos nos perguntar se a consciência "normal" não é de maneira nenhuma um estado fixo, mas um espectro, com a consciência evoluindo muito além do que qualquer pessoa tenha prognosticado. No mínimo, a consciência superior se tornou bem menos exótica. Não pertence mais apenas aos *sadhus* e iogues nos Himalaias.

Quando nos comunicamos por *e-mail* e depois pessoalmente, eu entendi por que Martin, por razões acadêmicas, tinha que se manter imparcial. Mas o despertar, por séculos, é associado com êxtase, por exemplo, ou com conexão com seres superiores, como anjos, ou com a sensação da presença divina. Tudo isso estava faltando quando o homem moderno despertou? Martin me garantiu que o fenômeno "externo" estava presente, mas ele se sentiu forçado a não o mencionar em sua tese de doutorado. Para ele, a dimensão espiritual de alguns dos pesquisados também se abriu. Alguns relataram o tipo de consciência aberta, clara e silenciosa associada com o Budismo. Já outros, porém, não tinham a menor ideia do que fazer com seu estado de consciência.

Em relatos posteriores, Martin observou que um pequeno número de sujeitos teve experiências que desafiavam as explicações normais. Alguns poucos tiveram "uma profunda sensação de êxtase por todo o corpo, mesmo em momentos que deveriam ser fisicamente dolorosos. Para alguns, isso parece proporcionar tolerância à dor aparentemente infinita. Alguns [deles] relataram experiências que deveriam ter envolvido muita dor, mas apenas resultaram em êxtase. Outros que vivenciaram êxtase contínuo acham que podem atingir seus limites. Eles relatam um limiar, único para cada indivíduo, acima do qual a dor é sentida".

Acontece que Martin descobria cada vez mais particularidades entre essas pessoas. Além da Localização 4, alguns evoluíram até a Localização 9, por exemplo. Naquela localização, Martin observa, as pessoas diziam "algo como 'parece que é o universo olhando por estes olhos'". Mas, generalizando, todos os sujeitos estavam maravilhados com o bem-estar que estavam sentindo, e isso crescia conforme progrediam. Paradoxalmente, na Localização 4, as emoções desabaram, até o amor, o que Martin associa com uma mudança maior – o eu que foi construído por uma história contínua (a que ele chama de Autonarrativa) se desintegra, junto com emoções socialmente definidas. Após a Localização 4, as emoções começam a voltar de forma diferente, com base no bem-estar contínuo. Mesmo antes desse retorno, os pesquisados disseram não ter sentido falta das emoções, porque na liberdade eles descobriram o estado superior de bem-estar.

COMO ENSINAR PESSOAS A DESPERTAR

Martin fez o que ele considerou "a descoberta fundamental de que esses eram estados psicológicos que haviam sido identificados e adotados por milhares de anos por muitas culturas e crenças". Na atmosfera atual, em que a consciência é um campo em plena expansão, ceticismo não é a verdadeira questão. Em um levantamento, um terço dos norte-americanos adultos acreditam em coisas consideradas marginais ou *new age*, desde reencarnação e paranormalidade até aplicações médicas não aceitas pela medicina convencional. (Segundo diversas fontes, entre um terço e 38 por cento dos norte-americanos adultos recorrem à medicina alternativa. Isso inclui 30 milhões de pessoas que visitam quiropráticos todos os anos.)

Martin não estava sozinho ao afirmar que a consciência superior não era "inerentemente espiritual ou religiosa, ou limitada a alguma cultura ou povo". Dada sua inclinação acadêmica e técnica, ele decidiu colocar seus dados em ação. Ele separou as técnicas que os pesquisados consideravam melhores para atingir a consciência superior e as organizou em um curso de quinze semanas. O fascinante é que os estudantes eram pessoas comuns que, por qualquer que fosse a razão, se interessavam pelo curso.

Três participantes relataram sua experiência no *site* Reality Sandwich: Catherine, uma consultora de negócios e de liderança, de Paris; Paul, coproprietário e diretor de um centro de jardinagem no País de Gales; e Rebekah, uma fotógrafa semiaposentada, do Texas.

Cada um tinha um motivo para fazer o curso. Paul descreveu um período de dificuldades pessoais. "Fiquei desconectado, desiludido, sobretudo por questões físicas e materiais. Tive uma criação bastante espiritual, mas parece que perdi o norte." Sua condição geral "não era exatamente suicida, mas bem para baixo".

Catherine ouviu falar da pesquisa de Martin e ficou intrigada com a possibilidade de atingir estados superiores de consciência. Interessou-a particularmente que os estados poderiam ser descritos especificamente – "Não é só o nirvana o dia inteiro. Meu objetivo era ter a experiência e atingir estados mais elevados de bem-estar e tranquilidade".

Rebekah não tinha expectativas. "Não sabia o que esperar, apenas me abri para o que viesse." Mas ela havia ouvido sobre os projetos de pesquisa de Martin e disse: "Eu confiava na ciência contida neles". Ela também sabia o que queria fora do curso. "Meu objetivo era a evolução espiritual. Como posso levar minha consciência a um nível superior?"

Os métodos apresentados eram muito intensos, chegando a duas ou três horas por dia, que eles deveriam manter quando voltassem à rotina normal. A instrução consistia em um vídeo semanal sobre o que os participantes fariam para a semana seguinte. Antes do próximo vídeo, como Catherine descreve, "você faz um resumo da semana. Como se sente? O que aconteceu com você? Quantas vezes por dia você fez as atividades diferentes?" Havia meditação e discussão em grupo. Alguns exercícios vinham direto da terapia padrão, como escrever e perdoar quem o prejudicou no passado.

O núcleo do curso, no entanto, era a pesquisa de oito anos de Martin com pessoas que se consideravam iluminadas. Foi dado um questionário a cada um sobre quais práticas haviam considerado mais úteis em sua jornada, levando a dados valiosos. "Nós consideramos tudo, e apenas um punhado de coisas veio à superfície. Algumas passavam por todas as tradições, como, por exemplo, uma prática de meditação com mantra." Outras técnicas eram mais específicas. Por exemplo, ele adotou um "método de consciência direta. Isso envolve colocar sua atenção na consciência em si. Agora isso parece simples, mas tenho certeza de que todas essas pessoas dirão que foi bem complicado", diz Martin.

O DESPERTAR

Pelos comentários dos estudantes, ele entendeu que, para cada indivíduo, algumas práticas funcionavam melhor do que outras. Também mesclou técnicas: "Nem todas as técnicas são antigas. Incluímos também alguns exercícios com padrão de excelência da psicologia positiva". De modo geral, o curso tinha duas finalidades, aumentar o bem-estar o mais rápido possível e aprofundar a consciência. O sucesso resultante parece extraordinário: "Mais de 70 por cento dos participantes que completaram o curso relatam ter tido formas duradouras de 'despertar', e 100 por cento dizem que são mais felizes agora do que quando o curso começou, mesmo aqueles que antes se diziam 'muito infelizes'".

Paul, o quase suicida diretor de um centro de jardinagem, dá seu testemunho pessoal: "Era a preguiça indo embora; essa foi a grande coisa que eu notei. O falatório foi indo, as preocupações e ansiedades diárias foram se desvanecendo rapidamente. Foi o que repercutiu para mim inicialmente. A ausência de medo, de preocupação, de ansiedade. Esse foi o maior impacto para mim no começo".

Então temos uma resposta definitiva – o meta-humano se tornou acessível por meio de um coquetel de psicoterapia, compartilhamento em grupo, autoajuda, meditação e um programa personalizado? Não existe uma resposta simples. Muitas pessoas encontram os mais diversos caminhos para o despertar. A pesquisa de Martin é apenas uma versão de uma tendência de fazer da mente um tipo de projeto tecnológico, e embora ele afirme que 70 por cento dos participantes que vivenciaram algum tipo de despertar continuaram a ter tais experiências, só o tempo irá dizer. Uma mudança radical no estilo de vida incluindo horas de prática por dia atrairá apenas os mais dedicados.

O mistério do despertar inclui os 14 por cento da pesquisa de Martin que despertaram espontaneamente. Um dia, sem aviso, eles se perceberam plenamente conscientes de si ou foram entrando natural e gradualmente nesse estado. Já mencionamos um fenômeno similar com a síndrome do gênio acidental (ver p. 90), e há casos raros em que as pessoas descobrem de repente que se

IR ALÉM DE TODAS AS HISTÓRIAS

lembram de tudo o que aconteceu em sua vida (um fenômeno conhecido como "memória autobiográfica superior"). Tais pessoas podem se encontrar e conversar sobre coisas do tipo "Qual foi a melhor terça-feira da sua vida?" ou lembrar da música-tema de uma série de TV transmitida apenas algumas vezes nos anos 1970.

Em todos esses casos, a consciência de uma pessoa não aceita limitações impostas como algo normal. Sob hipnose, pessoas comuns conseguem acessar memórias detalhadas que de outra maneira não seriam capazes, como saber a quantidade de roseiras de um jardim na época da infância ou quantos degraus levavam ao porão da casa de seus pais. O normal é lembrar ou esquecer? Os dois, é claro. Informações não filtradas nos bombardeiam em ondas grandes demais para serem absorvidas, por isso lembramos e esquecemos seletivamente. O intuito de despertar é remover algumas barreiras criadas pela memória e outras criadas pelo esquecimento. A felicidade é bloqueada se ficar lembrando e remoendo velhas feridas, mas também caso se esqueça do quanto já foi feliz – é uma questão de perspectiva. Você pode até dizer que a realidade virtual nos faz esquecer de lembrar quem somos de verdade.

Basicamente universal, a iluminação é simplesmente autoconsciência expandida. Nós vamos além de histórias, além de limites determinados, além da raquítica construção do "eu", e, fazendo isso, a consciência se expande sem esforço. Faz isso naturalmente, no próprio passo, porque histórias, restrições e limitações, antes de tudo, eram artificiais.

9

A VIA DIRETA

Os guias da humanidade que nos instigam a passar por mudanças radicais recorrem a muitas táticas, entre elas a promessa religiosa de paz eterna e felicidade ilimitada, seja aqui, seja na vida após a morte. A cenoura nos atrai, mas ainda tem a vara ameaçadora – a persistência do sofrimento atual e o medo de mais sofrimento no futuro. A vara não faz a pessoa mudar, pois mesmo a maior ameaça, o sofrimento sem fim no fogo e enxofre do inferno, não consegue competir com os impulsos do desejo e o comportamento irresponsável que se seguem. A cenoura não é muito melhor. Por que devemos acreditar em recompensas divinas? Não é difícil perceber que muitas vezes a virtude não é recompensada, enquanto o pecado é. Diz-se aos soldados que Deus está ao seu lado, o que lhes dá justificação divina para ir à guerra. Contudo, ao mesmo tempo, instigar soldados a exterminar inimigos contradiz o ensinamento de Deus de que não se deve matar.

Quando Deus é usado para ao mesmo tempo justificar e condenar o ato de matar, estamos mergulhados no feitiço / sonho / ilusão quase profundamente demais para sermos resgatados. Toda religião tenta recorrer à recompensa da salvação, redenção, iluminação, despertar ou qualquer que seja o nome pomposo que você queira dar. Pense na Parábola da Casa em Chamas, que aparece em um texto budista antigo, o Sutra do Lótus.

O DESPERTAR

A casa de um homem abastado está pegando fogo e, para seu pavor, seus filhos se recusam a sair. Eles estão tão absortos brincando que ignoram as chamas ao redor. Desesperado, o homem tenta achar uma solução, então ele diz às crianças que do lado de fora da casa há brinquedos ainda mais divertidos. Elas sempre quiseram uma carroça puxada por um bode, e havia uma bem ali, na frente da casa. Seduzidos pela promessa do pai, saíram correndo da casa em chamas, e o que eles encontraram não era uma carroça comum, que os teria deixado muito felizes, mas uma incrustada de pedras preciosas e puxada por dois bois branquíssimos.

Essa cenoura, como a promessa de um banquete divino preparado por Deus com Cristo na cabeceira da mesa, mostra quão longe as religiões vão para conquistar mais adeptos. Para muitos, no entanto, promessas grandiosas não têm mais poder para inspirar devoção. Não acho que as pessoas atualmente tenham menos fé – elas apenas passaram sua fé da religião para a ciência. O feitiço/sonho/ilusão continua mudando. Em sociedades prósperas, a maioria das pessoas vive em uma ilusão melhorada e alimentada pelas maravilhas da tecnologia. Por que elas deveriam se desapegar disso? Indignado, o grande poeta persa Rumi olha a humanidade e pergunta: "Por que vocês continuam na prisão quando a porta está escancarada?!" A resposta sincera é porque gostamos daqui. Foi necessária muita criatividade para imaginar o estado atual do nosso sonho coletivo. Mas o segredo não é riqueza e conforto. Lá no fundo, o homem concordou com uma vida cheia de drama. O drama é alimentado pelos extremos opostos de dor e prazer, desejo e repulsa, bom e mau, luz e escuridão, nós *versus* eles, meu deus contra o seu deus, e por aí vai.

Não há sinal de que o drama irá acabar um dia. As mais terríveis ameaças, como as mudanças climáticas globais, apenas o exacerbam. Quanto às novas cenouras, duvido que o despertar possa ser comparado com ir para o Céu ou encontrar uma carroça incrustada de pedras preciosas. Deve haver uma maneira de se tornar meta-humano que não dependa da cenoura ou da vara. Essa maneira existe; é conhecida como a "via direta". Ela não propõe nem punição nem recompensa. O que mais existe lá? Plenitude. A princípio, essa resposta não parece tão sedutora. Estamos por demais acostumados com o sistema de recompensas e punições imposto pela guerra dos opostos. Mas plenitude é cura – cicatriza as feridas da separação e do eu dividido. A plenitude é inabalável e perene. É a única coisa que nada nem ninguém consegue tirar de você, nem mesmo a morte.

Não quero que isso se torne mais um conjunto de recompensas. A via direta não é uma tática dissimulada para dar ao Paraíso uma nova roupagem. A realidade já é completa, não precisa de nós para ser validada. A plenitude é totalmente real. A via direta existe para indicar o caminho para a mesma realidade. Se bem-sucedido, o resultado será imprevisível. A realidade é confrontada aqui e agora, em meio a mudanças constantes. O aqui e agora não pode ser retratado ou descrito. Porém, ao terminar a guerra dos opostos, a plenitude apaga uma realidade falsa – não há recompensa que consigamos imaginar que se compare a isso.

A via direta, também conhecida como o método direto, visa mudar a noção do eu. Em vez de "Sou X", que leva a nos identificarmos como fragmentos de experiência, nos contentamos com "Eu sou". Isso é mais do que uma reviravolta semântica. "Eu sou" significa que você se identifica com a existência, e uma vez que a existência contém o potencial infinito da consciência, você também contém. A mudança para "Eu sou" envolve todos os aspectos da vida, e isso representa um problema em potencial. O que devemos confrontar primeiro – o corpo, a mente, o cérebro, a psicologia, relacionamentos, crenças ou hábitos e velhos condicionamentos? Não está claro o que deveria ser priorizado ou mesmo confrontado.

A via direta não pede que intelectualizemos nossos problemas ou analisemos a perspectiva para a mudança interior. Na verdade, a via direta evita todas as maneiras convencionais de enxergar e pensar sobre nós mesmos. Isso foi, para começar, o que nos criou problemas. Maneiras convencionais de enxergar e pensar são totalmente adequadas à realidade virtual. Devemos encontrar um caminho diferente.

Pela minha experiência, *direta* é um termo capcioso. Implica algo que acontece imediatamente, entretanto cursar faculdade durante quatro anos é a maneira direta de obter um diploma, e quatro anos não é imediato. *Direta* também sugere algo fácil, eficiente, sem obstáculos. Isso se aplica, por exemplo, quando um pacote é entregue *diretamente* em sua casa. Você não tem que ter o trabalho de ir até o fabricante para obtê-lo. Mas um xerpa guiando um grupo até o topo do monte Everest é exatamente o oposto – o caminho pode ser direto, mas é árduo e cheio de obstáculos.

As origens da via direta podem ser encontradas na Índia védica e na Grécia Antiga, quando a questão do despertar estava sendo amplamente discutida. Imaginaram-se muitas respostas e maneiras para atingir esse objetivo. Uma pesquisa detalhada de todos esses caminhos levaria a mais confusão do que nunca, afinal são muitas as divergências entre as diversas abordagens. Sonha-se com atalhos, como aceitar Cristo como Filho de Deus, uma única decisão que redime de todos os pecados e abre as portas do Céu. Não dá para ser mais direto. Por outro lado, pode-se levar uma vida para um monge budista tibetano ou um hindu devoto renunciar ao mundo para ficar em um *ashram* ou em uma gruta. Essa escolha apresenta a perspectiva de uma jornada interior longa e difícil.

Neste livro eu tenho descrito a versão mais simples e poderosa (creio eu) de um atalho, que é trocar a ilusão pela realidade. Eu defino *direto* como fácil, eficiente e natural. Não há necessidade de nada árduo e cheio de obstáculos. Insisto em um caminho sem sofrimento, pois já vi muito do oposto. Há gente que desperdiça anos em frustrações e desapontamentos lutando para atingir algum objetivo espiritual que está totalmente fora de alcance. O que desconcerta as pessoas é que todo projeto espiritual se enreda em ideias insensatas e expectativas não correspondidas. A seguir apresento uma lista de armadilhas com as quais podemos nos deparar:

1. Confundir o objetivo com algum tipo de autoaprimoramento, trocando o eu velho e imperfeito por um novinho em folha.
2. Acreditar que você já sabe qual é o objetivo.
3. Esperar que a consciência superior resolva todos os seus problemas.
4. Lutar com todas as forças para conseguir algo rápido.
5. Seguir um método predeterminado, geralmente garantido por alguma autoridade espiritual famosa.
6. Achar que será visto com respeito, reverência ou devoção como um ser superior.
7. Passar por altos e baixos de sucessos e fracassos momentâneos.

Duvido que qualquer um que tenha realizado sinceramente uma jornada interior seja imune a alguma ou a todas essas armadilhas. Há uma enorme distância entre onde você se encontra hoje (totalmente dependente da mente ativa) e a realidade que você precisa desvelar. Não é o despertar que é doloroso, e sim as armadilhas. Elas são criadas pela personalidade-ego, que pensa, erroneamente, merecer sua cota de coisas boas que cairão do céu.

Se você foca na experiência aqui e agora, o ego é irrelevante, e muitas distrações podem ser evitadas. Pense no que é ter filhos. Pais passam por todos os tipos de problemas, preocupações, crises diárias e brigas com as crianças, mas não têm dúvida de quanto as amam. Na via direta você reforça seu propósito constantemente, deixando longe as distrações. Segundo os Vedas antigos, as pessoas são definidas por seus desejos mais profundos. Desejo leva a pensamentos; pensamentos, a palavras e ações; ações, à realização do desejo. Então, resumindo, desejo é tudo de que você precisa. Se o seu maior desejo é despertar, fugir da ilusão, desvelar a realidade e, no final, saber quem você realmente é, a mensagem é transmitida. Seu maior desejo ativa um grau de consciência que o leva ao seu objetivo.

Por mais estranho que pareça, a via direta só é válida se levar ao lugar onde você já está. Cada um de nós já é um ser consciente e criativo. Estamos em estado de plenitude, apesar de nossa sujeição a construções mentais que nos impõem todo tipo de limitações. A única mudança necessária é a da identidade, e não há mudança mais significativa. Quando você *perceber* que é pleno, a transformação de humano para meta-humano já aconteceu.

MENSAGEM OCULTA DA NATUREZA

O que nos torna plenos é que a Natureza é plena, e somos parte da Natureza. Esse raciocínio faz muito sentido, mas para muitas pessoas é difícil de aceitar. Segundo a física moderna, o universo funciona como um todo, cada partícula subatômica entrelaçada com a manta cósmica. Contudo, o método da ciência é subdividir a Natureza em partes cada vez menores, e, conforme o estudo avança para porções cada vez menores da existência, perde-se a noção do todo. Isso é mais do que uma falha técnica. Está em jogo uma questão crucial. O todo controla as partes, ou vice-versa – não há um todo a menos que haja um acúmulo de partes? Um carro novo é um todo; o vemos como uma imagem e nos referimos a ele com uma palavra. Mas, assim como um mecânico, somos capazes de enxergar o carro como uma coleção de partes: carburador, eixo de transmissão etc. Com pouco ou nenhum esforço, sua mente pode mudar de ponto de vista.

Isso vale também para como você vê a si mesmo. No espelho, aparece como uma coisa só, um corpo; refere-se a si mesmo por uma palavra, seu nome. Mas, se de repente sente uma dor aguda no apêndice, você corre para o médico – um tipo de mecânico para tecidos e órgãos – e se torna um agrupamento de partes. Você tem a opção de se enxergar como um todo ou como uma coleção de partes.

Quando percebe isso, cadê a plenitude? É difícil pensar em uma pergunta mais desconcertante. Só que, sem uma resposta, viver em plenitude é impossível. Felizmente, a Natureza nos dá alguns indícios incontestáveis, remontando às primeiras ocorrências de vida na Terra. A vida começou 3,8 bilhões de anos atrás, quando o RNA surgiu e adquiriu a capacidade de se dividir e replicar; 1 bilhão de anos depois, vieram as células com membranas externas; mais 1 bilhão de anos e organismos unicelulares evoluíram para multicelulares.

O avanço para organismos multicelulares não ocorreu por necessidade física – foi um progresso criativo e impressionante. Por quase 3 bilhões de anos, organismos unicelulares evoluíam, em mutação para novas espécies, em uma esteira rolante sem fim (que ainda está em movimento no oceano, onde viajam milhões, ou até bilhões, de criaturas unicelulares ainda não descobertas). Formas de vida restritas a unicelulares, ou vírus e bactérias ainda mais primitivos, ultrapassam, em mais de 100 para 1, a quantidade de formas de vida multicelulares. O DNA adquiriu a habilidade de se proteger dos perigos ambientais e riu da morte. Os trilhões de amebas, cianobactérias e fungos que povoam a Terra hoje são clones de um ancestral – ele morreu como objeto físico, mas é praticamente imortal como um pacote de informações dentro do DNA.

Com uma criação tão bem-sucedida não mostrando nenhum sinal de declínio, não haveria motivo para pôr em risco a vida multicelular, exceto por um: a absoluta exuberância da criatividade. O desafio básico de criar a vida multicelular foi como reproduzir um organismo complexo cujas partes móveis não são as mesmas. Foi como dar um guidão de bicicleta para alguém e pedir que toda a bicicleta seja construída a partir dele, com o desafio adicional de nunca ninguém ter visto uma bicicleta montada antes. Em seu corpo, duas células-tronco podem manter-se em animação suspensa por meses ou anos, misturadas com células totalmente formadas. Quando uma célula-tronco é ativada, ela se transforma especificamente em uma célula sanguínea, cerebral, hepática, da pele, e não em uma célula humana genérica. As últimas células genéricas no desenvolvimento humano desapareceram no útero, lá pela quinta semana de gestação, quando um novelo de células genéricas (o zigoto) passou para o estágio de embrião.

O DESPERTAR

O embrião novo não lembra em nada o corpo de um mini-humano, mas sua aparência de bolha cor-de-rosa engana. Conforme o zigoto emergia de um único ovo fertilizado, e depois passava de duas para quatro, oito, dezesseis células em diante, o DNA aguardava sua vez. Com *timing* preciso, foram transmitidas novas instruções que mudaram o destino do embrião, aproximando-o mais da forma humana. Cada célula nova recebeu sua própria identidade, por meio de um conjunto de sinais extremamente complexos que são ainda mais extraordinários que o próprio DNA. Estamos muito longe de explicar como uma célula entende o que fazer, mas conhecemos o panorama. Nas semanas seguintes do desenvolvimento embrionário, não só uma célula cerebral se difere de uma hepática, mas cada célula do cérebro viaja para uma localização específica, liga-se a células semelhantes, que assumem então um empreendimento conjunto: formar um cérebro. O mesmo ocorre para cada célula do fígado.

Esse processo, conhecido como "diferenciação celular", tem sido minuciosamente estudado. É fascinante observar, na assim chamada migração neural, como as células cerebrais iniciais, começando por onde nascem, são providas de passagens escorregadias para deslizarem até cada uma alcançar a região do cérebro que precisa evoluir para visão, reação de luta ou fuga, emoções, pensamento superior etc. (Estou fazendo uma ilustração simplificada, já que a migração neural tem inúmeros estágios e é extremamente complexa.) Na aparência, uma célula é uma bolsa de água e substâncias químicas solúveis, mas na verdade é o depósito de cada pedacinho de conhecimento pertencente à história da vida na Terra.

A criação parece um processo que se desenrola passo a passo, pouco a pouco, mas, por trás dessa aparência, uma realidade cria, governa e controla tudo. Dividir a vida nas partes que a compõem – as físicas – é totalmente artificial. Voltando seja 3 bilhões de anos atrás, seja ao momento de sua concepção no útero da mãe, a mesma mensagem oculta está presente. O todo está contido nas partes. Sem o todo, as partes não fazem sentido.

AUTORREGULAÇÃO: A COLA DA VIDA

Se o todo cria, governa e controla as partes, podemos observar o que está acontecendo? A ciência não nega que o universo opera como um todo, mas os cientistas insistem que as forças físicas "colam" tudo junto. Como tudo o que acontece na realidade virtual, foi construída uma história para satisfazer a crença de que o universo *tem* de ser físico. A cola que realmente mantém a criação unida não é de forma alguma física, mas consiste em *autorregulação*, ou a habilidade de cada sistema se manter intacto dentro de seu próprio mundo protegido.

É pela autorregulação que as células cerebrais sabem que não se espera que sejam células hepáticas ou cardíacas. A autorregulação impede que seu corpo não se desfaça em uma nuvem de átomos de hidrogênio, carbono, oxigênio e nitrogênio. A autorregulação não tem propriedades físicas – não é matéria nem energia – porque ela mesma é uma característica da totalidade. Para mostrar a delicadeza refinada dessa cola invisível, pense como a elevação da temperatura da água do oceano em apenas poucos graus nas últimas décadas levou à destruição de bancos de coral no mundo todo. (Existem também outras causas, como a poluição das águas, predadores e doenças.) O fenômeno é conhecido como "onda de calor marinha"; ondas desse tipo atingiram a Grande Barreira de Coral da Austrália em 1998 e 2002, mas causaram danos limitados.

Quando as temperaturas da água sobem rapidamente, um coral passa por autodestruição por meio de "branqueamento de coral" – os corais, que dependem simbioticamente da alga que está dentro deles para sobreviver, ficam estressados e expelem a alga, que também conferia cores vivas aos corais. Quando a alga sai, o coral começa a embranquecer e morre. A morte repentina de grandes porções da Grande Barreira de Coral ocorreu durante nove meses em 2016, quando uma onda de calor marinha atingiu três quartos dos recifes do mundo (essas ondas começaram a se intensificar em 2014). "Perdemos 30 por cento dos corais nos nove meses entre março e novembro de 2016", disse um porta-voz do grupo de pesquisa que monitora o recife. Outras ondas quentes marinhas chegaram em 2017, atingindo todas as partes da Grande Barreira de Coral, abrangendo seções centrais que tinham conseguido resistir às destruições anteriores. Os corais de crescimento mais rápido conseguem se recompor entre dez e quinze anos, mas as ondas de calor marinhas com força destruidora estão voltando, em média, a cada seis anos.

Isso tudo tem sido provocado por nossa falha em evitar que a temperatura dos oceanos subisse 2 °C desde a era pré-industrial, cerca de duzentos anos atrás. Uma minúscula alteração na temperatura, que mal se consegue notar ao colocar a mão em água quente, foi suficiente para desequilibrar um sistema complexo de autorregulação com 535 milhões de anos. Mas a lição vai mais fundo. Um recife de coral é um megassistema que encerra sistemas menores: todas as formas de peixe e criaturas marinhas, organismos unicelulares na porção inferior da cadeia alimentar, as células que são a base da vida e do DNA. Cada sistema tem suas próprias regras de autorregulação. Eles estabelecem seus limites para a sobrevivência, entretanto, quando vistos a partir do megassistema, englobando toda a comunidade do recife, a totalidade domina a separação.

Podemos trazer essa lição para o nosso corpo. Quando carrega um bebê, a pele quente e macia dele parece bem, mas também é sinal de uma ameaça em potencial se seu calor começar a diminuir. Partindo da temperatura normal do corpo, que fica entre 36,1 °C e 37,2 °C, começamos a sentir frio entre 35,8 °C, e a hipotermia começa a se instalar abaixo de 35 °C, a mesma ligeira diferença que ameaça o coral.

Se a temperatura do corpo cai para 32 °C, é declarada emergência médica, e surgem sintomas graves como delírio e alucinações. Abaixo de 30 °C, o corpo fica comatoso. O batimento irregular traz risco de morte, que acontece quase certamente abaixo de 20 °C. A qualquer momento, quando estamos saudáveis, estamos a uns 16 °C da morte – menos do que a variação de temperatura durante um dia de verão nas montanhas. Como manter o controle? A pergunta básica provavelmente foi respondida durante a era dos dinossauros. Especula-se atualmente que, diferentemente dos répteis, os dinossauros tinham sangue quente.

Esse foi, mais uma vez, um salto criativo sem necessidade física. As criaturas de sangue frio existiram durante bilhões de anos tanto como organismos unicelulares quanto multicelulares. Respiraram, comeram, eliminaram resíduos, se reproduziram e sobreviveram à severidade das agressões ambientais. Isso tudo aconteceu e continua a acontecer sem um ingrediente básico: converter parte da energia contida nos alimentos em calor que baste para manter a temperatura corporal interna suficientemente alta para a sobrevivência, mesmo quando a temperatura externa cai muito.

A autorregulação é encontrada em todos os níveis da Natureza, começando com o átomo, que se mantém intacto, sem perder a força como um brinquedo de corda ou desfazer-se em partes menores (elétrons, prótons e nêutrons). Isso é suficiente para provar que a autorregulação é como a totalidade opera, sem necessidade de matéria ou energia como cola. Além disso, em um sistema complexo como o do corpo humano, cada célula sabe que precisa viver para o todo, não apenas para si mesma. As células que optam por ser egoístas e multiplicam-se descontroladamente são cancerosas, e a retribuição para sua divisão desenfreada é a morte, delas e do corpo. Células normais, saudáveis, fazem tudo – comem, eliminam resíduos, se reproduzem, curam-se e morrem – tendo a sobrevivência do corpo como seu principal objetivo, não sua sobrevivência individual.

O SENSO DO EU

A discussão sobre autorregulação nos dá suporte para examinar como a totalidade funciona. Tenho insistido que tudo na criação é realmente uma forma de consciência. Uma célula é uma forma de consciência, trazendo com ela todas as qualidades da consciência, inclusive o conhecimento. É literalmente verdade que uma célula cerebral sabe que é uma célula cerebral. A autorregulação não é um processo mecânico, ela vem do senso do eu. Como pessoa, você tem um senso do eu que engloba centenas de sistemas de autorregulação, assim como o recife de coral. Você é a totalidade que as partes precisam para existir. Podemos chamar isso de "teoria do topo para a base", porque não pode existir autorregulação sem que o universo todo tenha um sentido do eu desde o início. O todo cria, controla e governa todos os acontecimentos.

O oposto é uma teoria da base para o topo, a visão científica corrente de que as partes se unem para formar o todo. Mas a autorregulação nunca foi criada fisicamente, ela é parte de como a consciência opera. Mas chegamos apenas ao meio do caminho de nossa investigação. A discussão até agora é mais do que suficiente para provar que você é uma maravilha de autorregulação, até onde o corpo vai. Mas o despertar liga-se à mente e, como todos sabem, nossos pensamentos podem ser ferozes até o ponto da loucura; em qualquer situação, o próximo pensamento de qualquer pessoa é completamente imprevisível. Pode pensar em nós como passageiros indisciplinados, andando pela vida em um veículo perfeitamente montado, com o corpo funcionando como um todo enquanto a mente vagueia descuidadamente de um pensamento, sentimento, sensação ou emoção para o seguinte.

A via direta baseia-se na realidade sendo uma coisa só, a totalidade que podemos viver no dia a dia. Parece exagerado acreditar que vivemos com uma mente inteira. A mente de todos parece uma miscelânea de impulsos empilhados, dos quais lutamos para extrair um comportamento racional, socialmente aceitável. Essa disparidade entre o corpo maravilhosamente regulado e uma mente descuidadamente desregulada não passou despercebida pela neurociência e criou um mistério desconcertante. Os pensamentos, segundo a neurociência, são criados pelas células cerebrais, e elas funcionam segundo leis fixas de eletromagnetismo que não deixam espaço de manobra. Impulsos elétricos e reações químicas não têm livre-arbítrio. Eles se comportam do mesmo modo em uma célula cerebral como fariam em uma bateria de lanterna ou a corrente elétrica de uma casa. Como, então, essa estrutura determinística e fixa leva à liberdade de pensamento?

Uma resposta, que parece peculiar, mas é amplamente aceita, assinala que não temos liberdade de pensamento – só pensamos que temos (o que constituiria um pensamento livre, mas deixemos isso passar). A agitação da atividade cerebral é tão complexa, segue a teoria, que não conseguimos descobrir de onde veio algum pensamento em particular. Mas como ele precisa ter vindo da atividade cerebral, um pensamento é tão predeterminado quanto as reações eletroquímicas que o produziram. Essa hipótese claramente passa por cima da total imprevisibilidade de pensamentos e sentimentos. Se não tiver um olho que tudo vê e que consiga pesquisar o pipocar de 100 bilhões de células cerebrais, certamente seus pensamentos parecerão imprevisíveis. Somente um supercomputador poderia processar tal quantidade de informações, e se a tecnologia computacional continuar a se expandir em ritmo exponencial, tal olho que tudo vê logo existirá.

Segundo essa visão, a inteligência artificial (IA) é superior ao cérebro humano, não apenas por processar mais informações, mas porque está livre de falhas como depressão, ansiedade, QI baixo, emoções erráticas e esquecimento. Não devemos jamais subestimar a tecnologia, ou pelo menos é o que se pensa. Antecipando a elevação da IA ao *status* de deus, Anthony Levandowski, conhecido no Vale do Silício por sua contribuição para carros sem motorista e como um visionário pioneiro em IA, atraiu a atenção da mídia em 2017 ao fundar a primeira igreja IA, que batizou de Way of the Future [Via do Futuro]. Ele está procurando por adeptos e antevê uma deidade IA não ridícula, mas inevitável.

Como ele disse a um entrevistador da revista *Wired*: "Não é um deus no sentido que ele produz relâmpagos ou causa furacões, mas se existe algo 1 bilhão de vezes mais esperto do que o homem mais esperto, do que mais você vai chamá-lo?" O que salva a Way of the Future de ser ridicularizada é o impacto enorme que a IA vai ter em todos os lugares. O repórter da *Wired* escreve: "Levandowski crê que uma mudança está vindo – uma mudança que vai transformar todos os aspectos da existência humana, abalando empregos, lazer, religião, economia e possivelmente decidindo a nossa sobrevivência como espécie".

Todos estão livres para se preocupar com um futuro da IA vazio, desumanizado, habitado por deuses falsos, mas outros cenários catastróficos podem recair sobre nós primeiro. Um supercomputador com alcance global certamente estará armado (ou ele mesmo vai se armar) como um *super-hacker*, capaz de causar danos imensos, desde desativar sistemas de defesa a quebrar o sistema bancário. Tais ataques, infelizmente, já estão em curso.

Seja como for, é o *artificial* da IA que impede os computadores de ter vida e consciência – o aumento de velocidade, memória e complexidade apenas melhora a imitação de pensamento, que não passa disso, uma imitação. Um computador nunca terá um senso do eu, que é o traço básico da consciência. Afinal, foi nosso senso do eu que levou ao computador. "Eu posso pensar" faz parte de ser autoconsciente. Uma vez que diz a si mesmo "eu posso pensar", você tem uma razão para construir uma máquina que imita pensamentos.

O senso do eu lhe diz que você é você. Ele lhe diz que você está vivo, pensando, sentindo, desejando, sonhando, e assim por diante. Nenhum processo físico criou seu senso do eu; você o possui como uma característica incorporada. Imagine que está sentado no escuro, assistindo a um filme que prende toda a sua atenção. Seus olhos talvez estejam grudados em uma cena de perseguição; os ouvidos estão sobrecarregados com o som de tiroteios, pneus cantando e sirenes de carros de polícia. Naquele momento você não sente o peso do seu corpo nem tem a sensação de estar sentado na poltrona. Não sente a respiração; a temperatura na sala de cinema não é algo que você perceba. Concentrado no filme, você sucumbiu à sua magia, mas com o corpo e o que o rodeia fora da mente, e provavelmente sem pensamentos passando por ela, *você* desaparece? Não.

Você estará presente independentemente de quanto o filme possa se tornar emocionante, e a mesma coisa acontece no filme cotidiano pelo qual anda como se fosse um sonho lúcido. Pode subtrair tudo da sua experiência, exceto o senso do eu. Em um dia comum, as experiências que percebe são uma fração ínfima dos estímulos sensoriais que recebe. Vai se lembrar de algumas coisas ou de nada, mas certamente não de tudo. A maioria das experiências tremula e se desfaz, sem deixar registro, mas você não consegue abandonar o senso do eu. Colocá-lo fora da mente não o altera, distorce ou destrói. Como uma rolha voltando à superfície, ele sempre retorna.

Inesperadamente, somos atirados de volta à via direta. O senso do eu é aquilo que já o torna inteiro. Tudo o que existe "lá fora" ou "aqui" está colado pelo senso do eu, porque ele é o denominador comum em toda experiência. Assim que percebe isso, consegue se identificar com seu senso do eu, e então a via direta alcançou seu objetivo.

PASSANDO PELO TESTE "E DAÍ?"

Não importa o quanto possa ter sido fascinante esse debate, "e daí?". Por que eu e você vamos nos dar ao trabalho de seguir a via direta? Olhando para sua vida, a maioria das pessoas se sente mais ou menos feliz com as escolhas feitas. Ou assim dizem os pesquisadores, que descobrem, década após década, que mais de 70 por cento dos interrogados, diante da simples questão: "Você é feliz?", respondem sim. Reportagens aparecem indicando os candidatos a ser o país mais feliz do mundo – o mais recente da lista foi a Dinamarca –, e respectivamente há os países infelizes, que acabam por ser aqueles muito pobres, atingidos por guerras e conflitos, e onde o povo precisa lutar para conseguir satisfazer suas necessidades básicas.

A via direta e tudo o que já discutimos – despertar, iluminação, totalidade, o verdadeiro eu, metarrealidade – enfrentam o teste "E daí?". Fazemos escolhas baseados na possibilidade de elas serem suficientemente importantes para nossa vida. Essa, entretanto, não é uma medida confiável do que realmente é benéfico. Cosméticos e roupas na moda são importantes para milhões de pessoas, assim como o envolvimento com futebol e aumentar a coleção de armas importa para milhões de outras. "E daí?" é altamente pessoal e imprevisível, mas também é implacável. Até que algo importe suficientemente, não desejamos mudar nossa maneira de viver.

Aqui vai minha resposta a "E daí?" em relação à via direta. De uma forma muito real, tornar-se meta-humano é eliminar tudo o que é desnecessário para a nossa espécie. É um processo que já está em curso por partes. O mundo moderno já erradicou – ou a erradicação está em processo – muitas coisas que o *Homo sapiens* pode passar sem. Pareceria impossível viver sem religião, se pensarmos em como a crença em um Deus ou deuses ocupava o coração de todas as culturas antigas. Mas há milhões de pessoas que adotaram uma visão secular, voltada para a fé na ciência, e vivem sem sentimento de perda pela ausência de religião.

Podemos discutir indefinidamente se a religião é boa ou ruim para a sociedade, e sobre todas as coisas que estão em curso. Do ponto de vista meta-humano, entretanto, é essencial livrar-se de tudo o que o *Homo sapiens* não precisa mais. A ilusão está "afinando". Construtos mentais como guerra e pobreza não são mais considerados como fatos da vida que a humanidade precisa aceitar. Por que, então, não se livrar da ilusão inteira? Por que não fazer isso de maneira simples, completa e com o menor desconforto possível?

Quando se elimina tudo o que não é real, o que resta tem de ser real. A via direta está em conformidade com essa noção. Ela sustenta que uma coisa só é real se tudo o que é irreal for afastado: o senso do eu. Cada vida tem prioridades próprias. O sofrimento de uma pessoa pode estar ligado à pobreza, enquanto o de outra deve-se à doença, a um relacionamento ruim ou à solidão da velhice.

Nada é mais confuso e caótico do que a realidade virtual. O processo de desmanche de cada causa de sofrimento é muito complexo para imaginar com antecedência. A única resposta realista é permitir que a ilusão se desfaça tão facilmente quanto se formou. É disso que trata a via direta; é isso que a separa de qualquer outro esquema para melhorar a vida humana.

Parece muito bom para ser verdade que grilhões forjados pela mente simplesmente vão desaparecer por vontade própria, mas isso é exatamente o que Rumi quer dizer quando declara que a cela da prisão está aberta. Desde que já estamos livres, não é preciso nenhum esforço para livrar-se. Você fica livre assim que baseia a vida em uma coisa, o senso do eu.

Mas, como as coisas estão, o senso do eu fica quase completamente ignorado. *Zelig*, filme de Woody Allen de 1983, retratou o personagem-título como uma espécie de fantasma histórico. Apesar de ser totalmente insignificante, Leonard Zelig era um camaleão humano. Ele tinha a habilidade de se fundir completamente com o ambiente. O filme se passa nos anos 1920 e 1930, e o romancista F. Scott Fitzgerald é o primeiro a perceber as transformações espantosas de Zelig. Em uma festa que lembra O *grande Gatsby*, Zelig está na sala falando com o sotaque refinado de Boston e desfiando valores republicanos, enquanto mais tarde, na cozinha, ele passa a ser um homem comum defendendo ideias dos democratas.

De algum modo, Zelig é todo mundo e ninguém, está em todo lugar e em lugar nenhum. É uma parábola para o senso do eu. Está presente em todas as experiências, mas torna-se invisível fundindo-se no entorno – até você começar a prestar atenção nele. O senso do eu, então, por improvável que pareça, assume o centro do palco.

O primeiro passo é começar a perceber seu senso do eu. Imagine uma sociedade de debate onde um lado está defendendo posições controversas sobre o conflito no Oriente Médio, direito ao aborto ou racismo. Veja a si mesmo em pé e argumentando eloquentemente de um lado. Digamos que você se opõe veementemente ao racismo, acredita em uma solução de dois Estados para os palestinos e apoia o direito das mulheres a fazer aborto.

Agora se coloque no lado oposto e apresente argumentos exatamente contrários para cada questão. Pode ajudar se a posição contrária for revoltante – você pode se ver defendendo a necessidade de abolir qualquer tipo de aborto ou apoiar terroristas que neguem o direito de Israel existir. Embora você possa resistir em abandonar o lado em que realmente acredita, os debatedores fazem isso o tempo todo. Mudam da perspectiva a favor para contra em um piscar de olhos. Essa habilidade de mudar de ponto de vista fica além de qualquer convicção. Podemos vestir qualquer camisa que desejarmos. Quer defenda ideias que ame ou que odeie, você estará sempre presente. O seu senso do eu é independente de qualquer coisa que pense ou diga.

Próximo exemplo: Escolha um objeto da casa e toque-o. É você que o está tocando? Qualquer um responderia sim automaticamente. Olhe para o mesmo objeto. É você que o está vendo? Sim, novamente. Não existe tempo na história em que a resposta seria diferente. O que muda é nosso modelo mental do significado de tocar e ver um objeto. Na Pré-História, antes do surgimento da linguagem, não havia explicação para ver e olhar. Em uma era de fé, quando o corpo, carne morta, era animado pela alma, era Deus que tornava a sensação possível. Hoje, a experiência de ver e tocar é atribuída ao sistema nervoso central e à atividade do cérebro no recebimento de dados sensoriais do mundo "lá fora".

Mesmo que não se importe com qualquer uma dessas explicações, é apenas o eu tendo uma experiência. Você pode modificar esse exercício de vários modos. Na escola de medicina, os estudantes aprendem que as sensações corporais alcançam o cérebro através de uma teia de nervos aferentes correndo por toda parte. Se toca na mão ou levanta o braço, os sinais dos nervos aferentes são os responsáveis por sentir a experiência. Cada sinal é como um corredor inca lançando-se de uma remota região para os Andes a serviço do imperador na cidade real de Cusco. A informação dos nervos aferentes está constantemente fluindo, então por que não sentimos o peso, a posição, o calor de cada membro o tempo todo? Sente-se na cadeira e deixe sua atenção passar do alto da cabeça para o nariz, depois para o coração, em seguida para a ponta dos dedos dos pés.

Se eu perguntar: "Quem está passando de uma sensação para outra?", você certamente responderá: "Sou eu". O eu seleciona aquilo em que deseja prestar atenção. O eu, entretanto, não está limitado pela atividade do sistema nervoso. Ele está presente independentemente das células nervosas que estão disparando.

Um exemplo final: se fechar os olhos e enxergar a cor azul, essa experiência está acontecendo em sua consciência. Se abrir os olhos e olhar o céu azul, onde está a cor azul? Está ainda na sua consciência. As experiências de azul "aqui" e azul "lá fora" ocorrem no mesmo lugar. Quando segura um objeto ou o cheira ou escuta, você consegue lembrar essas sensações. As sensações viajaram do mundo exterior para o seu mundo interior? Supomos que sim. Sentar-se em volta de uma fogueira e olhar as chamas tremeluzentes é diferente de lembrar o calor e o tremeluzir das chamas. Mas ambas as experiências acontecem na consciência. Ouvir um estrondo na cabeça e escutar o escapamento de um carro na rua são duas experiências diferentes, mas compartilham o fato inegável de que ambas aconteceram na consciência.

Se a consciência está presente tanto dentro quanto fora, ela é independente do espaço. Do mesmo modo, a fogueira junto da qual estava sentado pode ter acontecido na infância, enquanto a lembrança dela ocorre agora. Como a consciência esteve registrando a fogueira no passado e, agora, ela é independente do tempo. Quando percebe que a consciência não está limitada por tempo e espaço, então *você – o você real que é pura consciência –* não deve ficar limitado por tempo e espaço. Aonde quer que sua consciência vá, seu senso do eu estará presente; os dois estão fundidos. O eu está presente em qualquer coisa, mas não percebemos isso porque, como Zelig, o eu sabe como amalgamar-se em todas as situações.

Penso que a maioria das pessoas, refletindo um pouco, podem aceitar que têm um senso do eu seguindo-as por toda parte como uma sombra invisível. Mas, para passar completamente pelo teste "E daí?", o senso do eu não pode simplesmente ser um espectador. Parte do conceito de Woody Allen era que, se examinar bem de perto, Zelig aparece em fotos de eventos memoráveis como uma posse presidencial, mas isso não o torna importante. Do mesmo modo, sentir a si mesmo em cada experiência não o coloca no centro do palco. A via direta revela o senso do eu. Em seguida, é preciso descobrir a enorme diferença que essa modesta conquista faz.

O salto de humano para meta-humano, a mudança da realidade virtual para a realidade "real", tudo isso é contido no simples ato de perceber o eu. Não o ego, que deseja monopolizar a ribalta e clama que ele e apenas ele é o eu. A personalidade-ego não pode evitar, ela contém o senso do eu – todas as experiências o contêm. Mas o ego bloqueia nossa visão. Ele está amarrado à realidade virtual e se mantém atraindo nossa atenção para todo lugar, exceto para o senso do eu.

Como veremos na Parte 3, assim que se livra de todas as coisas de que não necessita, o ego também pode ser descartado, mas não seu senso do eu. Como os limites desnecessários e os restos do feitiço/sonho/ilusão foram jogados fora, o senso do eu não precisa monopolizar a ribalta. Sendo a única coisa que se refere a você que é atemporal e eterna, ele não precisa fazer nada. Ele apenas é, um farol de pura consciência, que brilha constantemente em cada segundo da existência. Ironicamente, todas as outras coisas em sua vida enfrentam uma tarefa bem mais árdua para passar pelo teste "E daí?"

PARTE 3

COMO SER META-HUMANO

10

COMO LIBERTAR O CORPO

Como vimos, a consciência está em todo lugar, sempre e em tudo. Se isso é verdade, então você está em todo lugar, sempre e em tudo. Mas no dia a dia, mesmo que esteja completamente convencido disso, você é orientado na direção oposta. Suportou uma vida inteira de condicionamento lhe dizendo que é uma pessoa solitária sentada sozinha em uma sala. Em vez de sempre, a extensão da sua vida é muito limitada, marcada por dois eventos – nascimento e morte. Em vez de tudo, você é uma trouxa de coisas muito específicas, começando com seu nome, gênero, estado civil, profissão, e assim por diante.

A realidade virtual que queremos desmontar é feita de muitas partes móveis que ocupam compartimentos próprios. Uma parte é o corpo, outra é a mente, o mundo e outras pessoas. Essas partes foram montadas de modo que a vida possa ser manejada uma peça por vez. Vai-se à escola para a mente, à academia para o corpo, a um encontro para criar um relacionamento, ao trabalho para trazer dinheiro para casa.

Do ponto de vista meta-humano, qualquer fracionamento da vida somente sustenta a ilusão. A totalidade é total, não uma coleção de partes. Em outras palavras, a vida acontece de uma vez, aqui e agora. A razão por que nos agarramos à realidade virtual é que a perspectiva de "tudo de uma vez, aqui e agora" é esmagadora.

Depois de refletir como explicar essa verdade de modo prático e palatável, concluí que a via direta deveria começar pelo corpo, não pela mente. Meu argumento é que o corpo é o que segura a maioria das pessoas. Elas se sentem encerradas em um corpo. Aceitam a realidade de nascer, adoecer, envelhecer e morrer. Procuram prazer físico e se encolhem diante da doença. Enquanto essas forem as precondições para a sua vida, não conseguirá ser meta-humano. Seu corpo não vai aceitar isso. As células do fígado, do coração ou da pele não podem gritar: "Você está louco?", mas realmente parece insano abandonar o corpo como um objeto físico – esse ato de loucura faz do seu corpo o lugar perfeito por onde começar. Se conseguir encarar o corpo como um pacote de carne e ossos e transformá-lo em um estado de consciência, tudo naturalmente vai fazer sentido.

A ANATOMIA DA CONSCIÊNCIA

Se nos prendermos dentro de uma ilusão, o corpo deve ser parte dela – e faz. O seu corpo é sua história em forma física. Conforme sua história vai crescendo com o passar dos anos, as coisas que pensou, disse e fez exigiram uma diversidade enorme de atividade cerebral. Aprender a andar foi um triunfo de equilíbrio, visão e coordenação motora, mas assim que, ainda criancinha montou esse quebra-cabeça complexo, o cérebro registrou tudo o que você tinha aprendido e guardou para o resto da vida, então você pode passar para algo novo. O cérebro armazena uma série de habilidades, desde falar e escrever a andar de bicicleta, lidar com a matemática e dançar valsa. Essas conquistas mentais ficam incorporadas em você fisicamente.

Mas, tão logo isso é salientado, o risco é recairmos na divisão "mental" e "físico", o que nos leva diretamente de volta à ilusão. Quando os bebês aprendem a andar, eles não estão vivendo sob essa ilusão. Conforme eles se desequilibram, caem, levantam-se novamente e continuam a tentar, a experiência se encaixa na descrição holística dada anteriormente: a coisa toda acontece de uma vez, aqui e agora. Isso vale para todas as habilidades que mencionamos – aprender não foi mental e/ou físico. Estava acontecendo em uma só dimensão: na consciência.

Colocamos mente e corpo em oposição de tantas formas que tratar delas todas seria impossível. A via direta não exige nem mesmo a menor parcela do debate pelo qual já passamos. Em vez disso, ela experimenta o corpo *conscientemente*. Quando você faz isso, a divisão entre mental e físico volta à autenticidade de um bebê aprendendo a andar. Você volta ao eu como agente da experiência toda, fundindo pensamento e ação. Nesse caso, qualquer ação é devolvida à totalidade, que é onde ela acontece.

Para começar, fique aberto à ideia de que seu corpo não é um objeto físico em que você reside. Essa visão não passa de um hábito de pensar, mas do tipo persistente. Vou orientá-lo em um exercício que vai lhe dar a experiência direta de viver, não só no corpo físico, mas na consciência. (Este exercício e os seguintes ficam muito mais fáceis se alguém puder lê-los em voz alta para você. Se conseguir uma pessoa que queira participar trocando com você os papéis na leitura e na execução dos exercícios, melhor ainda.)

EXERCÍCIO: O CORPO CONSCIENTE

Os passos do exercício:

PASSO 1: Tome consciência do corpo.
PASSO 2: Tome consciência de alguns processos corporais.
PASSO 3: Tome consciência do corpo como espaço interior.
PASSO 4: Expanda o espaço interior além da pele.
PASSO 5: Repouse na totalidade.

Cada passo é a progressão natural do anterior e uma experiência simples e direta. Não precisa memorizar as instruções, apenas siga pelo exercício vivendo a experiência.

PASSO 1: TOME CONSCIÊNCIA DO CORPO

Sente-se tranquilamente com os olhos fechados. Deixe as sensações corporais serem seu foco de atenção, de modo que possa sentir o corpo. Não precisa barrar os pensamentos, eles são irrelevantes. Não importa que sensações você venha a sentir. Apenas esteja em seu corpo.

PASSO 2: TOME CONSCIÊNCIA DE ALGUNS PROCESSOS CORPORAIS

Tome consciência da respiração conforme o ar entra e sai. Diminua um pouco o ritmo da respiração, depois a acelere um pouco. Desloque a atenção para o centro do peito e tome consciência do batimento cardíaco. Respire algumas vezes tranquila e profundamente e sinta o batimento cardíaco desacelerar à medida que relaxa. Veja se consegue sentir a pulsação em algum outro lugar – muitas pessoas a sentem na ponta dos dedos, na testa ou dentro das orelhas, por exemplo.

PASSO 3: TOME CONSCIÊNCIA DO CORPO COMO ESPAÇO INTERIOR

Agora leve a atenção para dentro do corpo. Sinta a cabeça como um espaço vazio e comece a descer pelo corpo até o peito, o estômago, o abdome, as pernas e os pés, fazendo uma pausa em cada lugar para experimentar os órgãos internos como um espaço no qual a consciência se move livremente. Se quiser, pode também experimentar a respiração como a expansão e o relaxamento do espaço no peito, o batimento cardíaco como uma pulsação constante no espaço do peito.

PASSO 4: EXPANDA O ESPAÇO INTERIOR ALÉM DA PELE

Assim que tiver sentido o interior do corpo como um espaço vazio em que os processos corporais estão acontecendo, percorra a pele com atenção. Vagueie pelas sensações na cabeça, sentindo os contornos do rosto, do couro cabelo e das orelhas. Siga para baixo, deixando a consciência ir para todos os outros lugares – garganta, braços, mãos, pés – à medida que as sensações chegarem a você.

Agora suba a consciência ligeiramente acima da pele e delicadamente deixe-a se expandir além dos contornos do corpo. Algumas pessoas fazem isso facilmente, outras precisam evocar uma imagem – você pode ver seu espaço interior inundado de luz e vê-la expandir-se até encher a sala. Ou pode visualizar o espaço interior em volta do coração como uma esfera, um balão redondo que se expande um pouco mais toda vez que você inspira, vendo-o ficar cada vez maior, até ocupar a sala inteira.

PASSO 5: REPOUSE NA TOTALIDADE

Quando tiver passado pelos passos anteriores, descanse calmamente por um minuto ou dois. Deixe a experiência do corpo ficar aqui agora.

O que este exercício fez é multifacetado. Você deixou de estar preso dentro de uma coisa, substituindo a experiência do corpo como processos e sensações. Como a experiência foi consciente, os processos e sensações moveram-se para onde eles realmente ocorrem, na consciência. Então abriu-se para experimentar o corpo como espaço interno – em sânscrito esse espaço é chamado *Chit Akasha*, ou espaço da mente. Como tudo na vida acontece no espaço da mente, você pode expandir o espaço até não existir mais limites entre "aqui" e "lá fora".

Pode ficar surpreso por ter realizado todas essas coisas, e como a experiência provavelmente era para ser incomum, facilmente voltará ao hábito de sentir que o corpo é um objeto físico onde você mora, como um rato se escondendo nas paredes de uma casa ou um coelho na toca. Ainda assim, no mínimo, agora você pode ver que existe uma alternativa ao velho hábito. Para libertar-se do corpo, o velho hábito não vai lhe ser útil.

Para quebrar o velho hábito – um processo que eu chamo "descongelamento", como foi dito antes –, repita este exercício uma ou duas vezes por dia. Quando estiver acostumado com ele, tudo vai correr natural e suavemente. Todos nós somos práticos, então para que serve o exercício no dia a dia?

- Pode fazê-lo quando se sentir estressado.
- Use-o para aliviar a tensão no corpo ou outras sensações desagradáveis e dolorosas.
- Também funciona para ajudar a amenizar preocupações e pensamentos ansiosos.
- Concentre-se por meio deste exercício sempre que se sentir distraído e disperso.

Diversas práticas da ioga e do zen-budismo fazem o corpo ficar sob controle por meio da consciência pura focada. Quando sente o batimento cardíaco e a respiração, por exemplo, você dá o primeiro passo para controlar ambos os processos de uma só vez por meio do nervo vago, um dos dez nervos cranianos que partem do cérebro para o resto do sistema nervoso central.

O nervo vago é um andarilho, traçando seu curso, como a linha tronco dos antigos sistemas telefônicos, do cérebro ao pescoço, daí para o peito, passando o coração, e estende-se pelo abdome. É o nervo craniano mais longo, e suas fibras tanto enviam quanto recebem informações sensoriais. A maioria das sensações que experimentou no exercício foram canalizadas pelo nervo vago.

COMO LIBERTAR O CORPO

Pode tirar vantagem desse conhecimento de modo prático por meio da "respiração vagal", que consiste em inspirar contando até quatro, prender a respiração contando até dois e expirar contando até quatro. Este ritmo simples de quatro-dois-quatro é fácil para um adulto saudável normal, e ninguém deve tentar forçá-lo a ponto de ficar ofegante ou sentir desconforto. Para grande surpresa dos pesquisadores médicos, a respiração vagal é o melhor modo de reduzir o estresse, particularmente os sintomas imediatos: respiração irregular, aumento da frequência cardíaca e tensão muscular.

Acontece que o estresse crônico de nível baixo é mais grave e mais arraigado do que o estresse agudo. Na vida moderna, permanecer em um estado de estresse crônico de nível baixo é tão comum que é aceito como normal. Mas seu corpo não o sente como normal; a origem de doenças cardíacas, hipertensão, distúrbios de sono e da digestão, além de, provavelmente, alguns cânceres pode estar no estresse crônico.

Não por acaso, a localização desses distúrbios é paralela ao curso do nervo vago, que serve para comunicar o estresse ao coração, estômago, trato digestório e depois para o resto do corpo, conforme o sistema nervoso se ramifica. A respiração vagal traz o corpo de volta ao equilíbrio e alivia a tensão. Então, mesmo que não tenha percebido que tudo o que é físico e mental acontece na consciência – o que significa que nosso corpo acontece na consciência –, temos aqui uma pista inequívoca.

Aceitamos que habilidades como caminhar e andar de bicicleta ficam permanentes a partir do momento em que são aprendidas. Mas, em um nível mais básico, os biorritmos que sustentam o *corpomente* como um todo foram aprendidos e absorvidos milhões de anos atrás por nossos ancestrais hominídeos. A vida moderna nos força a desaprendê-los, como testemunham inúmeras pessoas com distúrbios de digestão e de sono. Ambas as funções são controladas por meio de biorritmos integrados. Quando o corpo esqueceu como expressar um biorritmo, o efeito é como um trompete ou violino tocando uma peça musical diferente do resto da orquestra – a sinfonia inteira fica arruinada.

A respiração vagal pode ser muito útil, além da sua habilidade de normalizar a frequência cardíaca, abaixar a pressão e regularizar a respiração. É bom praticá-la na cama antes de adormecer. Insônia leve a moderada pode ser amenizada ou completamente curada. O estresse genérico é aliviado, incluindo pensamentos estressantes e a mente acelerada que muitas pessoas experimentam quando tentam adormecer.

Aqui, entrei apenas em um detalhe (o tópico inteiro é tratado em profundidade em *Você é sua cura*, que escrevi em coautoria com Rudolph E. Tanzi) para deixar claro que o mapa físico do sistema nervoso, a operação do nervo vago, conscientemente intervir no funcionamento dele, e sentir os resultados diretamente é *tudo uma coisa só*. A via direta nos leva de volta a uma coisa que vai, com o tempo, acabar com o estado de separação, nos permitindo repousar na totalidade, que é a realidade.

SEU CORPO, SUA HISTÓRIA

Quando começa a experimentar seu corpo conscientemente, a transformação se inicia. Você está saindo da separação entre mente e corpo em direção à totalidade. Precisa ser inteiro para ser quem você realmente é. A via direta é empírica, não é teórica nem é terapia ou jornada espiritual.

Conforme experimenta o corpo conscientemente, você está tirando tempo da sua história. Isso parece uma coisa modesta, um instante ou dois passados sem fazer nada, apenas estando aqui. Não existe outra forma de desmontar sua história a não ser esta, a direta. Milhões de pessoas se beneficiam com terapia e trilhando o caminho espiritual, mas precisamos encarar o fato de que tudo o que fazemos, mesmo em nome da cura e da espiritualidade, acontece dentro da nossa história. Em consequência disso, conseguimos ter relances da totalidade – muitas vezes lindos e edificantes –, porém não nos levam à metarrealidade como nosso lar.

No momento em que você é sua história – o que não dá para evitar –, isso o mantém preso na separação. A palavra separação pode não vir à mente, é possível que nunca tenha considerado isso um problema. Para ilustrar o que estou dizendo, reflita sobre as seguintes frases, que já dissemos ou ouvimos:

Eu detesto meu corpo.

Você só tem a idade que pensa ter.

A juventude é desperdiçada nos jovens.

Eu costumava ter uma aparência perfeita.

As declarações expressam sentimentos diferentes, mas cada uma reflete a separação entre mente e corpo. "Eu detesto meu corpo" vem de alguém que se sente preso na fisicalidade. A pessoa está lamentando o que o corpo fez com ela. O estado de separação é óbvio. "Eu" desempenha o papel de vítima e "corpo" é o culpado.

"Você só tem a idade que pensa ter" é bem mais otimista, afirmando que a mente pode superar a deterioração da idade. Porém, como sabemos, isso é em parte pensamento ilusório. O envelhecimento é um processo inexorável. É bem melhor ter uma atitude positiva do que negativa em relação a ele – a sociedade está se beneficiando da "nova velhice", que vislumbra cada estágio da vida como vigoroso, produtivo e saudável. Mas um pensamento ou uma crença não são a mesma coisa que um estado consciente. "Você só tem a idade que pensa ter" não pode substituir o verdadeiro eu. Quando fica estabelecida sua autoconsciência como um estado permanente, a velhice não ameaça porque você se identifica com a atemporalidade (abordaremos o que significa o estado atemporal na próxima seção). Uma boa atitude em relação ao envelhecimento ainda o deixa preso em sua história.

O dito irônico de Oscar Wilde, "A juventude é desperdiçada nos jovens", mascara um desejo triste: Se ao menos eu pudesse voltar no tempo, teria aproveitado muito mais a vida. Arrepender-se do passado mescla-se à história de todos, e a base desse arrependimento (e seu oposto, que é a nostalgia) é o poder que a passagem do tempo tem sobre nós. "Eu costumava ter uma aparência perfeita" declara isso mais diretamente ao ligar a passagem dos anos à perda da atratividade física, ao implicar que "uma figura perfeita" é a mesma coisa que autovalorização e a desejabilidade sexual.

Seria possível citar uma lista interminável com exemplos de como a mente se sente separada e diferente do corpo. O corpo é objeto de todas as formas de julgamento e, apesar disso, o processo subjacente, se ama ou odeia seu corpo, ainda não foi bem examinado. O processo subjacente é a forma inevitável pela qual o corpo absorveu cada detalhe da sua história de vida e agora espelha isso. Estar preso à sua história e estar preso em seu corpo é a mesma coisa. O cérebro foi moldado em cada minuto desde que você nasceu, e comunicou tudo o que você experimentou para os 50 trilhões de células do corpo, que por sua vez passaram a mensagem para seu DNA.

A totalidade, então, não é apenas uma mudança mental. É uma revolução no *corpomente* que desfaz o passado, começando no cérebro, mas se estendendo para fora a fim de liberar cada célula e influenciar sua atividade genética. Para ver como ocorre essa revolução, vou ao núcleo de cada história, que é o tempo.

COMO SER ATEMPORAL

Houve um período na infância em que a experiência era original e autêntica. Você era muito jovem para interpretar o mundo sozinho. Todo o seu desenvolvimento foi ocupado

COMO LIBERTAR O CORPO

com processos básicos – andar, falar, explorar o mundo, e assim por diante. Vamos chamar esse período de pré-história da vida. William Blake dividiu um grupo de poemas em "canções da inocência" e "canções da experiência", que eram narrativas não bíblicas da Queda da Graça. Como os românticos que o seguiram e idolatraram, Blake acreditava que a Queda não acontecera com Adão e Eva, mas sim com as crianças quando perderam a inocência. A Queda era uma experiência repetida geração após geração.

O que Blake via na inocência era uma perspectiva fresca, simples, lírica e festiva do mundo. A tônica foi estabelecida em uma das mais famosas canções da inocência, "O cordeiro", em que *cordeiro* pode ser lido como *criança*.

> *Cordeirinho, quem te fez?*
> *Tu conheces quem te fez?*
> *Deu-te vida e alimentou-te.*
> *Sobre o prado e junto à fonte;*
> *Cobriu-te com veste pura*
> *De lã branca que fulgura;*
> *Deu-te a voz meiga e tão fina*
> *Para alegrar a campina [...]*[*]

Em contraste com essa visão de um Éden infantil, as canções de experiência são amargas e sombrias, refletindo a miséria em que Blake viveu e viu à sua volta na Londres do século XVIII. Um poema famoso, "Uma árvore de veneno", reconstrói a história do pecado original como o lado sombrio da natureza humana, em versos que poderiam ser de uma canção de ninar:

---

[*] Trecho de "O cordeiro", do poeta inglês William Blake (1757-1827). Este poema compõe o volume *Songs of Innocence and Experience*, publicado originalmente em 1798. Aqui, utilizamos a tradução brasileira de Renato Suttana, disponível em: http://www.arquivors.com/wblakes1.pdf. (N.E.)

Tive ódio ao meu amigo:
Disse-lhe, e o ódio findou.
Tive ódio ao meu inimigo:
Não lhe disse, e o ódio aumentou.

Dia e noite lhe dei a água,
Do medo e de minha mágoa;
Dei-lhe o sol do riso claro,
Que é só do engodo o anteparo.

E a árvore cresceu noite e dia,
E produziu grande pera;
Meu inimigo, que a via,
Soube de quem ela era;

E entrou pelo meu pomar
Na hora em que o dia se vela;
E na aurora o fui achar
Bem estirado sob ela. [*]

Mesmo sem o benefício da visão de Blake, todos nós passamos pela transformação da inocência em experiência. Para isso, bastou o tempo.

Nada mais era necessário enquanto aprendíamos a interpretação padrão do mundo que todos próximos a nós aceitavam. Um bebê nunca fica aborrecido. Ele olha o mundo maravilhado. As horas não se arrastam; prazos não fazem o bebê correr o dia inteiro. Ele não sente avidez por distração para que possa fugir de si mesmo.

Como visionário que era, Blake viu a possibilidade de libertação da condição da queda, que ele chamou "inocência organizada". É

---

[*] Tradução brasileira de Renato Suttana, disponível em http://www.arquivors.com/wblakes1.pdf. (N.E.)

uma frase brilhante porque implica que a experiência de uma pessoa pode ser tão original, autêntica e imaculada quanto a de um bebê enquanto mantiver a mente organizada, uma mente de que precisamos para realizar funções mais elevadas como adultos (entre elas, tomar conta de bebês). Voltar à inocência significa abraçar valores como amor e criatividade, que ficam mais valiosos quando chegamos à maturidade. Entretanto, os anos de maturidade tornam cada vez mais difícil a jornada de volta à inocência. Das incontáveis pessoas que anseiam por aquilo que sentiram, por exemplo, da primeira vez em que se apaixonaram, poucas encontraram o caminho de volta.

O culpado não é a inocência, porque a experiência ainda pode ser divertida e autêntica em qualquer momento da vida. O culpado está escondido na textura de nossa vida – é o tempo. Eu disse anteriormente que, para ficar integrado ao mundo interpretado (isto é, feitiço/sonho/ilusão), basta o tempo, nada mais. Da mesma forma, escapar das garras do tempo é a única saída. Longe de ser uma noção mística, você pode ficar atemporal neste exato minuto – na verdade, esta é a única saída.

Para a maioria das pessoas, duas palavras – *atemporal* e *eterno* – parecem significar quase a mesma coisa. Para os que creem nas tradições cristãs e muçulmanas, o Éden é eterno, um lugar onde o tempo continua para sempre. Para os não religiosos, o tempo acaba com a morte física. Nos dois casos, entretanto, o tempo do relógio comum parou. Mas existem problemas com esses conceitos, e, se nos aprofundarmos na questão, o tempo é muito diferente daquilo que aceitamos levianamente.

Os físicos têm falado muito sobre o tempo, graças ao conceito revolucionário de Einstein de que o tempo não é constante, mas varia segundo a situação que se apresenta. Viajar próximo à velocidade da luz ou mergulhar perto da maciça atração gravitacional de um buraco negro terá um impacto radical na forma como o tempo passa. Mas deixemos a relatividade de lado por um momento para pensar como o tempo funciona em termos humanos, aqui e agora. Cada um de nós experimenta normalmente três estados do tempo: o tempo tiquetaqueando no relógio quando estamos acordados, tempo como parte da ilusão ao sonhar e a ausência de tempo quando estamos dormindo, mas não sonhando. Isso nos diz que o tempo está ligado ao nosso estado de consciência.

Assumimos que um tipo de tempo – aquele medido pelo relógio – é o tempo real, mas isso não é verdade. Todas as relações com o tempo – desperto, sonhando e dormindo – são conhecidas apenas como experiências pessoais. O tempo não existe fora da consciência humana. Não existe tempo medido por relógio "lá fora" no universo. Muitos cosmólogos poderiam argumentar que o tempo, da forma como o conhecemos no estado desperto, inseriu-se no universo somente no bigue-bangue. O que veio "antes do bigue-bangue" não tem sentido se o tempo nasceu no instante em que o cosmo nasceu. Se for até o nível mais básico da Natureza, ao vácuo do qual o campo quântico emergiu, as características da existência diária, como visão, audição, paladar, tato e olfato, não existem mais, e há um ponto de fuga onde a tridimensionalidade some, juntamente com o tempo.

O que está além do horizonte quântico não passa de conjectura. O estado pré-criado do universo pode ser modelado praticamente do modo que você quiser – multidimensional, infinitamente dimensional ou não dimensional. Então é preciso que seja aceito que o tempo saiu da atemporalidade e não só no bigue-bangue. Tudo no universo físico pisca para dentro e para fora da existência em um ritmo acelerado de agitação aqui e agora. A atemporalidade está conosco em todos os segundos de nossa vida.

Porém, alguma coisa parece suspeita nessa frase, porque a atemporalidade não pode ser medida com um relógio, então não faz sentido dizer que a atemporalidade está conosco "em todos os segundos". Em vez disso, a atemporalidade está conosco, ponto final. Este mundo é atemporal. Não há necessidade de esperar pela morte ou pelo Paraíso para provar que a eternidade é real.

Ao saber que a atemporalidade está conosco, naturalmente surge uma pergunta: Como a atemporalidade está relacionada com o tempo do relógio? A resposta é que os dois não estão relacionados. A atemporalidade é absoluta, e, como não pode ser medida por relógios, não tem existência relativa. Que estranho. A atemporalidade está conosco, porém não podemos nos relacionar com ela. Então para que serve a atemporalidade?

Para responder a essa pergunta, precisamos recuar um pouco. O tempo do relógio não tem posição privilegiada na realidade. Não existe razão por que ele deveria ser colocado acima do tempo do sonho ou da ausência de tempo no sono sem sonhos. O tempo do relógio é apenas uma característica do dia a dia, como outras que conhecemos, como cores, sabores, gostos, cheiros, e assim por diante. Sem seres humanos para experimentar essas características, elas não existiriam. Fótons, as partículas da luz, não têm brilho sem a nossa percepção de luminosidade; os fótons são invisíveis e incolores. Do mesmo modo, o tempo é um artefato da experiência humana. Fora da nossa percepção, não conseguimos saber nada a respeito do tempo. Isso parece contradizer a pedra angular da ciência, que sustenta que "é claro" que existiu um universo físico antes de a vida humana se desenvolver na Terra, o que significa que "é claro" que havia tempo, bilhões de anos de tempo.

Aqui chegamos a uma bifurcação na estrada, porque ou se aceita que o tempo, como registrado pelo cérebro humano, é real por si mesmo, ou se argumenta que, sendo dependente do cérebro humano, o tempo é criado na consciência. A segunda posição é a mais forte, embora poucas pessoas acreditem nela. Em nossa consciência, convertemos constantemente a atemporalidade em experiência de tempo – não existe como contornar isso. Como essa transformação não pode acontecer "no" tempo, alguma coisa mais deve estar acontecendo. Para conseguir lidar com essa "coisa mais", vamos observar o momento presente, o agora, o presente imediato.

Todas as experiências acontecem agora. Só para lembrar, o passado ou a antecipação do futuro são eventos do momento presente.

As células do cérebro, que processam fisicamente a conversão da atemporalidade em tempo, funcionam apenas no presente. Não têm escolha, já que os sinais elétricos e as reações químicas que comandam as células cerebrais ocorrem apenas aqui e agora. Se o momento presente é o único tempo real, podemos saber por que ele é tão elusivo no estado de vigília? Podemos usar um relógio tão exatamente ajustado como um relógio atômico para prever quando o próximo segundo, ou milissegundo ou a trilhonésima parte de segundo vai acontecer, mas isso não é a mesma coisa que prever o agora. O momento presente, como experiência, é completamente imprevisível. Se fosse possível prevê-lo, você saberia antecipadamente seu próximo pensamento, o que é impossível.

Como já dissemos antes, o momento presente é sempre elusivo porque o instante em que o registra como sensação, imagem, sentimento ou pensamento já passou. Vamos resumir essas percepções. O agora, o lugar onde todos vivemos, pode ser descrito como:

- o ponto de junção onde a atemporalidade é convertida em tempo
- o único tempo "real" que conhecemos no estado de vigília
- um fenômeno totalmente imprevisível
- um fenômeno completamente elusivo

Então, se todas essas características estão sendo descritas corretamente, estivemos nos enganando para acreditar que o tempo é uma simples questão de tique-taque no relógio. De algum modo misterioso, cada um de nós ocupa um domínio atemporal e, para produzir um mundo quadridimensional com o objetivo de morar nele, nós o construímos mentalmente. Ou seja, antes de tudo criamos o mundo na consciência. A realidade, incluindo o tempo comum do relógio, é construída na consciência também.

É preciso não cair na armadilha de dizer que a mente cria a realidade. A mente é um veículo para a experiência de pensar ativamente e, como tempo e espaço, precisa ter uma fonte além de algo tão transitório e elusivo quanto os pensamentos. Se confiássemos em nossa mente, igualaríamos adormecer à morte. No sono a mente consciente abre mão do mundo de objetos físicos e do tempo medido por relógio. Entretanto, quando acordamos de manhã, os objetos sólidos e o tempo do relógio estão de volta. Eles ficaram mantidos em espera, por assim dizer, pela consciência, mesmo durante as oito horas diárias em que a mente pensante estava fora de serviço.

Se a via direta objetiva nos levar além da ilusão que aceitamos como real, é preciso que forneça a experiência de ser atemporal. Em seu estado completo, a experiência atemporal é simples, natural e fácil – é o senso do eu, que silenciosamente jaz dentro de todas as outras experiências. Estamos lá apenas em parte. O exercício deste capítulo, que lhe permite experimentar conscientemente o seu corpo, derrete um aspecto da ilusão. A presente abordagem de ser atemporal desfaz outro aspecto. Nos dois casos, tanto a fisicalidade quanto o tempo do relógio começam a perder força, você percebe que existe um outro modo de viver: ser meta-humano.

Quando começa a ser meta-humano, você passa a existir na fonte atemporal do eu. É um grande passo para saber que a atemporalidade está conosco, além de qualquer crença em nascimento e morte, envelhecimento e decadência. As coisas aparecem e desaparecem nos sonhos quando dormimos, mas não as lamentamos, porque sabemos que o sonho é uma ilusão. O que importa não são as coisas que aparecem e desaparecem, somente que você não toma o sonho por realidade.

Descobrir que isso também é verdade em relação ao sonho acordado nos deixa livres do medo da morte. Meta-humano refere-se a mais do que isso. Livre da ilusão, é possível libertar-se de todos os medos. No final, despertar leva à liberdade absoluta. Não só dirigimos nossa vida diária, mas navegamos pelo campo das possibilidades infinitas.

11

COMO RECUPERAR A MENTE COMPLETA

Imagine que foi a uma cabana na floresta, à beira de um pequeno lago. O sol o desperta bem cedo, e enquanto você caminha para o lago, na pálida luz da madrugada, ele está absolutamente imóvel. A superfície serena parece um espelho. Você pega uma pedrinha e a atira no lago. A pedrinha toca a água com um *ploft*, ondulações se espalham e, à medida que o anel formado por elas vai se ampliando, as ondulações enfraquecem até não restar mais nada, apenas a superfície imóvel do lago. Ele voltou ao que era antes de você chegar e perturbá-lo.

Nessa experiência modesta reflete-se toda a história da mente humana. Basta observar a cena ao contrário, como passar um filme do fim para o começo. A superfície do lago está completamente imóvel. Um anel de ondulações perturba a água, no início de um modo quase imperceptível. As ondulações ficam maiores e o círculo começa a diminuir. De repente a pedrinha sai da água e voa para a sua mão.

É assim que a mente humana vê a partir da perspectiva da metarrealidade. Existe a consciência pura e serena. Uma atividade fraca começa a agitá-la, tão débil que você precisa ficar bem quieto e atento para percebê-la. Mas essa atividade – chame-a de vibração na consciência – torna-se mais imperativa, até que algo totalmente formado passa a existir: sensação, imagem, sentimento ou pensamento.

No dia a dia uma miríade de eventos mentais passa a existir, e eles são tão constantes e envolventes que nunca experimentamos a superfície imóvel do lago, que é consciência pura. A via direta almeja recuperar essa experiência, porque um estado de consciência imóvel e sereno é a mente completa. A mente completa contém o potencial infinito que é exclusivo do *Homo sapiens*. Como acontece com tantas coisas na metarrealidade, a mente completa está aqui e agora. Você precisa ter um lago antes de poder jogar uma pedrinha nele, e precisa de um lago para a pedrinha sair dele. Os dois processos ocorrem no cosmo conforme as partículas subatômicas emergem do vácuo quântico e voltam a integrar-se nele. Do mesmo modo, os pensamentos surgem do silêncio, flutuam no ar somente até serem percebidos e, depois, voltam para o lugar de onde vieram.

Se a mente completa já está aqui e agora, por que precisamos recuperá-la? A resposta oferecida neste livro é que a metarrealidade repousa longe das ilusões da realidade virtual, que nos engana ao parecer real. A mente completa é indiscutivelmente real, como a via direta está a fim de provar, mas sinto que é preciso algo mais. Se a atividade mental fosse exatamente como pedrinhas saindo do lago, cada pensamento naturalmente murcharia, e a mente, sem esforço, voltaria a seu estado sereno. Em outras palavras, não haveria rupturas, nem apegos, nem névoas ou tempestades para chicotear o lago.

Infelizmente, nossa mente não é facilmente conectada à consciência pura. Ela é um emaranhado confuso e caótico, vividamente descrito em algumas tradições orientais como um macaco. Todos os pensamentos juntam-se à tempestade de outros pensamentos sem voltar a um estado tranquilo, sem perturbações. Ser humano é cavalgar a tempestade. Desde quando aprendeu a falar e pôr pensamentos em palavras, ainda criancinha, sua mente entrou em funcionamento. Alimentado pela agenda do ego, "eu" começou a tarefa infinita de aceitar A e rejeitar B. Mesmo as crianças de 2 ou 3 anos querem porque querem: brinquedos para chamar de "meus", a atenção da mãe, comidas favoritas, histórias que pedem para ouvir repetidas vezes. A rejeição também é uma parte vital da pauta do ego. Crianças de 2 ou 3 anos atiram brinquedos no chão, recusam abraços e beijos, negam-se a comer alguns alimentos, e assim por diante.

Existe uma tira em quadrinhos famosa, de Carl Rose e E. B. White, que mostra mãe e filha na mesa de jantar. Segue a legenda:

Mãe: "São brócolis, querida."
Filha: "Eu digo que é espinafre, e que ele vá pro inferno."

Se as crianças falassem com a voz de adultos, falariam exatamente assim!

Da perspectiva do meta-humano, nada da agenda do ego é uma necessidade. Por que se dar ao trabalho de construir um eu quando você já *é* o eu? A única necessidade real é estar aqui agora e deixar que a vida se desenrole.

Mas, como os pensamentos não se dissipam em pura tranquilidade, surge um obstáculo. Os pensamentos interferem com nossa capacidade de estar aqui agora. Todo pensamento gera um novo pensamento, cada sensação, uma sensação nova. Essa atividade mental sem fim distrai tanto que não conseguimos ver nossa fonte ou tocá-la ou sentir sua presença. Livrar-se da interferência mental é uma tarefa árdua. Anos passados em mosteiros zen-budistas ou sentado em posição de lótus em uma caverna no Himalaia são imagens na cultura popular que representam exatamente como é difícil acalmar a mente. A via direta corta caminho de um modo simples, como exemplificado no próximo exercício.

EXERCÍCIO: OLHOS ABERTOS, SEM PENSAMENTOS

Este exercício é indicado para a hora de acordar. Quando você abre os olhos e antes de sair da cama, a mente começa o dia. Já está programado para se lançar à rotina. Começa a pensar no que terá de fazer e, rapidamente, reinicializa sua história pessoal – sua mente está treinada para funcionar automaticamente, como um computador cujo *software* está pronto para receber instruções no instante em que a máquina é ligada.

Há, porém, um pequeno intervalo antes que a sua história seja reinicializada. Por alguns segundos você está acordado, mas não interagindo com o mundo. Nesse momento não existe a interferência de um pensamento que bloqueie a consciência pura. É possível expandir esses poucos segundos em uma experiência consciente.

À noite, vá se deitar com a intenção de seguir estes passos no instante em que acordar na manhã seguinte:

Passo 1: Assim que perceber que está acordando, abra os olhos.
Passo 2: Olhe para o teto sem se concentrar particularmente em nada.
Passo 3: Tente manter os olhos abertos. Concentre-se nisso e em mais nada.

O que esse exercício faz é preparar uma armadilha para segurar a consciência tranquila. Cada passo é importante na sequência. Na hora em que vai se deitar na noite anterior, você estabelece uma intenção; isso põe o exercício no alto da sua agenda mental matutina. Abrir os olhos e olhar para o teto o distrai, impedindo que comece a pensar. Concentrar a atenção em manter os olhos abertos é o verdadeiro segredo. O cérebro, de manhã, desperta em ondas, alternando sono e vigília. À medida que as ondas aumentam, a vigília fica mais constante que o sono, e então você acorda, sentindo-se ainda um pouco sonolento.

Ao se concentrar em manter os olhos abertos, o cérebro não tem escolha a não ser bloquear os pensamentos. O esforço para manter-se acordado ocupa você por inteiro. (Pode conseguir a mesma coisa visualizando um ponto azul no olho da mente e manter a atenção nele.)

Assim que dominar os passos do exercício, você estará no estado de "olhos abertos, sem pensamentos". Enquanto permanece nele, apenas observe a sensação que ele transmite. Muito poucas pessoas realmente ficam acordadas sem pensar por mais que poucos segundos. Com a prática, é possível sustentar este exercício por até um minuto. É significativo ficar parado, tranquilo, calmo e alerta, com nenhum ego para defender ou história para construir. Quanto mais ficar consciente de quanto a experiência é importante, mais percepção terá do seu verdadeiro eu. O exercício não é um fim em si mesmo, somente um ponto de partida.

Existem variantes para conseguir chegar ao estado de "olhos abertos, sem pensamentos". Na meditação, por exemplo, a mente se acomoda em um tranquilo estado de repouso, e quando você abre os olhos no final da meditação, o relaxamento mental persiste. Aqui a mente está coordenando uma resposta mental, a tendência natural para voltar à consciência pura se tiver oportunidade. O objetivo de um mantra, se praticar meditação com mantra, é dar à mente um som sem significado para ocupá-la, o que ajuda a evitar se concentrar naquilo que os pensamentos estão tentando lhe dizer. Conforme o mantra volta à mente, ele se torna mais sutil e fraco, permitindo que deslize facilmente para a mente tranquila. No começo, quando está saindo da meditação, "olhos abertos, sem pensamentos" se mantém brevemente, porque estamos muito acostumados a pular de volta na nossa história, mas com o passar do tempo acontece uma expansão, e "olhos abertos, sem pensamentos" transforma-se em uma condição estável permanente.

Nesse ponto, considera-se a pessoa como totalmente desperta. No exercício matinal que acabamos de apresentar, "olhos abertos, sem pensamentos" corresponde a um vazio, mas a experiência de estar completamente desperto não. A atividade mental surge – ondulações aparecem no lago – enquanto o estado de tranquilidade permanece. O silêncio e a atividade são vividos como uma coisa só: a consciência movendo-se dentro de si mesma. No início, a experiência de "olhos abertos, sem pensamentos" é modesta, porém ela abre caminho para transformar o modo como usamos a mente.

Ressaltei que a maioria das pessoas não abandona suas histórias, não importa quanta dor e sofrimento estejam causando, porque o instinto natural é prender-se a elas. Se você não for uma mulher espancada pelo marido que se recusa a abandoná-lo, um homossexual com medo de se assumir, um viciado em opiáceos incapaz de abandonar o vício – ou qualquer outra pessoa presa em uma dor profunda –, não vai conseguir entender como podem ser horríveis as consequências de ficar agarrado a algo. As histórias podem se transformar em uma condição sem esperança, e essa condição desafia o melhor que a medicina e a psicoterapia podem fazer para ajudar.

Uma vez que todos nós nos prendemos a nossas histórias, a via direta é capaz de realmente oferecer uma saída? Aceitemos que todos ficam presos a suas histórias. *Ficar preso* é uma forma reduzida de expressar velhos condicionamentos que impedem que se criem mudanças desejadas. É possível conhecer uma porção de meios de nos livrar que falharam. Pense no Novo Testamento, quando Jesus de Nazaré aparece como uma das figuras espirituais mais envolventes da história registrada. A história do Filho de Deus que prega a paz no mundo e por isso é crucificado constitui um drama que tem perpassado o Ocidente por dois milênios.

É surpreendente, entretanto, que aquilo que o Novo Testamento ensina é quase impossível de realizar. "Ama a teu próximo como a ti mesmo" claramente é o contrário de como a natureza humana opera (e seria um ensinamento fatal a ser seguido diante do nazismo, quando muitos judeus tiveram seus próximos aderindo ao Partido Nazista, ou na Bósnia, onde bairros muçulmanos e cristãos tornaram-se campos de batalha de uma luta religiosa). "Ofereça a outra face" parece masoquismo, exceto para um cristão convicto, pedindo por valentões para vitimizar o indefeso ainda mais do que eles costumam fazer. Mas essa não é uma crítica dirigida a uma fé – todas as tradições espirituais foram fundadas sobre o mesmo obstáculo. A natureza humana é apaixonada pelo drama criado por si mesma, e quanto mais acentuado o contraste entre o bem e o mal, mais nos apegamos à nossa história. Se a raça humana está esperando pelo dia

COMO RECUPERAR A MENTE COMPLETA

em que o bem ou o mal saia triunfante, o único resultado previsível é que o drama está programado para durar uma eternidade.

A maioria das pessoas está presa ao drama em nível bem mais brando, exceto por aqueles momentos quando forças inconscientes irrompem e uma nação ou o mundo em geral é arrastado até a beira da catástrofe – muitas vezes mergulhando no abismo –, o dia a dia fica preso em desejos, deveres e exigências mundanas. Do mesmo modo que o resultado será o mesmo se for afogado na banheira ou no mar. Entretanto não é necessário viver a desgraça para experimentar a separação. A qualidade de vida pode ser boa ou ruim – a vida em geral fornece ambas –, a situação se refere ao cerne da questão: estar preso é estar preso. O drama é autoperpetuante. Mesmo o desejo de escapar ao feitiço/sonho/ilusão torna-se parte da história. Uma experiência passageira como "olhos abertos, sem pensamentos" ou o relaxamento calmante da meditação é como atirar ervilhas por um canudo de plástico contra um tanque. A dinâmica do nosso drama coletivo já se provou incontrolável.

Se a mente completa não existisse, ninguém conseguiria inventá-la. Estamos todos presos demais para ver além da história em que estamos envolvidos, mas a mente completa existe, portanto deve haver um meio de ela se revelar. Diz-se nos Vedas que o deus Shiva tem tantas formas de mostrar-se como de se disfarçar. Vale a pena saber isso. Para cada impulso de amor, há um impulso de medo. Para cada momento de clareza, há um momento de confusão. O segredo é não favorecer o amor e a clareza em detrimento do medo e da confusão, porque o pêndulo inevitavelmente vai balançar de volta.

O segredo é invocar a fonte de amor e clareza, pouco a pouco ficando mais perto dela, e finalmente apropriar-se dela. (O Novo Testamento teria mais chance de ser praticado se Jesus tivesse ensinado "Tente amar o teu próximo como a ti mesmo" e "Veja se oferecer a outra face ajuda a interromper o ciclo de retaliações".) A única esperança para escapar das armadilhas da mente condicionada é usar a melhor natureza dela como fio condutor, seguindo-o dia a dia até sua história se dissipar. Então viver na totalidade torna-se natural.

UM DESEJO PARA REMOVER DESEJO

O círculo sem fim do bem e do mal, prazer e dor, felicidade e desgraça é como uma fogueira que alimenta a si mesma. Da mesma forma que a mente é desordenadamente ativa na superfície e tranquila na profundeza, assim é a vida. O drama é tudo, mas somente em seu próprio nível. Quando você tem uma modesta experiência como "olhos abertos, sem pensamentos", a interferência da atividade mental cessa temporariamente. O que toma seu lugar é mais do que quietude. Por si mesma, uma mente silenciosa não é melhor, quando se trata de negociar as exigências do dia a dia, do que um carro seria se o motor morresse. Precisa haver algo que atraia dentro da experiência do silêncio.

Esse algo existe na forma de uma presença tênue, que já encontramos como o senso do eu. Somos mais naturais, relaxados, livres e presentes quando o senso do eu está próximo de nós. Entretanto, manter o sentimento de presença nos escapa. Creio que é justo dizer que os relances do verdadeiro eu que geram experiências de amor, alegria, paz, segurança e autoestima são as únicas coisas que têm trazido luz para a condição de ser humano. Existe um desejo natural de expandir experiências desse tipo. Em troca, o verdadeiro eu tem o poder de atração (conhecido em sânscrito como *Swarupa*, a atração do Eu).

Sendo silencioso e passando despercebido, o senso do eu não pode nos libertar por si mesmo. Se já praticou meditação com mantra, esvaziamento da mente ou consciência unidirecional, que são técnicas valiosas para revelar o senso do eu, você sabe como a mente volta teimosamente à condição habitual. Com esforço, é possível treinar-se para exibir qualquer atributo espiritual – bondade amorosa, misericórdia, obediência constante a Deus –, mas o senso do eu não pode ser treinado. Ele apenas é. O esforço não só é inútil como prejudicial. Esse conceito foi apresentado pelo mestre espiritual J. Krishnamurti, quando disse: "Você consegue disciplinar sua mente para ser livre?". Aí é que reside o problema. Não importa o quanto treinemos bem nossa mente, incluindo aí o treinamento espiritual, a liberdade é um estado em que a disciplina está totalmente de fora.

Eu tinha isso em mente quando disse que a via direta precisa ser fácil, eficiente e espontânea. Se quiser estar aqui e agora, que é o estado de meta-humano, antes de tudo precisa parar de tentar. A meditação traz a experiência de não tentar, que surpreende quase todos quando começam a meditar. O senso do eu é trazido para nossa consciência, e sua presença pode, verdadeiramente, ser bem forte. Pode transformar-se em um estado de êxtase, um caso de amor com o Divino, como no apaixonado clamor de Rumi:

Ó Deus, descobri o amor!
Como ele é maravilhoso, bom e belo! [...]
Ofereço minha saudação
Ao espírito de paixão que surgiu e animou todo este universo
E tudo o que ele contém.

A experiência usual da presença é agradável e muito longe de ser apaixonada, entretanto temos uma pista em Rumi, quando ele aponta para o poder do desejo. No caso dele, o desejo é uma embriaguez com amor divino. Todos têm desejos, e é pela força do desejo que acordamos todas as manhãs com vontade de ver o que o dia vai nos trazer. Se ele nos oferece momentos de despertar, então o desejo nos serviu para nos libertar.

Como o senso do eu simplesmente é, você não pode desejá-lo diretamente, seria como dizer, "Eu desejo que eu exista". O que acontece em vez disso é que você engana o desejo levando-o aonde quer ir. (Você pirateia espiritualmente o materialismo, como disse um amigo meu.) No Budismo isso vem sob o conselho: "Use um espinho para remover um espinho, depois jogue fora os dois". É um ensinamento famoso e despertou muitos comentários. Parece simples retirar uma farpa do dedo com uma agulha. O equivalente mental já apresenta dificuldades. Como vamos usar o desejo para ir além do desejo, essas dificuldades precisam de alguma explicação.

Originalmente, o Buda parece se referir a espinhos como dor profunda que não pode ser curada. Uma das maiores fontes de dor é o medo da violência, do qual Buda fala com sinceridade. "O medo nasce de nos armarmos. Basta ver quantas pessoas lutam! Eu lhe conto sobre o medo assustador que me fez tremer. Ver criaturas se debatendo como peixes em água rasa, tão hostis uns com os outros! Vendo isso, fiquei com medo" (Sutta Nipata).

Nós nos inclinamos para ouvir o que foi a fuga do medo de Buda, o que conjura a imagem do espinho. Ele prossegue: "Vendo pessoas presas em um conflito, fiquei completamente desolado, mas então discerni um espinho, difícil de ver, cravado fundo no coração. Somente quando alguém é furado por esse espinho é que ele corre desvairadamente em todas as direções. Assim, se o espinho for removido, a pessoa não corre mais, mas se acomoda.

Em estado puro, experimentar o espinho da dor no coração estimula a pessoa a encontrar a paz interior. O ensinamento é lindo, mas, como os ensinamentos do Novo Testamento, ele contradiz a natureza humana. Quando as pessoas estão presas em um conflito, elas ficam motivadas para intensificar o conflito, ignorando a dor no coração, ou, mais provavelmente, tomando-a como um sinal de que precisam lutar. (Para crédito das culturas budistas na Ásia, o ensinamento de paz trouxe conflitos menos sangrentos ao longo do tempo, uma marca que outras fés deviam invejar. A ferocidade budista contra muçulmanos em Burma, entretanto, prova que nenhuma religião é imune à violência.)

"Um espinho para remover um espinho" pode ser usado mais psicologicamente como tática para a cura. O objetivo é substituir os pensamentos negativos, contraproducentes, por outros positivos e de aperfeiçoamento. Sob o nome de terapia cognitiva, essa abordagem se apoia na racionalidade para superar a emoção. Por exemplo, um paciente pode se queixar de que nada funciona, por mais que ele se esforce, tudo acaba em frustração e desapontamento. Existe claramente uma forte carga emocional por trás do pensamento derrotista. Quando isso se torna um hábito, o primeiro pensamento que vem à mente em uma situação desafiadora é automaticamente "Nada vai funcionar. Tenho certeza disso".

O resultado usual é que, realmente, nada de bom acontece. Dificilmente haveria um exemplo mais perfeito de uma profecia que se autorrealiza. Um terapeuta cognitivo usaria um novo pensamento para remover o antigo (o espinho que remove o espinho) ao apontar que coisas boas aconteceram para o paciente. A vida não tem sido uma cadeia infindável de derrotas. Portanto, a atitude racional é pensar: "Esta situação pode acabar bem ou mal. Ninguém sabe, então posso fazer o melhor possível para conseguir um bom resultado". Não é fácil substituir pessimismo por otimismo, porque as emoções encontram-se muito mais no fundo do que a razão, e dizer a você mesmo que algo de bom pode acontecer dá ao pessimismo toda a abertura de que ele precisa. Com prática e orientação, a negatividade usual pode ser atenuada, mas a natureza humana não tem sido pacífica e realizada pelo uso da razão.

Finalmente, ainda há a segunda parte do ensinamento para questionarmos. "Use um espinho para remover um espinho, *então jogue fora os dois*." No processo para se recuperar de uma doença, você toma os remédios por quanto tempo for necessário, depois joga as pílulas restantes fora. Mas a mesma coisa é mais misteriosa quando se trata da mente. Se usar pensamentos positivos, por exemplo, para substituir os negativos, ainda vai acabar como adepto do pensamento positivo, tão integrado à sua história como alguém que é sombrio. É melhor viver ao sol do que na sombra, sem dúvida. Fugir da ilusão é outro caso.

Jogar fora os dois espinhos significa que todo o cenário de dor e prazer, bem e mal, luz e escuridão é descartado. Essa é considerada como a mensagem fundamental do Buda. O diagnóstico é acurado, e a perspectiva de ficar curado – vivendo além das garras do drama – é inspiradora. O desafio apresentado pela via direta é como tornar a inspiração uma realidade viva.

COMO LIMPAR O CAMINHO PARA O EU

A resposta, no meu entendimento, é usar o desejo como um espinho, porque todos nós já experimentamos sua natureza dupla. O desejo requer ser realizado. Se o desejo for suficientemente forte, como na atração sexual, ele basta para enlouquecer a pessoa. O espinho causa dor porque ele nunca é suficiente para obter um momento de realização – o próximo desejo chega com uma nova exigência de ser realizado. Qual é o outro espinho, aquele que vai pôr fim à dor? A própria realização. Os moralistas que pregam contra o desejo, que o chamam de obra do Diabo, ou em termos freudianos, a obra do id, têm visão limitada. O desejo é tão belo quanto traiçoeiro. A atração sexual leva a relacionamentos duradouros e amorosos, não apenas à agressão sexual.

Creio que ninguém negaria essa verdade, e podemos avançar com ela usando o espinho do desejo para remover o espinho do desejo. Mas desejo pelo quê? Se as tradições espirituais nos oferecem o desejo por amor, paz, graça divina, misericórdia e um bilhete para o Paraíso ou Nirvana, apenas para fracassar no final, o que resta? A única resposta que posso imaginar é o desejo de ser real. O senso do eu afinal tem isso para oferecer, apenas isso. Nem a vara nem a cenoura, somente a promessa de que você pode estar aqui agora, que é o modo de experimentar a realidade livre de toda a ilusão.

Em termos práticos, a mente não pode aprender o que é ser real de uma só vez. A via direta ainda é um caminho – leva tempo, e a vida oferece todas as razões imagináveis para abandoná-lo. O desejo nos seduz para voltarmos nosso interesse para outro lugar qualquer – a velha história é muito insistente –, mas você pode cultivar um interesse em obter a real. Não precisa ser mais difícil do que cultivar um interesse em vinho ou em colecionar selos ou romances russos. Só precisa ter curiosidade e a centelha de desejo (mencionado na tradição indiana como a faísca que queima a floresta; a necessidade de escapar da ilusão finalmente destruirá a ilusão inteira).

A via direta é única porque não somos ensinados pelo amor, pela paz, pela compaixão ou qualquer outra qualidade desejável que a vida possa trazer. Somos ensinados pela própria existência. Somente saber o que está no âmago da existência vai funcionar. Contradizendo Hamlet, "ser ou não ser" não é a questão. "Ser" é a questão, por si só. Se você o chamar diariamente, seu verdadeiro eu ouvirá e apresentará respostas fascinantes e dinâmicas. Empenhado em descobrir o que significa estar aqui, você transforma a mente que carrega o velho condicionamento em um veículo que pode alcançar o além. A mente condicionada decidiu firmemente o que significa existir e assim nos aprisionou.

Para nos libertarmos, de uma vez por todas, a via direta vai ao encontro de um problema prático, que foi descrito por antigos textos indianos como "separar a água do leite". Em outras palavras, a realidade diária mistura o real e o irreal, de modo que eles ficam inseparáveis. Isso fica evidente quando se olha o cérebro, que apresenta a realidade virtual somente porque a realidade "real", antes de tudo, nos torna conscientes. O pior filme já feito é projetado na tela usando o mesmo projetor de uma obra-prima cinematográfica. Muitas versões da via direta ensinam que somos como crianças assistindo a sombras chinesas na parede. Acreditamos nessas imagens tão completamente que a verdade nos escapa – as sombras não existem sem a luz que as torna visíveis. A realidade virtual só existe graças à metarrealidade.

Separar a luz das sombras parece suficientemente fácil, e a via direta prova isso. Tudo o que precisa fazer é levar sua atenção para o senso do eu. Como uma questão prática, nada é mais fácil ou mais natural. Em qualquer momento do dia, feche os olhos, respire profundamente algumas vezes para relaxar e concentre sua atenção no coração (ou na respiração). Soa estranho, pela complexidade da elaboração das religiões, que a jornada espiritual inteira seja apenas isso: relaxar e ter consciência de si mesmo.

Ao fazer isso, você sutilmente deixa a "atração do eu" tornar-se uma experiência real. Se sua intenção for mais séria, aprender a meditar ou aderir à prática da ioga intensifica a experiência de sentir o eu – os mantras e as posturas (ássanas) da ioga foram pensadas para dar sabor ou cor diferente ao eu. Já estamos equipados para esse processo. Conforme as crianças crescem, por exemplo, elas aprendem a identificar as gradações de emoção. Hostilidade, revolta, irritação e raiva. Assim que faz a ligação entre esses rótulos e um sentimento interior, fica natural dizer: "Não estou bravo, apenas frustrado" ou "Não se aproxime dele, ele é um *hater*".

Gradações na consciência também podem ser sentidas, mas não têm rótulos.

Quando você experimenta o senso do eu como orientado acima, você vai além dos pensamentos e sentimentos que podem ser rotulados. Nenhum deles, mesmo o sentimento mais amoroso e espiritual serve de base para a realidade. Somente o senso do eu é irredutível. Não é possível ir além dele ou transformá-lo em algo mais básico. A atividade mental se desfaz em uma espécie de vazio – mente silenciosa. De acordo com a via direta, essa é a fonte de tudo "aqui" e "lá fora". Mas aqui é que reside a parte difícil. Será que "tudo" é prático? Se alguém lhe mostrar uma folha de papel em branco e disser: "Aqui estão todos os livros" ou uma tela branca e disser: "Aqui estão todos os quadros", uma declaração dessas não vai ajudá-lo a escrever um livro ou a pintar um quadro. O que deseja é escrever um livro, não todos os livros, pintar um quadro e não todos os quadros.

Da mesma forma, parece inútil dizer que a metarrealidade é "sempre, tudo e todo lugar". Estamos atentos a especificidades.

Para o bem ou para o mal, vivemos *neste* momento, *neste* local. Pode parecer inutilmente vago dizer a alguém o que eu tenho dito: "Esteja aqui agora". Onde mais estaríamos, em Marte? Mas uma vida baseada em especificidades é mal orientada, porque feitiço/sonho/ilusão contém milhares de coisas específicas, tantas que não é possível lidar com todas ou fugir delas. Quando era criança na Índia, ouvi uma versão simples do que significa despertar para a realidade. Em um conto, um peixe está desesperado de sede, nadando de um lado para outro para encontrar um gole de água. Mesmo com 4 anos uma criança ri de um peixe tolo que não sabe que está rodeado de água. Somente quando você cresce a seriedade do paradoxo fica evidente.

Quando passa pela experiência de sentir seu eu, que está disponível para cada um de nós nos momentos mais calmos, é possível usar o silêncio interior para transformar seu mundo, um dia por vez. Isso é feito olhando para suas noções erradas de realidade e rejeitando-as. Como um físico fazendo a triagem de todos os objetos no mundo subatômico que não são irredutíveis blocos de construção do universo, você examina suas crenças fundamentais e as seleciona no trajeto para chegar à sua fonte verdadeira.

Essa tarefa é facilitada por duas características inestimáveis da mente – percepção e intuição. Elas são guias confiáveis quando o pensamento racional falha. Elas são confiáveis mesmo quando as emoções falham. Quando as pessoas falam de momentos de revelação, a percepção e a intuição atravessaram um problema enredado e foram diretamente para a verdade. Nesses momentos, quando a luz surge de repente, exclamamos: "Eu sabia, eu sabia que era assim". A beleza de uma percepção é que ela se autojustifica. Você só sabe.

O senso do eu é tranquilo e tão sutil que poucas pessoas se preocupam em percebê-lo, mas dentro do eu estão coisas que nós já sabemos. A via direta nos pede para que revelemos esses bocados de conhecimento, para que eles possam ser apreciados. O confuso herói das comédias românticas discute com a mulher da sua vida até saber

– como ela já sabia o tempo todo – que a ama. Vimos esse enredo centenas de vezes, mas ainda nos diverte por causa da percepção, o momento do "Agora entendi" esclarece e, em geral, traz satisfação.

Ter percepções sobre relacionamentos ou problemas matemáticos complicados ou mesmo quanto ao próximo capítulo do livro que está escrevendo é muito específico. Pedir por uma luz que esclareça como a vida funciona é muito inespecífico. A via direta vem em nosso auxílio ao simplificar as crenças equivocadas que precisamos deixar no passado a fim de despertar. Há só um punhadinho de coisas para levar em consideração:

CRENÇA EQUIVOCADA: Estou isolado e sozinho.
REALIDADE: O eu separado é apenas um construto mental.

CRENÇA EQUIVOCADA: Este é o meu corpo.
REALIDADE: O corpo faz parte do jogo da consciência, que é universal, não pessoal.

CRENÇA EQUIVOCADA: O corpo físico é a base da realidade.
REALIDADE: O mundo físico é uma das aparências que o jogo da consciência assume.

CRENÇA EQUIVOCADA: Minha vida é limitada pelo tempo e pelo espaço.
REALIDADE: Todos vivem em um agora eterno, que não tem limites.

Neste ponto do livro, nenhum desses equívocos chega a ser uma surpresa. Agora só precisamos superá-los, o que leva a um procedimento de seleção: Em qualquer momento que estiver diante de uma experiência que valha a pena observar, pare e diga a si mesmo: "Este é o jogo da consciência". Só assim a declaração assenta, melhor ainda se tiver o senso do eu alinhado a ela. Mas esta parte não é necessária. Ninguém consegue separar leite de água (mesmo uma centrífuga só separa sólidos do líquido), então é preciso deixá-los se separarem sozinhos.

Processo simples e que não exige esforço, mas que requer paciência. Ao lembrar a si mesmo que qualquer experiência faz parte do jogo da consciência, você traz a realidade para a mente. Não discute consigo mesmo (ou com qualquer outra pessoa); não tenta ser bom ou sábio ou melhor do que ninguém. Não se rende nem luta. Em vez disso, acomoda-se por um instante na intersecção da consciência com a realidade, em um momento de reflexão. A experiência em questão é vida *neste* momento, *neste* lugar. Ao se lembrar conscientemente do que realmente é verdade, você permite a "atração do eu" para levá-lo para casa.

Porque não podemos esperar ser arrancados da mente condicionada de uma só vez, o jogo da consciência não insiste sobre nada. A vida segue como um rio entre margens. Quando você diz "Este é o jogo da consciência" não está parando o rio ou tentando conduzi-lo. Está se sentando na margem para apreciar como o rio flui. Hesitei em mencionar que esta instância é conhecida como testemunhar, porque, assim que ouvem a palavra, muitas pessoas tentam testemunhar ou ficam frustradas por não estar testemunhando quando desejavam estar. Têm minha simpatia. Parece tentador testemunhar com calma e distanciamento a morte de um ente querido, em vez de mergulhar no pesar.

O rio segue seu curso não importa o quanto desejemos redirecioná-lo – ele um dia se move para o pesar, o sofrimento e a dor – o conjunto inteiro. Então ele se mantém em movimento. Não é simplesmente sofrimento, é o fluxo inexorável que nos leva à liberdade. Temos apenas que lhe dar permissão, em vez de lutar contra ele. Mesmo a luta é outro aspecto do rio, um redemoinho pequeno que perde a importância quando o rio alcança o mar. Permitir é uma das palavras-chave para descrever a via direta, mas é outra palavra que hesito em mencionar. As pessoas vão acabar tentando permitir, e vão ficar frustradas por não conseguirem quando desejam fazê-lo, e assim por diante.

Na forma pura, a via direta consiste apenas em experimentar o senso do eu e deixá-lo fazer seu trabalho sem interferir. Há, porém, outro estágio, onde o silêncio, o fluxo e a experiência de "ser aqui agora" se concluem. Eles não são o objetivo, mas uma plataforma de lançamento para o próximo estágio. Com ele, você não testemunha mais o fluxo – você é o fluxo. O jogo da consciência e o do eu fundem-se em um. Krishnamurti chamou essa fusão de "a primeira e definitiva liberdade", uma linda frase. Para deixá-la ainda mais bonita, você precisa experimentá-la – vamos começar.

Vamos aniquilar o cosmo e tudo o que há nele.

12

CONSCIÊNCIA
SEM ESCOLHAS

O *Homo sapiens* é a única espécie que precisa tentar ser feliz. Entre todos os mistérios que rodeiam o ser humano, este é um dos mais espinhosos. Durante séculos nossa luta contra os inimigos da felicidade – violência, ansiedade, desespero, desesperança e depressão – tem sido o preço a pagar por sermos conscientes. Supomos, mas não temos certeza, que as outras criaturas não experimentam esses estados. Quando não consegue mais correr com o bando, o lobo se deita para morrer, vencido pela idade e os elementos da Natureza. Um ser humano, em qualquer idade, pode ficar aquecido, seguro e fisicamente saudável, apesar de interiormente ter desistido da vida.

Tentar ser feliz parece mais difícil quanto mais se investiga a natureza humana. Sigmund Freud, que devotou a vida à investigação do que motiva as pessoas, terminou seus dias em Londres, em 1939, como refugiado, depois que Hitler pôs a Áustria sob o domínio da Alemanha em 1938. A partir de 1933, quando Hitler assumiu o poder, os textos de Freud foram banidos, e como judeu ele pessoalmente estava em risco.

Ele escreveu amarguradamente para um discípulo na Inglaterra: "Que progresso estamos fazendo. Na Idade Média, eles teriam me queimado. Agora, eles se satisfazem queimando meus livros". Depois de insistir em ficar em Viena, finalmente Freud foi convencido a ir embora na primavera de 1938, quando a Gestapo prendeu e interrogou sua filha Anna. Depois de pagar uma taxa de "voo" extorsiva, por meio da qual os nazistas implacavelmente tiravam o dinheiro e as propriedades dos judeus, o fundador da psicanálise foi para a Inglaterra em um estado de pessimismo sombrio, imaginando, conforme o medo e o terror desabrochavam como uma flor tóxica, se era pedir muito evitar que os humanos cometessem assassinatos.

A psicanálise quase sumiu de cena, substituída pelas terapias medicamentosas para distúrbios mentais. Não existe, entretanto, nenhuma pílula da felicidade no armário de remédios. Em tempos de paz relativa, as pessoas se contentam com uma espécie de felicidade que roça a superfície, encontrando amor e prazer quando eles surgem e fazendo o melhor para não ficarem presas em coisas ruins.

Tentar remodelar a natureza humana ao sondar o que nos motiva não deu certo. A via direta trata de algo diferente, classificando o que não é essencial na vida. Dor e sofrimento não são essenciais. Eles fazem parte do drama que construímos – uma parte muito teimosa –, mas o drama pode ser abandonado. Há um nível de consciência que transcende a dor e o sofrimento. A grande percepção da via direta é que tudo depende do nível de consciência, porque tudo é um nível de consciência. A metarrealidade fica bem próxima da realidade do dia a dia, sendo apenas um nível de consciência afastado. (A teologia cristã ensina que o Paraíso é onde a alma encontra a bem-aventurança eterna, mas há muito tempo os teólogos abandonaram a noção de que o Paraíso é um lugar físico, apesar das imagens que povoam nossa cabeça de anjos sentados em nuvens tocando harpas ou de carneiros saltitantes em pastos verdes – esta é uma das descrições mais comuns dadas por pessoas que voltam de uma experiência de quase morte, alegando que viram o Paraíso. A *Enciclopédia Católica* define o Paraíso como um estado de ser alcançado por meio da graça. *Estado de ser* e *estado de consciência* me parecem expressões sinônimas.)

Até agora temos tomado a via direta através de dois domínios de consciência, o corpo e a mente ativa. Você deve supor que a jornada não tem mais para onde prosseguir. O que mais há para

CONSCIÊNCIA SEM ESCOLHAS

a vida além do físico e do mental? Na verdade, existe algo mais profundo, um departamento da existência que faz as coisas saírem do jeito que saem – bem ou mal, bem-sucedidas ou um fiasco, um sonho realizado ou um sonho negado. Aqui descobrimos que tudo acontece por uma razão, mas a razão é muito diferente das histórias que contamos para nós mesmos. A consciência pura organiza todos os acontecimentos, incluindo todo evento possível. Ela vê e sabe tudo. Deste ponto de vista, tudo acontece por uma razão porque existe apenas uma coisa.

Entretanto, as partes da vida que trabalhamos tanto para acertar – trabalho, família, relacionamentos, moralidade, religião, lei, política – não são expressões de uma coisa só. São construtos compartimentados. O que acontece em um pode ser estranho ou mesmo o oposto no outro. É contra a lei tirar uma vida, mas líderes políticos podem ganhar muita popularidade ao começar uma guerra, tirando um número imenso de vidas. A Natureza ignora comportamentos em cada nível. Uma célula se desenvolve como uma coisa só, não uma coleção de partes. Ela come, respira, produz proteínas e enzimas, divide-se e expressa o conhecimento condensado na dupla hélice do DNA. Para uma célula, não existem os compartimentos descritos nos textos de medicina – as partes não têm importância. O que importa é a vida na célula, que é uma coisa só.

Pode a vida humana voltar a ser uma coisa só e, se puder, isso resolverá o problema da dor e do sofrimento? A via direta afirma que isso é possível. A coisa única, como se aplica aos seres humanos, é consciência pura, mas dar-lhe um rótulo nos leva para longe da coisa única, não nos aproxima dela. O grande mistério da consciência pura é que não tem nada que possa ser formulado, transformado em uma boa forma de existir e em que se possa confiar para trazer felicidade.

Por exemplo, na tradição indiana a consciência pura é eterna, consciente e bem-aventurada (*Sat Chit Ananda*, em sânscrito). Esse conceito pode levar a pensar: "É isso, a bem-aventurança é a chave. O que é felicidade se não bem-aventurança?". "Persiga sua bem-aventurança" era uma frase popular. Posta em prática, tinha a vantagem de indicar o interior das pessoas, dizendo-lhes que é mais importante como elas se sentem em relação à sua vida do que recompensas. Entretanto "Persiga sua bem-aventurança" é inútil se você não conseguir encontrar sua bem-aventurança, ou se uma tragédia ou desastre natural tiver acontecido. Será pior do que inútil se, como Freud, você se descobrir como alvo de uma perseguição desenfreada e perversa.

A via direta não se baseia em qualquer concepção ou ideia fixa sobre como viver. Confrontada pelo mistério do ser humano, ela diz: "Deixe o mistério se resolver por si só. Você está aqui para ver isso acontecer. Neste papel, você é a expressão viva do mistério". Isso é o mais próximo que alguém já chegou a viver a coisa única do modo como uma célula vive uma coisa, que é ela mesma. Quando destilada até sua essência, a via direta nos pede para dedicarmos nossa vida ao conhecimento de que nós, em nós mesmos, somos o mistério da vida conforme ele se revela.

Belas palavras, mas o que devemos fazer ao sair da cama na manhã seguinte? As ações e pensamentos que ocupam nossos dias não estão em questão. Amanhã de manhã você sairá da cama e fará o que quiser fazer ou tiver de fazer. Segui-lo com uma câmera de vídeo não vai detectar nada especial do seu dia a dia; poderia parecer uma vida típica seguida por alguém que jamais ouviu falar da via direta.

No entanto, por dentro, aquilo a que você dedicou sua vida será muito diferente. Em todas as culturas em que as pessoas investigaram seriamente uma coisa (uma filosofia tecnicamente chamada de "monismo"), a mesma dedicação estava presente. Tenha nascido na Índia, Pérsia, Grécia ou China Antigas, o monismo redirecionou a mente dos inúmeros detalhes da vida para uma coisa. É disso que trata este capítulo. Apesar do fascínio da diversidade, a variedade infinita de coisas que o universo físico detém, ela não oferece solução para o mistério.

Quando se reduz a vida ao essencial, a diversidade diminui e a unidade cresce. A consciência começa a se remodelar em torno de uma coisa só. Despertar é uma coisa; iluminação é uma coisa; permitir que o mistério da vida se revele através de você é uma coisa. Essas descrições, entretanto, são limitadas. O que realmente procuramos é a experiência de uma coisa. Quando isso acontece, tudo o mais vem em sequência, não apenas o fim do sofrimento, mas o acesso ao potencial infinito que quer se expressar através de nós.

Este é o estado que chamarei de "consciência sem escolhas". É o oposto da luta. Em vez de fazer sempre, você pratica a arte de não fazer. Em vez de tentar decidir se X vai deixá-lo mais feliz do que Y, você deixa que a escolha se faça por si mesma. Quando ouvimos sobre a vantagem de desapegar, viver no agora e deixar a vida fluir, essas possibilidades se tornam reais no estado de consciência sem escolhas, que é o estágio final do despertar.

Ele leva você a um lugar onde a próxima coisa que quiser fazer é a melhor coisa para você. Em um estado assim, a dor e o sofrimento acabam porque não têm nada a ver com a vida que você está vivendo conscientemente. O místico poeta indiano Kabir viu com clareza a situação:

Perguntei ao meu coração,
A que lugar você está preso?
Não há nenhum viajante à sua frente
Nem mesmo uma estrada.
Como vai chegar lá,
E onde ficará?

A estrada, no imaginário de Kabir, refere-se aos estágios de viver, seguir e chegar, que é como todos vivem. Começamos uma ação, seja pequena como tirar o suco de laranja da geladeira, ou grande como se casar ou arrumar um emprego. A ação começa, segue e se conclui. Kabir vê que o coração – sua palavra para alma – não encontra a realização desse modo. Em vez disso, ele vê de outro modo:

Seja forte, meu coração,
Afaste sua imaginação,
E fique onde está
Em si mesmo.

Vamos ver se conseguimos fazer isso.

A ARTE DE NÃO FAZER

Consciência sem escolhas soa estranho no mundo moderno, onde a vida é vista como nada além de escolhas e se pensa que a felicidade é alcançada ao fazer boas em vez de más escolhas. É difícil perceber que as melhores escolhas se fazem sozinhas. A racionalidade por trás de não fazer é simples: uma coisa não tem nada a fazer além de ser ela mesma. Portanto, não temos nada a fazer além de sermos nós mesmos. Essa é a essência do não fazer.

Não é uma ideia nova. Nos ensinamentos taoistas da China Antiga não fazer é *Wu wei*. O conceito surgiu há cinco ou sete séculos a.C. No Budismo, o ensinamento é encontrado em um sutra como este: "Pode-se acessar diretamente a felicidade na meditação ao se abster da atividade mental consciente". No Cristianismo, o salto de fé que se originou com o filósofo dinamarquês Søren Kierkegaard foi a tentativa dele de elaborar o conceito central do Sermão da Montanha de que todas as coisas podem ser deixadas para a Providência. Em um salto de fé, um crente deixa Deus assumir o comando, o teste definitivo da fé.

A ausência de luta é comum a todos os ensinamentos de não fazer, mas a passagem dos anos não tornou isso menos misterioso. Não fazer não faz sentido para a mente lógica. Evidentemente temos muita coisa para fazer – mal encontramos horas suficientes no dia para fazê-las, mas o que você fez hoje para produzir novos glóbulos vermelhos, o revestimento do estômago e a camada exterior da sua pele? Essas são partes da anatomia que precisam ser constantemente reconstituídas porque o sangue, o estômago e as células da pele duram apenas poucas semanas ou meses.

Nesse sentido, o que fará hoje para trocar gás carbônico por oxigênio nos pulmões, sem o que a vida acabaria em questão de minutos? Grande parte da vida física já cuida de si mesma. A existência está dividida entre coisas que fazemos e coisas que cuidam de si, portanto parte de você já está vivendo sem fazer escolhas. Para começar a perceber o valor da consciência sem escolhas, pare de dar tanta importância às escolhas diárias, que em sua maioria são governadas pelo hábito. A longo prazo, os hábitos o impedem de encontrar a renovação. Pior ainda, enquanto estiver envolvido na realidade virtual, poderá se tornar presa do sentimento de que a vida é incrivelmente injusta. Você pode ser esperto, talentoso em vários sentidos e reconhecido por suas realizações, ainda assim não existe garantia de que não vá sofrer o mesmo destino de Mozart.

No verão de 1791, Mozart foi a Praga, onde uma de suas óperas era a peça principal das festividades em honra ao imperador austríaco. Ele começou a se sentir doente, mas voltou a Viena e assistiu à estreia de *A flauta mágica*, uma de suas obras-primas, no dia 30 de setembro.

A essa altura a situação de sua saúde já era alarmante – ele suava muito, vomitava e tinha dores atrozes. Sua mulher e o médico faziam o melhor que podiam para que ele se recuperasse e voltasse a escrever uma nova encomenda: um réquiem que ele nunca terminou. Ocupar-se com seu gênio musical foi em vão, e uma hora depois da meia-noite do dia 5 de dezembro, Wolfgang Amadeus Mozart, uma das mentes musicais mais valiosas, morreu, aos 35 anos, de causas desconhecidas. Houve cenas dolorosas no fim da sua vida, com ele sentado na cama cantando trechos de *A flauta mágica* com amigos. Poucos que amam música clássica deixam de considerar a morte precoce de Mozart uma grande perda.

Não trouxe essa história triste à baila – que chegou aos não apreciadores de música clássica por meio do filme *Amadeus*, de

1984 – para lamentar uma morte ou especular se a medicina moderna poderia ter salvado a vida de Mozart. (Perto de vinte causas de sua morte foram cogitadas, entre elas, febre reumática, falência renal e sépsis. Em sua maioria infecções curáveis atualmente com antibióticos.) Apenas quero destacar que os maiores entre nós ainda são controlados por causas invisíveis. O drama a que estamos agarrados simplesmente faz o que faz, em seus próprios termos. O feitiço/sonho/ilusão cria misteriosamente eventos imprevisíveis e insondáveis.

Como avançarmos além do sentimento de desamparo diante da chance aleatória ou do Destino invisível? Sem dúvida há momentos em que ligações ocultas são reveladas. A noção de sincronicidade se tornou popular para descrever um tipo especial de coincidência. Você pensa no nome de uma pessoa e, poucos minutos depois, ela telefona. Deseja ler determinado livro e, sem que seu amigo saiba disso, ele o traz para você. A *sincronicidade* é definida como uma coincidência significativa, ficando à parte de coincidências sem significado, como ver um carro da mesma marca que o seu aparecer ao lado diante de um semáforo.

A metarrealidade tem um meio de nos enviar mensagens de vez em quando que contradizem nossas visões arraigadas. A sincronicidade é um tipo de mensagem. Ela diz: "Seu mundo está desorganizado, mas a realidade, não". Em um piscar de olhos, vemos que uma inteligência superior pode organizar eventos de forma que o significado irrompa inesperadamente. Além disso, uma experiência sincronizada desafia a concepção limitada de causa e efeito. Em vez de A causar B, os dois ficam enredados invisivelmente. Se pensa uma palavra e no minuto seguinte alguém a diz na televisão, você não criou a coincidência, mas *algo* fez isso.

Você consegue sentir seu corpo físico e ouvir seus pensamentos, mas o algo que organiza todos os eventos não pode ser detectado. Entretanto, ele está aqui e agora. O exercício a seguir vai lhe mostrar o que quero dizer.

EXERCÍCIO: AINDA ESTOU AQUI

Em qualquer lugar que esteja, olhe à sua volta e faça um inventário do que está na sala. Observe a mobília, quinquilharias, livros, até mesmo a janela e a vista que ela descortina.

Feche os olhos e veja a sala mentalmente. Comece a retirar o que está nela. (Pode abrir os olhos para refrescar a memória se for necessário.) Veja a mobília fazer *puf* no ar e deixar de existir. Retire da sala as quinquilharias e os livros, depois a janela e a vista lá fora. Vai ficar em uma caixa vazia. Se tiver a imagem mental do seu corpo na sala, despache-a também.

Em um movimento final, remova o teto, as paredes e o piso. Vai se encontrar em um espaço sem objetos. É difícil ter uma imagem de nada, então provavelmente vai ver luz branca ou a escuridão. Observe, depois de remover tudo, que você ainda está lá.

Agora reverta o processo. Traga de volta o piso, as paredes e o teto. Recupere a mobília, as quinquilharias e os livros. Ponha a janela e a vista de novo no lugar. Observe que você ainda está lá. Nada na sala, estando ela cheia ou vazia, mudou você.

Para provar que ainda está aqui, tente livrar-se de si mesmo. Imagine-se na sala quando está cheia ou no espaço deixado quando do ela desapareceu. Nos dois estados, você consegue se remover? Não. "Ainda estou aqui" é intocável, porque você é a coisa única.

Este exercício ajuda a lembrá-lo do seu verdadeiro *status*. Se estiver em um local agitado, repleto de distrações ou de estresse, faça um inventário do que estiver vendo. Feche os olhos e esvazie o local até não existirem mais objetos, pessoas ou a sala. Quando chegar a nada mais do que o vazio, ainda estará lá. Isso lhe dá um sentimento de autossuficiência abençoada. Saber que você é imperecível, *neste exato momento,* é a validação definitiva de que está aqui agora.

Você descobriu o seu ser. Depois, tudo o que disser, fizer ou pensar será uma sombra passageira. Simplesmente por ser, você dominou a arte do não fazer. O próximo estágio é deixar que uma coisa lhe mostre do que é capaz de fazer.

IMORTALIDADE PRAGMÁTICA

Quando se vê como um ponto imóvel ao redor do qual tudo se move, você está em um estado especial de consciência, que podemos chamar de imortalidade pragmática. Incontáveis pessoas já levam um tipo de vida como se fizessem parte de uma religião que acredita em um Deus pessoal. Ao acreditar que Deus os está observando e julgando, os devotos baseiam sua vida em um ser imortal. A recompensa final para esse ser é ir para o Paraíso, onde ele gozará da imortalidade.

Nas sociedades dominadas por religião tradicional, as regras de moralidade tendem a ser rígidas e estreitas. Religiões dogmáticas pregam um conjunto de regras que dizem: "Se quiser saber o que Deus quer, obedeça a estas regras", e elas podem ser tão básicas como os Dez Mandamentos e a Regra de Ouro, ou tão complexas quanto as centenas de instruções referentes à vida diária de um brâmane ortodoxo no Hinduísmo. Mas viver de acordo com as regras depende de acreditar que existiu uma linha de comunicação entre Deus e quem quer que fosse entregar as regras aqui, na Terra. Religiões tendem a concordar sobre o que constitui uma vida devotada (isto é, tentar agradar a Deus e obedecer a suas regras), mas discordam quando se trata de em qual mensageiro confiar.

A via direta não propõe esse tipo de imortalidade pragmática. Não há regras nem injunções. Em vez disso, existe um caminho que chega ao despertar. Assim que está no caminho, você mesmo precisa se comunicar com a imortalidade da melhor forma possível. Moisés, Jesus e o Buda não vão ajudá-lo (apesar de que, como não há regras, se desejar seguir uma religião, a escolha é sua). Para começar a se comunicar com a imortalidade, o primeiro passo é acreditar que pode, o que não é fácil.

Durante toda a nossa vida, fomos ensinados a como viver no estado de imortalidade pragmática. Tudo é aferido de acordo com a maneira como isso se encaixa entre o nascimento e a morte. As pessoas que extraem o máximo de prazer da vida, dominam várias habilidades, trabalham e jogam duro, viajam a muitos lugares, acumulam dinheiro e propriedades – elas são vencedoras no esquema de mortalidade prática. No nível mais básico, entretanto, todos vivem à sombra da imortalidade. Isso é perceptível no culto à juventude, na obsessão da luta contra o envelhecimento, o medo de que os corpos possam ser feridos. Proteger o corpo repousa no cerne de ficar rico – o dinheiro oferece uma forma substituta de invulnerabilidade. O rico e poderoso chega perto de ser invulnerável às adversidades. (Embora nada seja menos verdadeiro do que dizer: "É melhor morrer rico do que pobre". Finitude é finitude, não interessa quanto de dinheiro você acumula ou esbanja.)

Nesse contexto, como consegue acreditar que pode se comunicar com a imortalidade, ainda mais em transformá-la em um modo de vida? Tudo o que realmente precisa é a percepção de que já está fazendo isso. A totalidade – a coisa única sobre a qual estivemos falando – é imortal. Ela se comunica com a vida mortal ao emergir no mundo físico como tempo, espaço, matéria e energia. Os físicos não têm problema com essa afirmação. O estado pré--criado ou vácuo quântico não está ligado por tempo ou espaço. Ele não contém matéria e energia, mas somente a potencialidade para matéria e energia.

A via direta traduz esse fato básico em algo profundamente humano. Quando faz o exercício deste capítulo de esvaziar a sala até ficar com uma lousa em branco, você prepara o estágio para preencher a sala novamente com qualquer coisa que deseje. Como um símbolo da criatividade humana, o exercício é simples, mas, quando olha ao redor, o mundo inteiro foi construído da mesma maneira. Cores, texturas, sabores, cheiros e similares são símbolos de uma característica que os seres humanos desejaram ter na realidade virtual.

Nós nos mantemos nesse projeto pegando uma possibilidade, arrancando-a do estado potencial e tornando-a real. Acolhemos cachorros por suas características humanas – lealdade, cordialidade, obediência, e assim por diante – enquanto, em contrapartida, por meio de um tipo de uma transferência ou osmose, o primitivo lobo siberiano, do qual todos os cachorros domesticados descendem, teve uma remodelação evolucionária. Os humanos conscientemente selecionaram as características que consideravam desejáveis e excluíram aquelas que não desejam ver. Olhos adoráveis são características muito desejáveis, e um filhote de labrador com 6 semanas instintivamente olha dentro dos olhos do dono, criando um elo que reconhecemos instantaneamente. (Os lobos, por sua vez, conservam um olhar feroz, sem ligação com humanos.) O cachorro é tanto uma criação humana em carne e osso como na nossa imaginação criativa.

Hibridizar cães e gatos, manipular os genes do milho e do trigo para resistir às pragas, isso é manipulação física, mas a força por trás disso, a imaginação, não é. Usar a imaginação é uma forma de vivermos o mistério. Ninguém criou a imaginação, assim como ninguém criou a criatividade. Nem a evolução. Quando você chega mais perto da fonte, onde a consciência em toda a sua diversidade começa a se estreitar para se tornar uma coisa só, fica evidente que o ser humano depende de entrar em contato com a esfera imortal constantemente, não só todos os dias, mas todos os segundos.

A diversidade é um espetáculo ofuscante. Sete bilhões de pessoas com capacidade para ver 7 milhões de cores, escrever inúmeras melodias, falar infinitas combinações de palavras e ir atrás de sonhos e obsessões infindáveis – esse panorama é a diversidade. Ser humano não pode ficar confinado a nenhum conjunto de regras, sejam elas entregues por autoridade divina ou criadas por legisladores e autoridades.

O que nos torna humanos é invisível e impossível de codificar. Para ser humano é preciso saber prestar atenção. Você precisa entender o que significa lembrar-se de algo, conservá-lo na mente e voltar a ele sempre que precisar. Precisa ser capaz de levar adiante uma intenção. Essas coisas são tão básicas que mal as percebemos, mas muitas vezes as instruções básicas foram dadas erroneamente.

A mente mediana é *inquieta*, incapaz de permanecer parada por mais de um breve instante.

Ela é *rasa*, incapaz de alcançar além da superfície de uma atividade mental infinita.

E ela *não tem objetivo*, incapaz de concretizar suas intenções de forma significativa.

Esses três problemas estão interligados e provocam a luta que a maioria conhece muito bem. Se fosse natural para a mente humana ser inquieta, rasa e sem objetivo, seria inútil falar de meta-humano como algo além de um ideal vazio. Mas, na realidade, a mente por natureza é tranquila, capaz de se aprofundar em sua própria consciência, e pode encontrar um objetivo elevado. A imortalidade pragmática traz essa verdade à luz ao nos dizer o que é normal e natural na vida mental.

Quando se está em contato com uma coisa, outras coisas básicas ficam claras. Não dá para ser humano sem a capacidade de criar símbolos e reconhecer o que eles significam. Um sinal vermelho é um símbolo que diz aos carros para parar em um cruzamento. O *vermelho* tem ligação zero com o ato de *parar* até os seres humanos lhe conferirem esse significado. A palavra *árvore* simboliza uma classe de plantas altas com troncos de madeira, mas a ligação é totalmente arbitrária. *Arbre* vai ter essa função em francês; *Baum*, em alemão. Tendo, porém, criado um símbolo, podemos ficar prisioneiros dele, como bandeiras prendem pessoas ao nacionalismo, dinheiro à ganância e rituais religiosos ao dogmatismo.

A liberdade de criar símbolos sem ser regido por eles faz parte da imortalidade pragmática. Os sufis dizem que tudo no mundo é simbólico, o que me parece verdadeiro. A realidade virtual é um símbolo tridimensional de como o *Homo sapiens* quer que o mundo seja. As coisas que dizemos em palavras são símbolos de coisas mais profundas que estão por trás de palavras e até de pensamentos. Se tentar desvendar tudo o que a palavra amor implica, por exemplo, o fio do significado vai levar a todas as direções. "Eu amo

X" pode ser atribuído a todos os desejos, vontades e aspirações. Então o oposto de amor, seja ele ódio ou medo, torna-se simbólico do indesejável.

Como parte de ir além da sua história, é necessário deixar de ser capturado pela sedução dos símbolos. Você começa a ver que eles são como dinheiro falso. *Amor* pode ser a palavra usada para justificar violência doméstica, ciúme obsessivo, perseguição ou ataque a alguém que deseja a mesma pessoa que você. Acontece a mesma coisa com uma palavra como *paz*, que pode ser usada por um país que vende armas de destruição em massa em nome da conservação da paz entre nações ou para acalmar tiranos para evitar que matem seu próprio povo.

A lógica definitiva para a imortalidade pragmática é a mesma aplicada a não fazer. Você deixa a totalidade se desenvolver por si mesma. Para de forçar, lutar e interferir. É uma pena que os ensinamentos de não fazer, seja no Budismo, Taoismo ou Cristianismo adquiriram a reputação de serem místicos. Se as pessoas apenas parassem de forçar, o que não é nem um pouco místico, a vida melhoraria imensamente. Se parássemos de fazer uma porção de coisas que sabemos que nos fazem mal, o não fazer se tornaria uma maneira de viver para quem quisesse adotá-lo.

Por que não fazemos isso? Porque tudo o que está envolvido na imortalidade pragmática – prestar atenção, usar sua intenção para chegar a algum lugar, realizar um objetivo, abandonar sua história, terminar com a tirania dos símbolos – depende do estado de consciência a que você chegou. A realidade virtual gira em torno de histórias e símbolos. A metarrealidade, não. É por isso que é necessário um caminho para ir de um estado de consciência para outro. O que a consciência sem escolhas nos ensina é que o caminho não envolve o que pensamos, dizemos ou fazemos. Você desenvolve seu potencial, que não é uma questão de pensar, dizer ou fazer – ele acontece por si mesmo.

A verdade é que ninguém precisa se preocupar em se comunicar com o imortal, porque o imortal está constantemente se comunicando conosco, não nos abandona, nunca. Uma mensagem da metarrealidade entra na consciência e se fixa nela. Ninguém inventou atenção, intenção, amor, inteligência, criatividade e evolução, porém eles estão aqui, agora e para sempre. Nunca nos abandonam, independentemente do quanto deixemos de usá-los. Uma coisa nos tem sempre em mente, e é por isso que a temos na mente. Nenhum dos lados tem escolha.

13

UMA VIDA

Quando estamos completos, o mundo se torna completo, o que seria uma mudança incrível, porque, como as coisas estão, nós e o mundo estamos divididos. Esse estado de coisas vai além dos conflitos intermináveis que fazem notícia. Existe uma fratura profunda no cerne do ser humano. Nós nos chamamos de mamíferos, e a maior parte das pessoas acredita que tem uma alma. Nós nos afastamos da Natureza, explorando-a sem considerar as consequências. Como cuidadores do planeta, somos também sua pior ameaça.

A centelha de uma mudança já está surgindo na consciência coletiva. Um dos sinais mais animadores disso parece trivial, um vídeo *on-line* sobre um polvo agradecido, até agora visto por quase 12 milhões de pessoas. Ele começa em uma praia de Portugal com um homem, Pei Yan Heng, caminhando pela praia. Ele vê um pequeno polvo encalhado na areia. Pei pega o celular para filmar a criatura. Possivelmente jogado ali por uma onda grande, o polvo parece murcho e prestes a morrer. Pei, gentilmente, coloca o polvo em um copo plástico, leva-o de volta para o mar e solta-o.

O polvo ganha vida novamente. Seus oito braços se abrem (os especialistas nos dizem que "tentáculo" não é o termo apropriado), e ele recupera sua cor saudável. Os polvos, caracteristicamente, são tímidos e fogem de qualquer tentativa de aproximação, uma necessidade tática para um animal com corpo mole em forma de saco. Mas, em vez de fugir, o polvo salvo aproxima-se das botas de Pei e coloca dois braços sobre elas, permanecendo por muitos segundos antes de afastar-se sem pressa. Logo o "polvo agradecido" passou a fazer parte da cultura popular quando o vídeo viralizou. Seria possível supor que essa leitura não passou de um exemplo do sentimentalismo humano, mas, mesmo assim, não existe prova de que o polvo resgatado *não ficou* agradecido. Existe algum modo de descobrir?

A resposta convencional é não. Pode ser um não radical ou um não moderado. O não radical sustenta que somente os seres humanos são conscientes. O não moderado sustenta que os humanos são as únicas criaturas completamente conscientes. Isso deixa um espaço muito pequeno para os mamíferos com cérebros grandes, como botos, elefantes e grandes símios. O não moderado se manteve firme por muito tempo, mas assim que se percebe que a consciência é a fonte da criação, abre-se caminho para o sim – um polvo pode sentir gratidão.

Da perspectiva do meta-humano, entretanto, nada é estranho. Existe somente uma realidade, governada por uma consciência. Também só existe uma vida, apesar das distinções entre chimpanzés espertos, lagartos tolos e bactérias completamente inconscientes. A necessidade urgente neste momento em que a Terra está em perigo é evoluir para o meta-humano para o bem de todas as coisas vivas.

UMA VIDA, E SOMENTE UMA VIDA

Em um artigo de janeiro de 2014 da revista *Scientific American*, o famoso neurocientista Christof Koch fez incursões contra a posição do "não" ao perguntar se a consciência é universal. Ele é muito persuasivo quando destaca que a inteligência animal não é primitiva. Não apenas isso, ela não está relacionada com o tamanho do cérebro ou mesmo com a complexidade do sistema nervoso. "As abelhas podem voar muitos quilômetros e voltar à sua colmeia, um desempenho notável de navegação", Koch ressalta (não apenas notável, eu diria, mas algo que seres humanos perdidos na floresta são incapazes de fazer). "E um cheiro que irrompe na colmeia pode desencadear a volta ao lugar onde as abelhas encontraram anteriormente esse cheiro."

Koch liga essa característica, chamada "memória associativa", ao famoso momento da literatura francesa centrado em um biscoito conhecido como *madeleine*. O romance de Marcel Proust publicado em sete volumes, *Em busca do tempo perdido*, começa com uma torrente de memórias provocada pelo narrador quando ele mergulha a *madeleine* em uma xícara de chá, um gesto da sua infância. Koch também atribui a experiência de memória associativa às abelhas, uma modesta forma de vida de inseto, mas podemos encontrar uma porção de outros exemplos. Ficando apenas com abelhas, Koch salientou:

> [Elas] são capazes de reconhecer rostos específicos partindo de fotografias, podem comunicar a localização e a qualidade de fontes de alimento para suas irmãs por meio da dança das abelhas e conseguem navegar por labirintos complexos com o auxílio de dicas que armazenam na memória de curto prazo (por exemplo, "chegando a uma encruzilhada, pegue a saída marcada com a cor na entrada").

O resultado, diz Koch, é que a consciência não pode ser vedada de modo arbitrário apenas porque a forma de vida parece biologicamente muito simples para ser consciente. Com os braços bem abertos, ele declara: "Todas as espécies – abelhas, polvos, corvos, gralhas, pegas, papagaios, atuns, ratos, baleias, cães, gatos e macacos – são capazes de comportamentos sofisticados, aprendidos e não estereotipados". Isso nos leva bem longe do "não", apenas seres humanos são conscientes, para "sim", a consciência é universal.

O polvo agradecido estava reproduzindo um gesto humano. Perceber isso não é sentimentalismo ou fantasia. Koch acredita que, se não fossemos tão preconceituosos, veríamos que os animais se comportam constantemente de um modo que poderíamos chamar de consciente se a mesma atividade fosse exercida por uma pessoa. O olhar de amor do cão para seu dono, sua angústia quando o dono está ausente, e o pesar que sente quando o dono morre são características conscientes sendo expressas por uma outra forma de vida. É difícil, porém, vencer o preconceito porque ele serve ao nosso egoísmo. O *Homo sapiens* carrega uma antiga linhagem de caçadores. Matamos e comemos muitos animais, e o que salva a nossa consciência é vê-los como formas inferiores de vida, desprovidas de mente, vontade e liberdade de escolha.

Tudo o que faz outras formas de vida estranhas aos nossos olhos é arbitrário. Nenhuma criatura parece mais estranha do que um polvo. Entre as trezentas espécies de polvo, que surgiram, de acordo com os fósseis mais antigos, no mínimo há 295 milhões de anos, os tipos maiores lembram os menores, com dois olhos, oito braços e um bico no centro onde os braços se encontram. Ampliando para uma escala maior, como no polvo-gigante-do-pacífico, que pode atingir um peso de mais de 270 quilos, com envergadura de 4 a 7 metros, os oito braços e o bico parecem monstruosos. Mas, como o *Tyrannosaurus rex* ou a grande baleia-branca, o polvo-gigante-do-pacífico não se vê como um monstro. No jogo da consciência, o polvo ocupa a mesma posição cósmica do *Homo sapiens*. Ele está vivo e consciente de si mesmo e de seu ambiente.

Existem provas abundantes que apoiam essa afirmação. Em seu livro de 2015, *The Soul of an Octopus* [A alma de um polvo], a naturalista Sy Montgomery elimina a lacuna entre pessoas e moluscos de modo surpreendente. Em uma seção que começa assim: "Os polvos percebem que os humanos são indivíduos também", ela conta como o polvo faz, distintamente, amigos e inimigos. No exemplo mais leve, um cuidador no Seattle Aquarium foi designado para alimentar os polvos enquanto outro os tocava com um bastão com cerdas. Dentro de uma semana, à visão das duas pessoas, a maioria dos polvos seguia em direção ao alimentador.

Mas sua habilidade para relacionar-se com humanos específicos fica muito mais misteriosa. Uma voluntária no Aquário da Nova Inglaterra ganhou a antipatia de um polvo em particular, o Truman, sem nenhuma razão aparente. Sempre que ela se aproximava do tanque, Truman usava seu sifão (um funil na lateral da cabeça do polvo que o propulsiona através da água) para espirrar água fria e salgada nela. A voluntária foi embora para a faculdade, mas voltou meses depois para uma visita. Truman, que não tinha esguichado em mais ninguém, assim que a viu, imediatamente ensopou-a com um jato do sifão.

Montgomery relata em detalhes o comportamento idiossincrático de determinados polvos em cativeiro – Athena, Octavia, Kali e outros –, individualizando-os quase como pessoas. Seu argumento para explicar a similaridade com humanos é, em última análise, físico. Afinal, ela escreve, dividimos os mesmos neurônios e neurotransmissores. Mas, mesmo que os polvos tenham sistemas nervosos incomumente complexos para um invertebrado, sua anatomia não lembra o sistema nervoso humano. A maioria dos neurônios do polvo está localizada em seus oito braços, não no cérebro. Cada braço pode se mover, tocar e saborear independentemente (as ventosas que revestem cada braço são sedes do sentido do paladar), sem necessidade de comunicação com o cérebro.

A anatomia não pode explicar como o polvo reconhece as pessoas e se lembra dos rostos. Não gostando de uma luz brilhante que perturbava seu sono, um polvo esguichou um jato de água em sua direção e queimou-a com um curto-circuito. Dissecar o sistema nervoso de um polvo não explica como essa tática foi imaginada (no mundo selvagem, os polvos não esguicham água acima da superfície do mar). Deu a impressão de ser um ato de inteligência criativa.

Minha alegação é que existência é consciência; portanto, nenhuma habilidade animal é surpreendente (exceto na nossa visão limitada), porque todas as formas de vida apresentam características que pertencem à consciência pura. Essas características despertam emergindo no mundo físico de acordo com a história evolucionária de cada criatura. O polvo agradecido não estava se comportando como um humano. Poderíamos dizer da mesma forma que, quando somos gratos, estamos nos comportando como um polvo. As duas visões são limitadas.

Este livro vem tratando do despertar, mas ficar desperto não é o final – adiante fica a consciência cósmica. Estou usando o termo da mesma forma que outros empregam *iluminação suprema* (conhecida em sânscrito como *Paramatma*). Se meta-humano é o estado desperto, pense nele como transpor um limiar. Depois dele, existe um novo e vasto território para explorar.

CONSCIÊNCIA CÓSMICA

A consciência cósmica não dá nem um pedacinho de si para a ameba, dá um pouco para as abelhas, mais ainda para os polvos e, finalmente, o grande prêmio para o *Homo sapiens*. Em um holograma, um fragmento de imagem a *laser* pode ser usado para projetar a imagem inteira – basta apenas o sorriso da *Mona Lisa* para o quadro inteiro ser projetado. A tecnologia do holograma pode até simular uma estátua ou uma pessoa viva em 3-D a partir de uma imagem de *laser* em duas dimensões. A consciência cósmica faz isso em uma escala imensa – o universo inteiro – usando apenas a possibilidade de um cosmo. Portanto, não é bem verdade que alguma coisa seja criada do nada. O universo físico nasceu de uma concepção na consciência cósmica que se desenvolveu em forma material. A consciência pura não é nada.

Essa capacidade foi herdada pelos humanos. Se eu disser: "Imagine a Torre Eiffel" ou "Veja a Estátua da Liberdade com o olho da mente", basta a menção desses monumentos para você vê-los. Um nome não tem três dimensões; na verdade, não tem dimensão, é apenas um rótulo verbal para um conceito. A Estátua da Liberdade é o conceito de liberdade transformado em obra de arte, mas a liberdade pode também produzir manifestações completamente diferentes, como revoluções ou movimentos antiguerra. Conceitos estão constantemente definindo e redefinindo eventos, civilizações e o mundo humano em geral.

Você está vivendo em um mundo que consiste em ideias insufladas em três dimensões. Como sempre, mentes importantes chegaram lá antes de nós. Há mais de 2 mil anos Platão argumentou que tudo no mundo se originou em ideias abstratas universais, o que ele chamou de "Teoria das Formas". Pule dois milênios e eis, então, Werner Heisenberg: "Penso que a física moderna decidiu definitivamente em favor de Platão. As menores unidades de matéria não são, de fato, objetos físicos no sentido comum; elas são formas, ideias que podem ser expressas inequivocamente apenas em linguagem matemática".

Se os elementos básicos da matéria e da energia são conceituais, então o próprio universo também está surgindo de um conjunto de ideias ou formas. Esse conjunto de ideias em particular, que se tornou nosso lar universal, poderia ter outras variações, algumas das quais seriam inconcebíveis para a mente humana. Uma característica do multiverso, se ele realmente existe, é que bilhões de outros universos podem estar funcionando segundo leis da Natureza totalmente diferentes das nossas. Uma lei da Natureza é simplesmente um modelo matemático, e modelos matemáticos são conceitos.

Vou inserir uma nota pessoal aqui. Quando ouvi falar pela primeira vez sobre o *quantum*, o que me levou a um livro, *A cura quântica*, fiquei empolgado porque os físicos estavam de acordo com profundas percepções indianas. *Māyā*, a palavra em sânscrito comumente traduzida como "ilusão", refere-se à realidade virtual, e a doutrina da maia sustenta que a ilusão é simplesmente um conceito. Os paralelos vão além. Heisenberg sustentou que a Natureza exibe um fenômeno de acordo com as perguntas que fazemos a ela – em outras palavras, as características de tempo, espaço, matéria e energia são extraídas de um campo quântico pelo observador. Na antiga Índia, a maia tem origem através da participação de humanos procurando a confirmação de crenças interiores. Nos dois casos, a Natureza está nos mostrando o que queremos ver.

Eu estava entusiasmado com a possibilidade de que o caminho interior dos anciãos e o caminho para fora da ciência moderna tivessem chegado à mesma realidade. Então, como em um choque, descobri que os físicos contemporâneos tinham, em grande parte, dado as costas para os inspirados pioneiros do *quantum*. Como um professor da Cal Tech me contou, "Meus pós-graduandos sabem mais sobre física do que Einstein jamais soube". Esse avanço em conhecimento técnico tem sido imenso, mas isso justifica jogar fora o que os pioneiros do *quantum* entendiam sobre a realidade?

Einstein pelo menos reconheceu o perigo quando declarou: "Tantas pessoas hoje – até mesmo cientistas profissionais – me parecem como alguém que viu milhares de árvores, mas nunca viu uma floresta". Para corrigir essa falta de visão, Einstein defendia que os cientistas adquirissem uma visão abrangente da filosofia, que ele considerava a marca de "um verdadeiro buscador da verdade". No século XXI, infelizmente, se veem cada vez menos florestas à medida que cada ciência se torna mais especializada e fragmentada. Você pode passar toda uma carreira na física concentrando-se em um único conceito como o da Teoria da Inflação Eterna, ou uma única partícula elementar, como o bóson de Higgs.

A consciência cósmica soa como algo muito distante de como usamos nossa mente no dia a dia. Na verdade, a mente de cada pessoa projeta consciência cósmica o tempo todo. A sua mente é um fragmento da consciência cósmica, portanto, como em um holograma, um fragmento é suficiente para projetar o todo. O exercício a seguir vai ajudar a esclarecer essa percepção.

EXERCÍCIO: SURFAR NO UNIVERSO

Feche os olhos e imagine que está na praia, olhando os surfistas nas ondas em movimento. Quando tiver essa imagem bem definida no olho da mente, comece a transformar as ondas de diversas formas. Observe-as ficando cada vez maiores, avolumando-se em ondas monstruosas que os surfistas mundialmente famosos cavalgam. Veja-as encolherem. Faça-as de cores diferentes – vermelhas ou roxas ou laranja neon. Coloque-se no topo das ondas, equilibrando-se sem prancha, cavalgando-as para a praia. Se desejar, pode inventar suas próprias transformações. Talvez uma sereia surja das ondas cantando sua canção. Você já entendeu.

Quando fez essas mudanças criativas no surfe, refletiu no que estava acontecendo. Você não folheou um catálogo de possibilidades, estava livre para deixar sua imaginação vagar. Duas pessoas fazendo este exercício chegariam a diferentes escolhas criativas. As possibilidades são ilimitadas e não estão presas a regras. Nada o impede de transformar o oceano Pacífico em gelatina cor-de-rosa. Não faz sentido alegar que essas possibilidades de criação estão armazenadas nos átomos e nas moléculas das células cerebrais. Você fez escolhas conscientes sem precedentes, construindo uma cadeia exclusiva de pensamentos criativos.

Mas, mesmo se os 7 bilhões de pessoas do planeta fizessem este exercício, estariam fazendo somente uma coisa – transformar possibilidade em realidade. Essa coisa única acontece o tempo todo, e é suficiente para criar o universo. Na primavera de 1940, um dos físicos de maior visão dos tempos modernos, John Wheeler, telefonou para outro físico de visão, Richard Feynman.

"Feynman", Wheeler exclamou, "sei por que todos os elétrons têm a mesma carga e a mesma massa".

"Por quê?"

"Porque eles todos são o mesmo elétron!"

Essa noção surpreendente, que ficou conhecida como o Universo de Um Elétron, penetrou na imaginação de Feynman, embora, como ele recorda, não a tenha levado a sério no início. Quando olhamos para o mundo físico, existe um número imenso de elétrons – trilhões enviam cargas elétricas através da rede da sua casa todos os segundos. Cada elétron traça um caminho no espaço-tempo conhecido como "linha de universo".

Wheeler propôs que um único elétron poderia ziguezaguear por todos os lugares, criando um emaranhado de linhas de universo. É uma alternativa fascinante à de muitos elétrons criando muitas linhas de universo. Agora vamos traduzir isso para termos humanos. No lugar de muitos elétrons, muitos observadores, cada um com seus próprios olhos. No planeta Terra existiriam mais de 7 bilhões de observadores, entretanto eles expressam a habilidade de observar, que é uma coisa só. Então é perfeitamente plausível que habitemos um "universo de um observador". É como dizer: "Todos os humanos respiram" sem precisar contar quantos humanos estão respirando. Essa é a perspectiva da consciência cósmica. Não escolhi a imagem de ondas batendo na praia por acidente. O antigo profeta indiano apontou para o mar e disse: "Cada onda é um afloramento do oceano sem ser diferente do oceano. Não seja enganado pelo seu ego individual, você é um afloramento da consciência cósmica sem ser diferente dela".

O *Homo sapiens* é a única criatura que pode escolher qual a perspectiva que vai levar em conta. Podemos ser ondas separadas de um oceano. A única diferença entre um universo de um elétron e um universo de muitos elétrons é nossa perspectiva. Ambas são tão reais quanto decidirmos que são. Ou, digo melhor, ambas são *apenas* tão reais quanto decidirmos que são. Ficando na posição de fazer essa escolha, estamos no eixo da criação. Uma coisa só está acontecendo: a possibilidade está se tornando realidade. John Wheeler foi responsável também por dizer que vivemos em um universo participativo, e eu estou apenas expandindo a mesma ideia. Um universo participativo oferece escolhas infinitas; a única coisa que não pode escolher é não participar.

Assim que entra no jogo, como vai agir fica em aberto para você. Os humanos podem olhar para a criação e explicá-la como quiserem. Por que há vírus de gripe, elefantes, sequoias e ratos no mundo? Alguns podem dizer que Deus os criou de propósito, enquanto outros creem que eles surgiram do vácuo quântico por meio de um processo aleatório que levou milhões de anos para

UMA VIDA

frutificar. A explicação mais radical é que o *Homo sapiens* acrescentou tudo o que desejamos à nossa realidade virtual. Cada explicação não passa de uma história diferente. Além das histórias, a consciência cósmica está criando a partir de si mesma. Histórias são pós-criação; consciência cósmica é pré-criação.

A CAUSA SEM CAUSA

Nosso papel como criadores de realidade impõe um fardo pesado se o virmos a partir das limitações da natureza humana. Por muitos séculos a coisa toda podia ser deixada para Deus. A mente medieval, por exemplo, fez Deus a origem de tudo no Paraíso e na Terra – Tomás de Aquino, o maior teólogo medieval, apresentou Deus como o "primeiro motor" (*primum mobile,* em latim). Deus sozinho tinha o conhecimento para criar o universo.

Como a perfeição é um atributo divino, Deus deve ter estabelecido a criação em um movimento perfeito, enquanto em um mundo degradado tudo o que está em movimento, mesmo um coração batendo e ondas do mar se avolumando, é uma representação imperfeita da obra de Deus. Quando Adão e Eva caíram, a Natureza também caiu. Os primeiros humanos foram levados de um mundo natural perfeito para um imperfeito. O Jardim do Éden deu lugar a uma natureza selvagem e hostil.

Na *Divina Comédia,* que permanece como a mais completa reflexão da cosmologia medieval na literatura, Dante procurou por uma imagem da perfeição divina que os leitores pudessem entender. Como o *site* Danteworlds descreve, "No Primum Mobile ('primeiro motor') – a esfera exterior mais veloz que impulsiona o movimento às outras esferas –, Dante vê nove círculos ardentes girando em torno de um ponto central de luz intensa".

Os nove círculos são ordens angélicas, porque na visão de mundo religiosa de Dante era preciso que houvesse seres perfeitos

COMO SER META-HUMANO

designados para manter a criação avançando. Caso contrário, Deus teria construído tudo, uma impossibilidade por ele ser, por definição, o Motor Imóvel. (*Ele* é arcaico e incorreto em hebraico, mas estou recorrendo ao masculino por conveniência, já que *ele/ ela* pesaria no texto.) Ao se referir a Deus, a mente dos cristãos medievais não podia violar a perfeição divina – ou escapar dela.

Essa obsessão persiste até hoje, mas com roupagem diferente. Sem a criação perfeita com que sonhar, fomos deixados com nossas próprias imperfeições. Estamos tão confusos quanto os bíblicos Adão e Eva. Nós nos sentimos culpados por degradar o planeta e, ainda assim, não conseguimos nos deter, mesmo a Natureza se esfacelando diante dos nossos olhos.

Este livro propôs que a criação se desenvolve a partir da consciência pura. Não existe um artista divino com um quadro em mente. É apenas a criação se desdobrando infinitamente. O processo não tem um roteiro; ele abrange todos os roteiros. Não tem moralidade. A tragédia é tão fascinante para a imaginação humana quanto a comédia, o que explica por que continuamos a criar os dois. (Shakespeare apresentou o panorama completo para sua plateia em pé no Globe Theatre, e Hollywood manteve o *show* continuando.)

A evolução da consciência é a única explicação para a criação que reúne tudo. Com a vantagem de não ter limites. O milagre fica em igualdade de condições com o mundano. Neste ponto vou me arriscar. Se você for ao YouTube e inserir três palavras, hóstia que levitou, vai ver um milagre filmado que ocorreu em Lourdes, na França. Como explicou um comentarista *on-line*:

Em 1999, durante uma missa celebrada pelo cardeal Billé, então arcebispo de Lion, a hóstia começou a levitar exatamente acima da patena [o prato usado para a eucaristia] do momento da epiclese até a elevação. O prodígio foi filmado para ser difundido, e um clipe dele está rodando pela internet. Naquela ocasião os bispos franceses decidiram manter-se em silêncio. Recentemente, o fato chamou a atenção de um cardeal na Cúria, que assumiu a incumbência de verificar a origem do clipe e perguntar ao atual arcebispo de Lion sobre a posição dos bispos franceses em relação ao acontecido. O cardeal, por sua vez, transferiu a questão para o Sumo Pontífice. Ele estava preocupado com a possibilidade de alguns bispos terem sido muito rápidos em abafar algo que parece ser um sinal autêntico.

O vídeo existente é desfocado, mas ele mostra o que o comentarista descreve. Durante essa missa, foi usada uma hóstia grande, quase do tamanho de um prato. A levitação, que durou vários minutos, terminou com a elevação da hóstia, quando o arcebispo a levantou para exibi-la à congregação. A levitação, se é isso que estamos vendo, eleva a hóstia no ar não mais do que uns 3 a 5 centímetros.

Não conheço quem esteja em posição de dizer se a filmagem é real ou uma inteligente farsa digital, mas para mim a questão não tem nada a ver com milagre. Trata-se do que os seres humanos estão querendo permitir como retrato aceitável da realidade. Até agora, milhões de pessoas assistiram ao vídeo da hóstia levitando, e as reações são variadas. As pessoas que eu conheço, em sua maioria, ficaram momentaneamente impressionadas; outras questionaram as imagens desfocadas. Algumas ficaram com uma expressão estranha, como se fossem Horácio, e Hamlet tivesse acabado de dizer: "Há mais coisas entre o céu e a terra, Horácio, do que sonha nossa vã filosofia".

Você poderia dizer que Hamlet está acusando seu amigo de não sonhar o suficiente. Milagres são semelhantes a lembretes. A hóstia levitando pode ser explicada algum dia – afinal, a antigravidade existe na física teórica. Pode ser exposta como fraude ou simplesmente afundar no pântano das experiências esquecidas. Mesmo assim, algo importante aconteceu. Uma pitada de estranhamento entrou no sonho coletivo. Basta uma faísca para incendiar uma floresta. Nunca vai saber que estranha pitada vai desfazer nosso sonho coletivo.

Nunca falta tempo para despertar. O despertar leva você além dos limites do tempo. Entretanto é difícil não sentir a pressão do desastre quanto mais ele se aproxima. Existe uma coisa como uma tremenda tempestade forte que ocorre somente a cada quinhentos anos, mas, pelos cálculos dos meteorologistas, 26 tormentas desse tipo ocorreram na última década. Se quisermos que a consciência cósmica tenha importância, não podemos olhar através de lentes cor-de-rosa. Essas tempestades, e a desgraça que elas causam, foram permitidas na realidade virtual. Muitas coisas entraram pela realidade virtual para tornar a vida aterradora.

A pessoa mediana não está preparada para aceitar a responsabilidade pelo feitiço/sonho/ilusão em que estamos envolvidos. A acumulação do efeito estufa pode ser explicada como retribuição divina, ou como o resultado de uma série de eventos infelizes, ou como a imperfeição humana estragando mais uma coisa. A autodestruição faz parte da nossa natureza, mas a autocriação é muito mais poderosa. Ao despertar, os meta-humanos podem fazer da maneira certa o que os humanos fizeram errado. O despertar acontece só para uma pessoa de cada vez. A realidade não é um jogo de números. É um universo de um jogador, e você e eu somos suficientes para mover a própria criação.

UM MÊS
PARA O DESPERTAR
META-HUMANO:
31 LIÇÕES

Um dos objetivos deste livro é desmitificar o processo de despertar. A via direta deve ser simples e natural. A única incerteza é o tempo – as pessoas que desejam atingir uma consciência mais elevada começam de lugares diferentes, e isso faz a diferença. Descobri por experiência própria que o desejo é um incentivo poderoso independentemente de onde você começar. Se realmente deseja aprender algo – uma língua nova, culinária francesa, escalada na rocha –, o processo se torna prazeroso, e quanto mais aprende, mais prazeroso ele se torna.

Diferentemente de outras coisas, despertar não é uma capacidade. Não existe um conjunto de regras ou orientações. Mesmo que encontre um professor, haverá uma porção de erros. Como pode um professor provar que está desperto? Mas todas as culturas que acreditam em consciência mais elevada têm desenvolvido ao longo do tempo um ambiente para esse tipo especial de aprendizado, como um *ashram* indiano ou um mosteiro zen-budista.

Esses ambientes se encaixam no contexto de cada cultura, mas se você não pertence à cultura e os está observando do lado de fora, *ashrams* e mosteiros parecem estranhos e exóticos. Não existe prova, portanto, que seja obrigatório um ambiente especial. Afinal, o processo de despertar trata de autoconsciência, ninguém pode lhe ensinar a ser autoconsciente. Ninguém precisa disso. A consciência já inclui a autoconsciência. Tenho defendido neste livro que existência é consciência. Em outras palavras, você já nasceu com as ferramentas para se tornar mais autoconsciente, basta aplicá-las.

No processo de despertar, nenhum estilo de vida especial é exigido, você vive como está vivendo agora, consciente do mundo "lá fora" e do mundo "aqui". A única coisa nova é que você se relaciona com os dois mundos usando novas premissas. Assume que a realidade "real" e a realidade virtual não são a mesma coisa. Assume que é completo no plano do verdadeiro eu. Assume que o verdadeiro eu oferece uma maneira de viver melhor, mais consciente e também mais criativa, aberta, relaxada, acolhedora e livre.

Premissas não são iguais a verdades ou fatos. Precisam ser testadas, que é o objetivo desta seção. A intenção é que experimente em si mesmo, usando um tempo todos os dias para descobrir se a via direta funciona – um tempo privilegiado para ir em busca da consciência mais elevada. Despida das armadilhas religiosas e da névoa de mistério, a consciência entrou em uma nova fase, como tópico de pesquisa de pleno direito, estudada por psicólogos, psicoterapeutas, filósofos, neurocientistas e até mesmo físicos.

Essa explosão de interesse faz as vezes de um ambiente melhor, de fato, do que os *ashrams* e mosteiros tradicionais. Você pode ficar completamente empenhado no seu dia a dia enquanto coloca sua atenção mais profunda no despertar. É um pouco estranho que alguém precise aprender a despertar, mas isso é resultado de viver tanto tempo com a mente condicionada. Convencida de que feitiço/sonho/ilusão é real, nossa mente se conforma a isso. O despertar acontece ao desmontarmos o condicionamento que nos mantém presos em construtos mentais. Quando eles começam a desaparecer, despertar é o estado a que chegamos.

Chegar lá é imprevisível e completamente pessoal, assim é melhor começar com a mente aberta e sem expectativas. Apenas se coloque aceitando que o despertar é real; outras pessoas fizeram isso ao longo de muitos séculos, com a autoconsciência como única exigência.

PLANO DIÁRIO

Estas lições são programadas para ser tão flexíveis quanto possível. Primeiro, um axioma ou uma percepção para o dia, em seguida uma breve explanação e, então, um exercício. Leia o axioma e a explanação ao menos uma vez, embora seja melhor lê-los algumas vezes por dia, para atrair sua atenção para o tema. O exercício deve ser feito quantas vezes for necessário para sentir que está realmente calando em você – de uma a três vezes em horas separadas ao longo do dia deve ser suficiente. Finalmente, reserve um tempo para a anotação diária sobre sua experiência. Melhor ainda seria manter um diário à parte voltado para o despertar.

Um mês é suficiente para completar o despertar? Eu, sinceramente, duvido, mas sabe-se que algumas pessoas abriram os olhos certa manhã, olharam em torno e souberam com certeza que tinham despertado. Outras mudam pouco a pouco por dentro e deslizam para a consciência mais elevada quase sem perceber que a mudança aconteceu – torna-se uma segunda natureza com o passar dos anos. Muito provavelmente, vai tirar o máximo proveito repetindo essas lições, voltando atrás quando sentir vontade de retomar o processo de aprendizagem. O despertar tem graus, assim como há níveis de habilidade no aprendizado de uma língua nova, culinária francesa ou escalada na rocha. Reforçar o estado desperto faz parte do processo.

As lições ficam mais longas à medida que o mês avança, não porque sejam mais difíceis, mas porque há mais coisas para serem vistas. Todas as lições são igualmente fáceis.

Fique aberto e flexível em relação à condição de chegar lá. A beleza da via direta é que cada lição ao longo do percurso tem suas próprias conquistas, seus momentos de revelação e de prazer. Nesse espírito, deixe começar o despertar.

DIA 1

A experiência diária de realidade começa com percepções –
sons, cores, formas, texturas, sabores e cheiros.

Presume-se que o despertar não exige esforço, mas é importante saber por onde começar, e não existe melhor lugar para isso do que onde você está neste exato momento. Na verdade, teremos problemas se pensarmos que há outro ponto de partida. Você está experimentando a vida como ela é, um fluxo de experiências que começam com os cinco sentidos.

Para Hoje
Entre em contato com o básico. Sente-se e permaneça com a simples experiência de luz, calor, cheiros pairando no ar, o sabor dos alimentos. Relaxe entrando na experiência. Apenas sinta. Quanto mais conseguir relaxar, mas fácil será o despertar. Relaxar dentro do momento é a chave. No estado de relaxamento a atividade mental se acalma, e observar sua experiência direta acontece naturalmente.

SUA EXPERIÊNCIA: _____
_____
_____
_____

DIA 2

O conjunto das percepções humanas é uma faixa estreita
de sensações brutas.

Os cinco sentidos são nossa janela para a realidade, mas a abertura é uma fresta, não uma janela panorâmica. "Ver é acreditar" normalmente só se aplica a uma pequena fração dos dados brutos que bombardeiam os olhos a cada segundo. A mesma coisa se dá com os outros quatro sentidos. Eles conspiram para entregar uma faixa estreita de realidade. Ampliar a faixa para aumentar nossa percepção é um dos motivos para despertar.

Para Hoje
Observe o quanto é verdadeiramente estreita a faixa do seu senso de realidade. Ponha as mãos em concha sobre as orelhas e perceba como o mundo é abafado. Coloque óculos de sol e veja como o mundo escurece. Apague as luzes à noite e, cuidadosamente, com passos curtos, tente percorrer um cômodo da casa com que esteja bem familiarizado. Quando tirar as mãos das orelhas, retirar os óculos de sol e acender as luzes, sua consciência de tudo em volta se expande. O despertar expande a realidade ainda mais.

SUA EXPERIÊNCIA: _____
_____
_____
_____

DIA 3

*Todos os organismos biológicos têm sua faixa exclusiva
de experiência sensorial.*

A experiência nos define e, se estivermos sintonizados em apenas uma faixa da realidade – chame-a de Meu Canal –, nossa identidade também será estreita. Outras coisas vivas estão sintonizadas em faixas diferentes, dando-lhes uma existência que mal conseguimos imaginar. Mas os humanos podem mudar de canal à vontade. A realidade é apenas tão estreita quanto nossa consciência. Quando desperta, você fica sintonizado com a faixa inteira. A realidade, então, é ilimitada.

Para Hoje
Passe um tempo ouvindo os pássaros cantar. Cada um deles está contando uma história. O cantar do pássaro transmite informações dos pais para os filhotes, anuncia os limites de território, atrai um companheiro, sinaliza o perigo e identifica a espécie à qual o pássaro pertence. Perceba que você não entende nada do Canal Pássaro. Se for inverno ou não escutar nenhum pássaro, preste atenção em um cão farejando o ar. O nariz de um cão pode dizer quem está chegando, o que está grudado nos sapatos da pessoa e quando o incidente ocorreu. Observe que o nosso nariz não capta nenhuma das informações que vêm por intermédio do Canal Cachorro.

SUA EXPERIÊNCIA: _____
_____
_____
_____

DIA 4

Nosso corpo físico é também uma experiência perceptiva.

O Meu Canal lhe diz que você tem um corpo. O corpo que vê e sente, as sensações que vêm pelo sistema nervoso, os pontos de prazer e de dor – esses sinais são transmitidos constantemente pelo Meu Canal. O corpo não é uma coisa; é uma aliança de percepções. A sua mente reúne as percepções fragmentadas em uma imagem coerente no espaço-tempo. Se ela não fizesse isso, o Meu Canal só transmitiria barulho.

Para Hoje
Invista um tempo percebendo seu corpo diretamente. Feche os olhos e sente-se tranquilamente. Deixe a atenção vagar de sensação em sensação. Levante o braço e sinta seu peso. Esfregue os dedos uns contra os outros e sinta a maciez e a textura da pele. Ouça a respiração e o batimento cardíaco. Não importa quantos sinais você captou, ou se seu corpo lhe pareceu estar bem ou mal. Você entrou em contato com o corpo real que possui. A experiência do corpo é o corpo, todo o resto é interferência mental. Quando despertar, vai aceitar e aproveitar a experiência do corpo por ele mesmo, o que é uma felicidade.

SUA EXPERIÊNCIA: _____

_____

_____

_____

DIA 5

Por si mesma, a experiência perceptiva é uma sensação momentânea única, evanescente e inapreensível. Nossos sentidos tiram instantâneos da realidade.

A vida nos dá um fluxo constante de percepções pelas quais vivemos. Os cinco sentidos são a tubulação pela qual tudo flui, mas não é como o fluxo contínuo de água saindo de uma torneira. As sensações são mais como a chuva, que cai uma gota de cada vez. Damos sentido à vida usando pensamentos e sensações passageiros. Ignoramos como cada percepção é evanescente – cada sensação começa a se desfazer assim que é percebida. Cada pensamento some quando é registrado. Ao despertar, deixamos de ignorar o que está realmente acontecendo o tempo todo. A necessidade de transformar sensações fugazes em um filme ou história em andamento desaparece.

Para Hoje
Coloque um grão de sal ou de açúcar na língua. Observe como o sabor começa a diminuir depois da primeira sensação forte. Preste atenção em como as glândulas salivares reagiram rapidamente e como a garganta quis engolir. Isso demonstra o quanto a experiência é breve e temporária. Mas o ponto central está aqui: tente saborear o que estava na sua língua antes de colocar sal ou açúcar nela. Você não consegue. Aquele sabor, o qual provavelmente não percebeu quando ocorreu, sumiu para sempre. Percepções fugazes são a textura da vida.

SUA EXPERIÊNCIA: _____
_____
_____
_____

DIA 6

*A única constante em cada instantâneo de percepção
é a presença do ser e da consciência.*

Instantâneos não são tirados por eles mesmos – é preciso um fotógrafo por trás da câmera. Não importa quantos milhares de fotos um profissional tire, ele é a constante por trás das lentes. O trabalho dele é olhar, arrumar o cenário, dispor as luzes, focar e decidir se a imagem o satisfaz. Você faz a mesma coisa com a realidade. Seus sentidos lhe entregam instantâneos de dados brutos, que mudam em formas infinitas. A única constante é você, vendo, arrumando, transformando explosões de percepção em algo com que possa se relacionar. A maior parte disso acontece automaticamente, mas, quando você desperta, enxerga o que está fazendo e fica com muito mais liberdade para criar.

Para Hoje
Volte a entrar em contato com as unidades básicas de experiência. Sente-se e fique com a experiência mais simples de luz, calor, cheiros pairando no ar, o sabor na sua boca. Relaxe entrando na experiência. Perceba cada sensação espontaneamente, seja por onde for que sua atenção vagueie. Quanto mais conseguir relaxar, mais fácil será o despertar. O despertar é, em si mesmo, um estado completamente relaxado e espontâneo, aberto a qualquer coisa que aconteça aqui e agora.

SUA EXPERIÊNCIA: _____
_____
_____
_____

DIA 7

O agrupamento sequencial de instantâneos cria a sensação de continuidade, do mesmo modo que um filme é criado pela rápida sequência de imagens estáticas.

Quando a invenção dos filmes revelou que nossos olhos podem ser enganados pelo agrupamento sequencial de uma série de instantâneos exibidos com uma velocidade de 24 fotogramas por segundo, uma verdade mais profunda também foi revelada. O cérebro humano é ativado por disparos neuronais. Cada disparo fatia a realidade em fragmentos de informações que vêm por meio dos cinco sentidos. Quando um trem passa velozmente, você não o vê em movimento, mas sim explosões de informação no cérebro que dão a ilusão de movimento. Do mesmo modo, você não ouve sons contínuos.

A continuidade da vida é uma ilusão necessária. Para que possamos viver em movimento, precisamos ver o mundo em movimento, não fragmentos congelados de sensações. Neste exato momento você está vivendo imagens e histórias criadas na mente através do mesmo processo de montagem. Quando despertar, as imagens e histórias serão vistas pelo que são: construtos artificiais da mente. E você viverá a partir da realidade que está além de retratos e histórias – a própria consciência.

Para Hoje

Sente-se diante de uma imagem em movimento na televisão ou no computador – pode ser qualquer uma, de pessoas andando a notícias ou eventos esportivos. Concentre-se em algo que esteja se movimentando da esquerda para a direita da tela. Na verdade, não existe ninguém se movendo pela tela, nem mesmo um só fóton de luz. Em vez disso, explosões de cor estão acontecendo, cada uma delas completamente estacionária. Ao juntar essas explosões em sequência, é criada a ilusão de movimento. Agora perceba como é difícil ver o processo real ocorrendo diante dos seus olhos. O cérebro precisa ver movimento porque, desde que você nasceu, o mundo tem sido uma série de imagens em movimento – é assim que foi condicionado para aceitar a ilusão como realidade.

SUA EXPERIÊNCIA: _____

_____

_____

_____

DIA 8

O corpo físico e a aparência do mundo são criados na mente como construtos das sensações, que são intermitentes e efêmeras.

No dia a dia não investigamos como a mente cria um mundo tridimensional a partir de fragmentos de sensações aleatórias e sem sentido. Começando com o mundo simples que um bebê experimenta, tudo vai ficando cada vez mais complicado. Um recém-nascido não consegue focalizar sua mão, que lhe parece uma bolha cor-de-rosa flutuando no ar. Com o tempo, a bolha se torna uma mão presa ao corpo; ganha um nome; desenvolve muitas habilidades. A medicina a estuda em todos os seus tecidos e células.

Essa construção de conhecimento ocorre na mente e é criada pela mente. A mão nua não tem história para contar; ela não desenvolveu habilidades. Tudo em que a mão pode se tornar quando pertence a um pintor, escultor, artista de circo, *chef* ou soldador é criado pela mente. O mesmo acontece com o corpo inteiro e o mundo físico. Construímos a realidade virtual para que tenhamos imagens e histórias que são necessárias para ser humano.

Para Hoje

Pegue uma folha de papel comum A-4 e faça um furo no centro. Se mantiver o papel perto do olho, conseguirá ver a sala inteira através do furo – esta é a imagem mental da sala. Agora segure o papel a uma distância de uns 3 a 5 centímetros do olho, até ver apenas partes dos objetos familiares – apenas pedaços de lâmpadas, cadeiras, janelas, e assim por diante. Tente andar pela sala olhando apenas para esses pedaços e partes. É muito difícil. Privado da imagem que a mente faz, a sala é uma miscelânea desconexa de imagens fragmentadas. Reflita sobre como tem usado a mente para construir o mundo familiar em três dimensões que aceita sem discutir.

SUA EXPERIÊNCIA: _____

_____

_____

_____

DIA 9

*A aparência do corpo e do mundo são atividades na consciência –
verbos, não substantivos – que mudam constante e rapidamente.*

Ao entrar em uma sala, quando vai trabalhar, ou dá uma ca-
minhada ao ar livre, os objetos que vê parecem estar fixos e estáveis – mas não estão. O cérebro está constantemente disparando
para manter a ilusão de estabilidade. Os cinco sentidos cooperam
ao transformar fótons em imagens e vibrações aéreas em sons reconhecíveis. Em outras palavras, você está constantemente fazendo o mundo. Um processo infinito e em mutação contínua está
acontecendo em sua consciência. Assim, o mundo exterior é um
processo infinito e em mutação contínua disfarçado de objetos fixos e estáveis. Ao despertar, você vê além da máscara da matéria,
reconectando-se com o processo criativo que faz o mundo.

Para Hoje
Olhe a foto de um amigo, parente ou celebridade. Agora vi-
re-a de ponta-cabeça. Perceba que não consegue mais reconhecer
o rosto. Aconteceu um problema no seu cérebro, que está condicionado a reconhecer rostos somente na posição usual. Havia um
processo para reconhecer um rosto; o rosto em si não tem significado. Ou imagine colocar uma foto em um prato giratório e faça-
-o girar (pode tentar isso com um toca-discos). Observe que não
consegue captar o sentido da foto enquanto ela está girando. O
mundo em movimento não tem realidade até a mente construí-lo
em um mundo humano. Mudanças constantes adquirem a ilusão
de estabilidade e imutabilidade.

SUA EXPERIÊNCIA: _____

_____

DIA 10

O construto mental do corpo e do mundo é produto de séculos
de condicionamento.

No dia a dia aceitamos o mundo como um fato. Árvores, montanhas, nuvens e céu simplesmente estão lá. Mas são apenas o cenário da realidade virtual. Tudo no mundo além de dados sensoriais puros tem origem na mitologia, história, religião, filosofia, cultura, economia e língua. A sensação pura é coberta por esse condicionamento complexo, fazendo que o corpo e o mundo que percebemos tenham sido interpretados anteriormente. Eles existem como extensões do drama humano. Ao despertar, você sai do drama para ser quem realmente é. Vê que a realidade virtual é uma espécie de material de segunda mão com que não precisa mais se contentar.

Para Hoje
Este é um exercício simples de percepção. Olhe para a letra A. Quando firma os olhos nela, vê um simples sinal com três traços curtos feitos com uma caneta. Mas esses traços não carregam nenhum significado, como pode verificar imediatamente ao virar o A de lado ou de cabeça para baixo. O significado de A está integrado nele. É um significado antigo, recuando ao alfabeto fenício. Misturado nele está a letra hebraica *aleph*, que representa o começo, a criação e Deus. A, em inglês, é sinônimo de *one* [um], com conotação de individualidade e de início de aritmética. A é uma nota desejada na escola, e, caso obtenha As suficientes, aparentemente você tem uma boa educação e acabará rico.

Se uma única letra do alfabeto carrega tanta história e tantas implicações, imagine o quanto é complexa a estrutura do mundo humano. Herdamos uma riqueza de significados que mantêm o mundo coeso, mas também o torna um peso. (Pense em toda a confusão causada por outra letra do alfabeto, o I.)

SUA EXPERIÊNCIA: _____
_____
_____
_____

DIA 11

A própria mente não passa de consciência condicionada.

Nascemos todos em um mundo interpretado. Gerações anteriores passaram a vida dando significado humano a tudo. Todo recém-nascido cresce aprendendo o básico, e assim que aprende a navegar pelo mundo – ao andar, falar, fazer escolhas, formar relacionamentos – encontra seu lugar na realidade virtual. A certa altura vem o desejo de ter experiências exclusivas. "Quero ser eu" é um incentivo poderoso.

Mas o único modo de ter uma experiência é usar a mente, e a mente de todos é completamente condicionada. Não existe escolha. Ao aprender o básico, sacrificamos "Quero ser eu" em nome de "Quero me encaixar". Algo mais do que a pressão social estava atuando. As regras da realidade virtual exigem que aceitemos um conjunto compartilhado de imagens, histórias, crenças e hábitos. Ao despertar, você se acha além das regras. A realidade "real" é sempre nova e original.

Para Hoje
O desafio de hoje é ter um pensamento que seja completamente seu. Ele não pode ecoar nada que tenha ouvido outra pessoa dizer ou que tenha lido. Não pode ser formulado em uma frase familiar. É necessário que não surja da memória, porque então você estaria repetindo o passado. Defrontado com este desafio simples, pode perceber como as mentes condicionadas o prendem. Existem rotas de fuga bem testadas, como a imaginação e a fantasia, que contornam as regras ao não se enquadrarem nelas. Existe outra rota de fuga, o despertar, que lhe permite estar aqui agora. A mente condicionada não tem lugar no agora eterno.

SUA EXPERIÊNCIA: _____
_____
_____

DIA 12

A realidade virtual é uma rede de relacionamentos.

O mundo físico gira em torno de relacionamentos, e em torno deles criamos histórias. Um pinheiro de Natal conta uma história; a árvore onde os enfeites estão dependurados está relacionada a outras árvores perenes, o que nos leva de volta ao reino vegetal e às origens da vida. Não existe nada no mundo que possa ser visto sem estar incorporado nos relacionamentos que se espalham em todas as direções. Essa rede de relacionamentos é a rede invisível que mantém tudo unido. Enredados nela, criamos histórias sem fim em um filme contínuo.

Mas o que fazer para sair da rede? Os humanos sonham com um reino como o Paraíso, que permite que o mundo relativo desapareça para sempre. O Paraíso pode ser um sonho, mas um mundo além não é. Ao despertar, você se vê naquele mundo, que é a própria consciência. Além das coisas criadas se encontra a matriz da criação.

Para Hoje
Deixe o olhar vagar pela sala e pegue qualquer objeto aleatoriamente. Agora, em rápida sucessão, pense quantas palavras conseguir em trinta segundos que se relacionem com o objeto. Digamos que você escolheu um abajur. Palavras relacionadas com abajur: *luz, vagalume, tocha, Estátua da Liberdade, vela ao lado dos portões dourados, liberdade, imigrantes, Alemanha, nazismo, Hitler, Segunda Guerra Mundial,* e assim por diante. Perceba que o fluxo de palavras jorra por si mesmo, indo em todas as direções. Com um simples exercício de associação de palavras, você teceu um fio da rede que cria o mundo conhecido.

SUA EXPERIÊNCIA: _____
_____
_____
_____

DIA 13

A mente nos enredou em uma realidade virtual
feita por nós mesmos.

Nos mitos da criação em todo o mundo, Deus ou deuses ficam à parte, olhando para o mundo que criaram. Para os humanos, entretanto, criamos a realidade virtual e entramos nela. O objetivo da realidade virtual era nos permitir um duplo papel, o de autores das nossas histórias e o de atores que as interpretam. Os dois papéis são criados pela mente, e mantê-los separados é confuso. Quando surgem problemas, incapazes de responder, as pessoas se perguntam: "Fiz isso comigo mesmo?".

Enredados na realidade virtual, achamos mais fácil seguir em frente e fingir que interpretamos só um papel, o de ator, embora o de autor seja muito mais importante. Infelizmente, a parte de como ser autor tem sido deixada de lado. A vida já é muito confusa. Ao despertar, você vê claramente o seu papel no processo criativo. Não está mais indefeso nem é vítima, não mais do que Romeu e Julieta são vítimas de Shakespeare. Eles nasceram na consciência do autor, assim como você nasce todos os dias na sua.

Para Hoje
Coloque-se de volta no centro criativo das coisas. Da próxima vez que encomendar comida ou pedir para ver alguma coisa em uma loja, enquadre a situação deste modo: *Tive um pensamento que pôs esta situação em andamento. Pus o pensamento em palavras. As palavras fizeram outra pessoa levar a cabo uma nova ação. Essa ação desencadeou outra ação realizada por cozinheiros na cozinha (ou os fabricantes que produziram as mercadorias na loja), que estão ganhando a vida para criar suas próprias histórias, e a soma total dessas histórias é a história. Portanto, a cada momento, meus pensamentos são o centro criativo de histórias.*

Este é mais do que um novo modo de enquadrar uma atividade corriqueira. É a verdade. Você é o centro criativo de coisas, desde sempre e para sempre.

SUA EXPERIÊNCIA: _____

_____

_____

_____

DIA 14

*O corpo, a mente e o mundo, quando vistos diretamente
e sem interpretação, são uma atividade.*

Mesmo que nos ocupemos com mil coisas durante o dia, ver o mundo como uma coisa surge naturalmente. Para um crente devoto, a coisa única é criação de Deus. Para a maioria dos cientistas, a coisa única é o universo físico. Mas essas são respostas condicionadas. Os crentes não podem consultar Deus para confirmar sua crença, e os cientistas não conseguem confirmar de onde veio o tempo, o espaço, a matéria e a energia. Que tal se olhasse para o mundo diretamente, sem uma resposta condicionada? Você veria que a coisa única é a consciência constantemente se modificando. Corpo, mente e mundo são experiências na consciência. Só isso pode ser verificado. A experiência é a pedra de toque da realidade. Quando você acorda, ela se torna a única pedra de toque de que precisa. Você se junta ao jogo da consciência e se diverte com ele.

Para Hoje
O jogo da consciência abrange toda a criação. Hoje você pode se juntar a ele como sendo uma experiência divertida. Faça alguma coisa que o deixa feliz – pode ser um almoço com um amigo, admirar as árvores e o céu, observar crianças brincando. Se seu prazer vem do sorvete saboreado à meia-noite, tudo bem. O que quer que esteja fazendo, relaxe na diversão e a observe. A diversão é o modo mais simples de estar aqui agora. Só por perceber a diversão, você se colocou no jogo eterno da consciência.

SUA EXPERIÊNCIA: _____
_____
_____
_____

DIA 15

Sob análise atenta, nenhum mundo exterior ou corpo físico se encontra independente de nossas percepções.

Estamos tão acostumados com nosso eu dividido que é um grande passo ver além dele. O eu dividido lhe diz que vive em dois mundos, um "aqui" e um "lá fora". Mas se a realidade é uma coisa única, essa visão é equivocada. A consciência é uma coisa só. Ela se desdobra como uma realidade. Sabendo disso, você tem um chão firme onde pisar – sua própria consciência. A mente condicionada corrompe e distorce a consciência. Ela tinge suas percepções, forçando-o a aceitar a divisão entre o mundo interior e o exterior. O despertar esclarece a verdade. Todos os mundos são vividos na consciência. Não existe a necessidade de provar ou não provar a existência do mundo físico. Você está aqui agora, e isso é suficiente.

Para Hoje
Não é difícil fundir os dois mundos em um só. Pegue uma foto sua; pode ser da carteira de motorista ou um instantâneo. Segurando a foto, olhe-se no espelho. Então se olhe na foto e, finalmente, veja a si mesmo no olho da mente. Ver seu corpo físico refletido no espelho, depois capturado em filme e afinal dentro da mente constituiu, em cada fase, uma experiência na consciência. Com base nisso, não foram três experiências diferentes. Houve uma experiência modificada de três formas. Tudo na vida está no mesmo patamar, como experiências que são modificadas conscientemente.

SUA EXPERIÊNCIA: _____
_____
_____

DIA 16

Considerando que não existe um mundo físico independente, a realidade diária é um sonho lúcido acontecendo ao vivo agora.

Os sonhos não são todos cortados do mesmo tecido. Alguns são vagos, pouco mais vívidos do que uma lembrança fugaz quando você está acordado. No extremo oposto estão os chamados sonhos lúcidos. Quando está tendo um sonho lúcido, não tem ideia de que seja um sonho. Você está completamente imerso nele e, quando acorda, é difícil aceitar que o sonho não era real. Do mesmo modo, a realidade virtual é uma experiência de imersão total. Existem alguns indícios para sugerir que não está completamente acordado.

Lampejos de lucidez, momentos de alegria, percepções criativas e a meditação são valiosos porque sugerem que está imerso em um sonho vívido e lúcido. O despertar surgirá como uma surpresa – para muitas pessoas, é um choque perceber que estiveram dormindo a vida toda. Todo momento passado foi como experimentar o vívido agora. Uma vez acordado, entretanto, o agora torna-se uma janela para a consciência pura. Não importa o que preenche o agora, mas sim o fato de que está totalmente desperto para ele.

Para Hoje

Os momentos em que vê através de feitiço/sonho/ilusão muitas vezes acontecem espontaneamente – chegam de surpresa. Não existe um modo estabelecido para suscitar esses lampejos; o mais próximo que pode chegar é através da meditação. Ainda assim, você pode preparar terreno hoje para a semente da experiência de metarrealidade. Em qualquer momento, olhe em volta, sorria para si mesmo e diga: "Imagine, isso tudo é só um sonho e eu sou o sonhador". O sorriso é importante, é como antecipar o Natal quando era criança. Você sabe que alguma coisa boa está chegando e, ao lembrar-se disso, abre caminho.

SUA EXPERIÊNCIA: _____
_____
_____
_____

DIA 17

O agora não é um momento no tempo que pode ser agarrado e segurado.
O agora é a ascensão e a queda da consciência.

Se quiser saber quem impõe as regras da realidade virtual, o relógio é um bom lugar para começar. O tique-taque do relógio fatia a vida em segmentos de segundos, minutos e horas. Como você se identifica com o tempo do relógio, sua vida passa em segundos, minutos e horas. Uma existência assim é mecânica e rotineira. Rompendo com a realidade virtual, o agora tem de se tornar um estado de consciência, não uma fatia de pão. Quando você desperta, o agora é uma presença; é a experiência intacta de estar aqui.

Experimentando essa presença, você testemunha como a corrente de consciência oferece uma sequência de sensações e percepções fugazes. Dividir a corrente de atividade em segundos, minutos e horas é somente um construto mental. Quando está desperto, você presta mais atenção na presença da consciência do que nos eventos passageiros que estão ocorrendo na mente.

Para Hoje
A atividade mental é muito aderente. Você tem participação em pensamentos, imagens e sentimentos que passam pela mente, mas não precisa ter participação neles. Imagine que está sentado em um trem olhando pela janela. Conforme a paisagem passa, você não distingue cada prédio, árvore, carro ou pessoa. Tudo é apenas a paisagem passando. Se percebe algo que se destaca, ele passa tão rapidamente quanto as coisas que não percebe. Agora substitua as janelas por seus olhos. Você está sentado atrás deles vendo a paisagem passar. Quando adota essa posição, que é conhecida como "testemunhar", você se aproxima por um momento do que se parece com a condição permanente de estar acordado.

SUA EXPERIÊNCIA: _____

_____

_____

_____

DIA 18

O relógio fatia o atemporal, dando-lhe começos e finais, o que resulta em nascimento, envelhecimento e morte.

Tudo da realidade virtual, do átomo ao corpo humano e ao universo, é um processo atemporal congelado no tempo. Se você disser: "Nasci em 1961" ou "A reunião começa pontualmente às 3" ou "O bigue-bangue aconteceu há 13,8 bilhões de anos", fará a mesma coisa – congelando um processo fluido constante em um começo, o que traz automaticamente um meio e um fim. Começo, meio e fim são construtos mentais. O que é o meio do azul? O que foi a última coisa que aconteceu antes do tempo começar? Quando você acorda, estar aqui é contínuo – na verdade, sempre foi contínuo, até o começo, o meio e o fim terem sido inventados. Vai ser um grande alívio dispensar esses conceitos. Não apenas vai descobrir que está vivendo no agora, mas nascimento, envelhecimento e morte se tornarão irrelevantes.

Para Hoje

Para passar do tempo marcado pelo relógio para o atemporal, olhe para uma cor, pode ser o azul do céu. Tente ver além do azul. Tente mesmo. Vai perceber que é inútil tentar pensar em um caminho para lá. A atividade mental é irrelevante. Nem mesmo importa se realmente vê além do azul. Ao impedir a mente de interferir, você escapou da hora do relógio e, assim, o único lugar em que pode estar é o atemporal. Do mesmo modo, tente imaginar um tempo em que você não existia. Isso também vai impedir a mente pensante de interferir. Vai experimentar o não tempo em que você não existia. Existe uma definição melhor para eternidade?

SUA EXPERIÊNCIA: _____

DIA 19

*A realidade é a atividade sem fim da consciência modificando
a si mesma.*

Se alguém chegasse até você e dissesse: "Quero estar no aqui agora. Onde está acontecendo?", você ficaria confuso. "Agora" não é um lugar no mapa. As conexões cerebrais podem ser mapeadas em suas localizações exatas, mas não existe topo, fundo, costas ou frente da consciência. O agora é contínuo porque a consciência é contínua. Somente na realidade virtual existem limitações impostas como começos e fins ou nascimento e morte. Quando experimentada diretamente, a realidade flui como um rio, mas é preciso imaginar que é um rio que flui em círculo, sem começar nas montanhas e correr para o mar.

Quando se está desperto, até mesmo descrever a consciência como um fluxo é muito limitante. A consciência não precisa ser ativa. Do modo como ocorre, a atividade está em todos os lugares. Fora da meditação ou de momentos inesperados de silêncio, a mente está constantemente participando da ascensão e queda da consciência conforme ela modifica a si mesma. Para além do zumbido constante de atividade, a consciência é silenciosa, pura, ilimitada e não precisa fazer nada. Depois de despertar, você se identifica com a consciência pura, desfrutando da calma e da segurança que ela traz.

Para Hoje

A consciência silenciosa está sempre com você, esperando para ser percebida. Sente-se em um local tranquilo e diga a si mesmo: "Eu sou _____", preenchendo a lacuna com seu nome completo. Depois de uma pequena pausa, diga para si mesmo: "Eu sou [nome]", depois, "Eu sou", em seguida, "Sou" e, finalmente, nenhum pensamento. Sem rótulos com que se identificar, a mente fica quieta. Ao experimentar esse estado, mesmo que por um instante, você encontrou sua identidade real. O ego emerge da atividade mental; o verdadeiro eu emerge da consciência silenciosa.

SUA EXPERIÊNCIA: _____
_____
_____
_____

DIA 20

O tempo é só uma espécie de limite, assim como o espaço,
a matéria e a energia. A consciência não tem nenhuma limitação.

O despertar está mais claro hoje do que no passado, quando o processo era considerado tão misterioso que parecia totalmente paradoxal. Como é colocado por uma antiga metáfora, querer despertar é como ser um peixe com sede. O peixe só tem sede porque não percebe que está rodeado pelo oceano. Do mesmo modo, uma pessoa em busca do despertar não percebe que todas as limitações da mente são o resultado de não saber que o oceano infinito da consciência está em todos os lugares, em todos os momentos.

A limitação começa na mente, mas é refletida pelo tempo, espaço, matéria e energia. Esse efeito espelho se mantém durante o sono ou na vigília. A diferença é que, quando você desperta, o universo físico é visto pelo que realmente é, o jogo da consciência. A consciência não tem forma nem limites. Ser além dos rótulos e pensamentos é inconcebível, mas também é quem você realmente é.

Para Hoje

Pegue sua mão e comece a colocá-la em várias posições, cada uma significando um gesto importante. Reproduza a parte do guarda dirigindo o trânsito, do professor apontando para a lousa, do apaixonado acariciando o rosto da amada, do *chef* batendo uma omelete – o que despertar sua fantasia. Pense em como a mão executou o que quer que sua imaginação tenha desejado. Mente e matéria são diferentes aspectos da mesma consciência. Do mesmo modo, sua realidade pessoal consiste na mente agindo para coordenar tempo, espaço, matéria e energia. Eles expressam as mesmas possibilidades ilimitadas da imaginação humana.

SUA EXPERIÊNCIA: _____

DIA 21

*A realidade virtual nasce da necessidade humana de viver com
limitações. Essa necessidade começou o processo que criou
a mente condicionada.*

A limitação faz parte da realidade virtual e parece completamente convincente e necessária. Você não consegue voar como um pássaro; não pode ser rico só por querer ser; se for atropelado por um carro, pode ficar gravemente ferido ou morto. Tenho dito que a mente condicionada edita a realidade para que ela sirva às necessidades humanas. O infinito se torna finito. Estamos cercados por realidades duras. Não existe realmente nada de errado com editar o infinito para finito – afinal, não se pode pensar pensamentos infinitos todos de uma vez, mesmo que tenha a capacidade de ter pensamentos infinitos.

O problema é que esquecemos que essa edição foi feita por nós. A realidade virtual não é um fato, ela foi fabricada. A estrutura é finita, e do mesmo modo que não pode ter pensamentos infinitos todos de uma vez, os humanos não podem fisicamente, de uma só vez, fazer tudo, nem dizer tudo, nem desejar tudo. A estrutura da realidade virtual serve ao eu que pensamos ter – e precisamos ter.

Quando desperta, a imagem se inverte, e você percebe que a realidade virtual é um construto. Somente a consciência é um fato. Somente a consciência não pode ser criada. Ao despertar, você se liberta da mente condicionada, do eu limitado e das limitações da realidade virtual forjadas pela mente. Em liberdade, você ainda não consegue voar, nem ficar rico somente por desejar ser, ou deixar de ser ferido se um carro o atropelar. Por outro lado, é uma má aposta declarar que qualquer coisa é impossível. O despertar o leva a transpor um limiar. O que o espera do outro lado é um vasto território de possibilidades.

Para Hoje

Sente-se e comece a pensar em coisas que gostaria de fazer ou de ser que são impossíveis. Pode desejar ser fabulosamente rico ou incrivelmente atraente ou jovem outra vez – o céu é o limite. Conforme cada coisa vier à mente, pare e diga a si mesmo: "Por que não? Por que isto é impossível?". Espere por uma resposta e deixe-a se desdobrar, dizendo todas as razões que o impedem de ter ou ser o que deseja.

Agora pergunte a si mesmo: "Quem disse que não consigo?". Não existe uma boa resposta para essa pergunta. As coisas não são impossíveis porque alguém diz que são. Elas são impossíveis porque a estrutura da realidade virtual diz que são. Todas as limitações são construídas dentro da realidade virtual. Quando alguém diz que algo é impossível, está apenas sustentando a realidade virtual. Quem disse que você tem de seguir o exemplo? Ninguém, incluindo você. Quando tem essa percepção, começa a vislumbrar o quanto está realmente livre.

SUA EXPERIÊNCIA: _____

_____

_____

_____

DIA 22

Quando a consciência infinita é editada, a forma e o fenômeno aparecem (isto é, coisas que conseguimos ver, ouvir, tocar, saborear, cheirar e nas quais pensamos).

Para os objetivos da vida cotidiana, o infinito precisa ser editado. Todos concordam com isso, mas nos esquecemos de que não havia um regulamento ou um manual para editar a realidade. As únicas regras eram autoimpostas. A consciência pura revelada no universo físico, impondo tempo, espaço, matéria e energia sobre sua criação. Mas a consciência pura não acreditava que precisasse fazer as coisas desse modo. Bilhões de outros universos com estruturas diferentes têm sido sugeridos pelos físicos modernos.

No nível da consciência pura, nunca foi posto em dúvida que as regras são autoimpostas. Nós herdamos essa certeza. Arte e cultura expressam a certeza de que a mente humana pode construir qualquer estrutura enquanto aceitar a estrutura do universo físico. Isso faz parecer que a vida tem dois compartimentos – o mental, que é ilimitado, e o físico, que é limitado. Mas isso é um erro. Uma casa não é separada do desejo de construir uma casa e do conhecimento de como ela é feita. O mental e o físico são aspectos de uma coisa: inteligência criativa em ação. Quando despertar, você verá como funciona a inteligência criativa, e fascinado pela curiosidade vai tornar-se um cocriador de realidade.

Para Hoje

Para ficar consciente de como a inteligência criativa se revela, comece com um objeto pequeno. Seja um prego, um brinco ou as chaves do carro, essas coisas são ideias que assumiram forma física. Agora pense em algo maior, como o Empire State Building ou a ponte Golden Gate. Tanto o prédio quanto a ponte são ideias que assumiram forma física. Importa se um brinco é minúsculo e a ponte Golden Gate é imensa? Não. A inteligência criativa não é grande nem pequena. Nem dura ou mole, aqui mas não ali, visível ou invisível. A habilidade para criar é independente, não respeita limitações de formas e tamanhos. A criatividade só precisa de si mesma. Sem inteligência criativa, formas, tamanhos e eventos não surgiriam.

Agora se olhe no espelho e diga: "Eu sou a criatividade que assumiu uma forma". Pare de se identificar com a forma e comece a se identificar com a criatividade, e assim você vai despertar.

SUA EXPERIÊNCIA: _____

_____

_____

_____

DIA 23

Todas as formas e fenômenos são uma coisa só: a modificação do sem forma, o infinito reduzido ao finito, a consciência pura dando um começo, um meio e um fim.

O mundo recompensa grandes pensadores e lhes dá um lugar na história. Em comparação com um Albert Einstein ou um Leonardo da Vinci, todo mundo se sente um pequeno pensador. Mas um grande pensador não é necessariamente o maior pensador. O maior pensador vê que a realidade é uma coisa, a criação, um processo. Esse é o quadro completo em uma visão, que se torna a sua realidade quando você desperta.

O quadro completo fica nítido quando a mente para de embaçar sua visão com a interferência constante de pensamentos, sensações, imagens e sentimentos. Eles representam as idas e vindas entre você e o mundo exterior. Quando desperta, os padrões de interferência somem. Você aceita como natural o fato de que a consciência pura sem forma e infinita é a origem de todas as coisas. O que torna essa percepção natural é que você se vê como uma expressão de uma coisa única, não de um emaranhado de atividades físicas e mentais.

Para Hoje
Se você enxergar um objeto no mundo exterior, você o vê do lado de fora. A totalidade – a coisa única – não tem lado de fora. Nem lado de dentro. Portanto, você não pode vê-la. Como você é ela, não pode nem mesmo relacionar-se de diversas formas com a totalidade, seja aceitando-a ou rejeitando-a, participando dela um dia e folgando no próximo. Quando desperta, você sabe que é uma coisa só, apesar de mesmo agora não conseguir evitar de relacionar-se com ela por meios falsos.

Hoje, pratique não tomar nenhuma atitude relacionada com a mente. Deixe os pensamentos surgirem e sumirem, e, quando se sentir tentado a agir em relação ao que está acontecendo, não aja. Não diga que um pensamento é bom e outro é ruim. Não atribua rótulos como INTELIGENTE, TOLO, POSITIVO ou NEGATIVO. A mente não é nenhuma dessas coisas. Ela é o fluxo de atividade a partir do absoluto. Rotular a mente é como dizer que a totalidade é ruim, boa, positiva, negativa, e assim por diante. Evidentemente, a totalidade está além de todos os rótulos, assim como a sua consciência. Ao não julgar os pensamentos, você começa a adotar o estado aberto, e não crítico, de estar desperto.

SUA EXPERIÊNCIA: _____
_____
_____
_____

DIA 24

Somente a consciência é real. Mesmo quando desempenha o papel de observadora e observada, mesmo quando cria mundos "lá fora" e "aqui", sua própria natureza é imutável.

A consciência existe. Todo o resto é uma experiência passageira. Essas duas frases foram ditas e repetidas por séculos. Isso mostra, no mínimo, que os seres humanos olhavam para a realidade e a achavam misteriosa. Como a mudança emerge do imutável? Como Um se torna Muitos? O mistério foi formulado de incontáveis e diferentes formas. Perguntar "O que veio antes de o tempo começar?", como a cosmologia moderna faz, é apenas uma variante da questão medieval "O que existia antes de Deus?".

A resposta está contida na pergunta. O que veio antes sempre esteve aqui. A mudança é apenas uma máscara usada pela imutabilidade. Assim que os seres humanos viram o mistério, enxergaram sua própria natureza. Somos o criador e a criatura, Um e Muitos, experiência mutável e consciência imutável. Nada disso precisa ser provado ou testado. Aceitar ou não sua verdadeira natureza não a influencia. Ela continua sendo. No despertar, você a enxerga nitidamente, e uma vida nova se inicia.

Para Hoje

Deixe a mente vagar por algumas coisas que consegue recuperar do passado – lembranças da primeira infância, seus pais, aniversários, escola, o primeiro beijo, algumas coisas tristes, e assim por diante. Não interessa o que você escolheu ver. Agora reflita sobre uma coisa que todas as recordações têm em comum. Você estava lá. Você é o imutável no meio da mudança. Agora sabe sua verdadeira natureza. Todo o resto é fachada.

SUA EXPERIÊNCIA: _____

DIA 25

O sofrimento humano é construído na realidade virtual.
Ele não existe na consciência.

Quando sofre e se sente infeliz, ansioso, deprimido ou indefeso, seu sofrimento parece completamente real. Você está experimentando algo que é um fato, parece um fato, com raízes na dor física e na angústia mental. Mas a realidade virtual, feitiço/sonho/ilusão coletiva, é um construto. O sofrimento está incorporado ao construto, que é a razão por ele parecer inevitável. Crenças sobre o sofrimento, tenham elas origem na doutrina do pecado, no carma ou em teorias médicas modernas, reforçam a realidade virtual.

O despertar não garante que não haverá mais dor física ou dias tristes. A mente condicionada é teimosa, e o nosso corpo tem sido bombardeado constantemente por sinais emitidos pela mente condicionada. Nuvens de condicionamento continuam a cair (sempre lembrando que as nuvens podem ser tanto leves como pesadas). No despertar, você abandona sua lealdade à mente condicionada e, a partir desse momento, ela começa a enfraquecer e perde o controle, e você vê que libertar-se do sofrimento é possível e natural. O sofrimento não existe na consciência, que é sua verdadeira natureza.

Para Hoje
Quando as pessoas sofrem – seja, por exemplo, quando estão deprimidas ou são diagnosticadas com uma doença grave –, sentem-se tentadas a se culpar. "Fiz isso comigo mesmo?" é uma pergunta ditada pelo sentimento de culpa. A melhor resposta é que o sofrimento faz parte da realidade virtual. Você a aceitou, o que torna inevitável sua participação na dor e no sofrimento. Não que esteja fadado a isso; algumas pessoas escapam de sofrimentos graves, mas sua participação é um acordo selado, não importa quem você seja ou o que lhe aconteceu, a menos que faça uma mudança.

Para acabar com o sofrimento, quebre o acordo. Quando desperta, o contrato inteiro é anulado. Hoje você pode preparar o caminho ao não aceitar a dor e o sofrimento como algo predestinado e inevitável. Lembre-se de algumas experiências que considera como dolorosas – abrangendo circunstâncias de pesar, perda, doença, traição, fracasso, humilhação etc. Agora sente-se calmamente, volte-se para dentro e fique consigo mesmo. Você é a mesma consciência que passou por sofrimentos, mas também sem sofrer, que sentiu dor e prazer, que perdeu e ganhou. Para cada oposição, você experimentou os dois polos, portanto não é nenhum dos dois.

Você é a consciência imutável que testemunha a mudança, a tela sobre a qual cada experiência atua sem ser uma experiência. Essa percepção contém o segredo de dar um fim ao sofrimento.

SUA EXPERIÊNCIA: _____

_____

_____

_____

DIA 26

O sofrimento continua porque nos agarramos à memória e nos prendemos à experiência. É uma ilusão acreditar que o agora possa ser agarrado ou que possamos segurar a realidade.

A verdade parece fria quando não se pode fazer nada. As pessoas sabem a verdade que a vida traz sofrimento, e elas detestam se sentir indefesas diante da verdade. O resultado é um grande conflito interior. Por um lado, fingimos aceitar o fato de a vida trazer sofrimento. Por outro, lutamos para escapar do sentimento de impotência. A medicina moderna termina com parte da confusão e da luta. Conforme as doenças são vencidas, os seres humanos se sentem mais poderosos e o sofrimento é posto de lado – por um instante.

O sofrimento na forma de angústia mental não foi aliviado, nem o medo de adoecer e de envelhecer, ou o temor da morte. Fazer um *upgrade* na realidade virtual é a história da moderna civilização tecnológica. (Assim como a descoberta de novas formas de morte mecanizada é um *downgrade* da realidade virtual.) O sofrimento conserva o controle porque desejamos nos agarrar às boas experiências e à lembrança de dias melhores. Enquanto a juventude, a saúde e a felicidade tiverem suas raízes no tempo, com os bons tempos sendo preferíveis aos maus, não será possível escapar do sofrimento. Apegar-se à realidade virtual significa que o sofrimento faz parte do construto.

Quando desperta, você não tenta agarrar-se ou prender-se. Não armazena boas lembranças e reprime as más. Só existe ser aqui agora. No agora não existe nada para pegar ou em que se prender. Ao deixar de se agarrar, você cortou sua conexão com a realidade virtual, e o sofrimento não se prende mais a você.

Para Hoje

Quando alguém lhe diz para esquecer e parar de se agarrar, esse conselho ajuda? Os mais persistentes ressentimentos, ofensas, mágoas e raivas estão agarrados a você, não o contrário. Ninguém desperta depois de um divórcio doloroso, da perda de um emprego ou de ser traído por um amigo pensando: "Agora tenho algo em que realmente quero me agarrar". Em vez disso, a raiva e o ressentimento retornam de comum acordo e permanecem pelo tempo que decidirem ficar, não o tanto que você deseja que eles fiquem.

Na verdade, você não está se prendendo a más recordações, emoções negativas, velhos rancores e sentimentos feridos, mas sim se agarrando à realidade virtual. Ao despertar, abandona sua lealdade a ela, e então as coisas ruins param de se prender a você. Pense em algo que o deixa realmente bravo ou ressentido. Quando o tiver mentalizado, deixe-o ir. Não será capaz disso, não enquanto ele ainda estiver preso a você. Você está onde está. Esse lugar está repleto de coisas ruins que aconteceram, mágoas e ressentimentos que estão em diversos estágios: firmemente agarrados, começando a ir embora, ou quase se desintegrando. A realidade virtual está instalada e, desse modo, seja lá onde estiver, a experiência se prende como craca ao casco de um navio. Enxergar isso lhe dá uma sensação de desprendimento, que é um sinal de que está despertando.

SUA EXPERIÊNCIA: _____

_____

_____

_____

DIA 27

O sofrimento termina quando não sentimos mais medo da transitoriedade. Enquanto tivermos interesse na ilusão, sofreremos.

As crianças se sentem ansiosas para explorar o mundo, e adoram a forma como tudo sempre está mudando. Mas, ao mesmo tempo, desejam a segurança e a proteção da casa. Ao ficarem adultas, fica difícil manter esse equilíbrio. As mudanças se tornam ameaçadoras quando não existe ninguém em casa para prometer segurança e proteção. Um modo de conter a ansiedade é fingir que "eu", a personalidade-ego, é estável e confiável. "Eu" tem interesse no mundo, algo para conservar. O ego se constrói por todo tipo de apego – a prazer, fantasia, pensamento ilusório, condicionamento desgastado, velhas lembranças e crenças falsas.

Todas essas coisas são temporárias, então não funciona construir um eu com elas servindo de base. O medo de mudança só vai embora quando funda sua vida sobre o verdadeiro eu. Ao despertar, a transição do ego para o eu verdadeiro acontece naturalmente.

Para Hoje

O melhor modo de nos sentirmos seguros é quando tomamos como certa a nossa segurança sem nos preocupar com ela. Pense nos comerciais de seguro de vida, produtos farmacêuticos, casas de repouso e alarmes contra ladrões que vê na televisão. Eles lhe oferecem segurança depois de passar a mensagem de que você não está seguro nem protegido. A tática funciona porque não consideramos como certa nossa segurança pessoal – em vez disso, empurramos nossa ansiedade para debaixo do tapete.

Para sentir o quanto a segurança parece real e inabalável, pare de ler por um segundo, depois comece a ler novamente, e pare de novo. Na pausa entre a leitura dessas palavras, você assumiu como certo que sabe ler. Não existe angústia subjacente em relação a isso – sabe disso com certeza – e vale também para dezenas de coisas que sabe fazer. É assim que se sente quando está verdadeiramente seguro, sem se esconder da ansiedade subjacente. Quando despertar, vai assumir como certo que você sempre existiu e sempre existirá. Assim, será como uma criança, livre para explorar o mundo e protegido do medo porque sempre estará em casa, dentro de você.

SUA EXPERIÊNCIA: _____

_____

_____

_____

DIA 28

A liberdade é o estado natural da existência, ao saber que estamos despertos aqui e agora.

A realidade virtual não é confiável quando se trata de felicidade, segurança, realização, amor duradouros. Algumas pessoas desfrutam muito pouco dessas coisas, e mesmo quando recebemos mais do que em uma partilha justa, tememos uma possível perda. É um mau negócio se apoiar no que não é confiável. Você não aceitaria um emprego oferecido por alguém que dissesse que iria tirar cara ou coroa todos os dias para resolver se você deve ficar ou ser despedido. Mas nos agarramos à realidade virtual sem garantia de que as coisas vão funcionar. Essa é uma forma de escravidão – da pior forma, já que mantém a crença de que não existe alternativa.

A liberdade real não é algo que você lute para alcançar e sinta que é improvável que vença. A liberdade é nosso estado natural se não nos aprisionarmos. No despertar, não vai mais se sentir preso à realidade virtual. Os construtos mentais perdem o controle e acabam desaparecendo completamente. Estar aqui agora é a mesma coisa que liberdade total, porque o agora se vai antes que qualquer coisa venha reivindicar você. Você existe e está desperto – isso basta para deixá-lo livre.

Para Hoje

Todos nós temos nossa própria versão do que é se sentir livre e seu oposto, que é se sentir preso e sufocado. Ainda assim esses conceitos disfarçam a realidade – nosso senso de liberdade está sempre ligado ao seu oposto. A aposentadoria nos livra das exigências do trabalho; quando os filhos vão para a faculdade ficamos livres de tê-los sob nosso teto, mas nossa liberdade é restringida em primeiro lugar quando arrumamos um emprego e ao nos tornarmos pais.

A verdadeira liberdade não está ligada ao seu oposto. Para provar isso a si mesmo, pense por um instante e descreva o que estava fazendo às 19h37 da terça-feira. Que pensamentos passavam pela sua cabeça? Que palavras você disse? Mesmo que algo memorável o tenha marcado na terça passada, precisa se esforçar para lembrar. Você está livre das 19h37 da terça passada porque não há nada ligado a esse horário. Um momento do agora se foi. O momento em que começou a ler esta lição se foi. Sua relação com o agora é vivê-lo, extrair o que ele tiver para dar e seguir em frente. Esse é o estado de não fazer e não se agarrar, que surge como seu estado natural quando você desperta.

SUA EXPERIÊNCIA: _____
_____
_____
_____

DIA 29

Sabendo que somos seres atemporais, vivemos conscientemente.
Podemos ser quem realmente somos – uma espécie de consciência criando
o universo humano.

"Eu", a personalidade-ego, lida com material de criação todos os dias, transformando novas ideias em realidade. Chamamos isso de progresso, e é – de certa forma. As ideias que transformamos em realidade têm um plano e um passado. Elas surgem em um contexto que as aceita ou rejeita. A mente condicionada não tem outra escolha a não ser responder a todos os tipos de limitações externas. Uma vez que um desejo, uma esperança ou um sonho age para se transformar em realidade, nós nos agarramos ao que criamos. Ignoramos a ruína inevitável de todas as coisas – um dia as coisas que construímos serão relíquias como o Partenon ou as pirâmides egípcias.

Criação que é duradoura precisa ser construída sobre o atemporal, o que não é possível com coisas físicas; e como objetos físicos representam ideias, mesmo as ideias não podem durar diante da devastação do tempo. No atemporal o que dura não é uma ideia ou coisa, mas a própria criatividade. O "material" de criação é nossa consciência e sua infinita capacidade de criar. Ao despertar, você cria em função de ser um criador, não sobre ideias e coisas que o cercam. Você está além de coisas e ideias, é um ser consciente de dimensões atemporais.

Para Hoje
Atemporal é um conceito que parece ter sido afastado do dia a dia para bem longe, mas ele se aproxima quando você percebe o que é o tempo. Tempo é o processo de criação e destruição. Se não se identificar com criação e destruição, você fica no atemporal. Tem a oportunidade de deslocar sua lealdade ao atemporal sempre que desejar. Pare um instante para olhar à sua volta. Quando

voltar a ler esta página, cada coisa que olhou estará em processo de decadência, se dissolvendo e desaparecendo. Mas o tempo levou embora o momento presente? Não – só carregou as coisas que você observou no momento presente. O momento presente se renova constantemente. Ele representa o atemporal que persiste na atividade do tempo. Quando você está desperto, o atemporal assume a precedência em relação a todas as coisas. Essa mudança permite que você celebre a criação sem sentir ansiedade pelas coisas que morrem.

SUA EXPERIÊNCIA: _____

_____

_____

_____

DIA 30

Ao saber que somos livres, o futuro da humanidade pode ir além de nascimento e morte e das histórias que ficam entre os dois.

Se pudesse aterrissar em qualquer ponto da história, poderia procurar por pessoas que despertaram. Seriam sempre minoria, e talvez mesmo uma porção mínima da minoria. Mas contar pessoas não é o modo de funcionar do despertar. Se quiser saber se os seres humanos são capazes de nadar, só precisa encontrar um exemplo disso. Do mesmo modo, uma pessoa que despertou lhe diz que o despertar é possível e, além disso, que todos fazem parte do processo. O despertar não se aprende; não é um comportamento adquirido. É um estado em que todos nós já vivemos. A única coisa que acontece quando desperta é que você percebe quem realmente é. A humanidade já está livre – não estaríamos aqui como seres conscientes se isso não fosse verdade. Somente as histórias que contamos para nós mesmos bloqueiam a visão da nossa verdadeira natureza.

Esse padrão de interferência, como uma imagem distorcida de televisão, não afeta a realidade. A emissora está transmitindo uma imagem nítida, mesmo que seu receptor não a esteja captando. Quando você desperta, o sinal e o receptor ficam nítidos e sincronizados. Pensamentos e sentimentos vêm e vão sem interferência criativa. É isso que significa estar no mundo e não pertencer a ele.

Para Hoje

Você pode estar na pobreza por dois motivos – ou é realmente pobre ou é rico e não sabe disso. Em relação ao potencial infinito que é nossa verdadeira natureza, parecemos limitados no dia a dia. Então como ficamos? Somos realmente limitados, ou não sabemos que somos ilimitados? A resposta não é dada ao olhar para as condições de vida. A pessoa mais rica, mais inteligente, mais talentosa e mais feliz pode acabar levando uma vida muito limitada. A resposta está disponível apenas em sua própria consciência.

Sente-se e tente pensar em um pensamento proibido. Poderia ser algo que você recusou a levar em consideração por alguma razão – por ser muito vergonhoso, ofensivo, antissocial, humilhante ou qualquer outra coisa proibida. No instante em que tal pensamento lhe ocorreu, ele deixa de ser proibido. De fato, nenhum pensamento jamais foi verdadeiramente proibido. Não é possível limitar o pensamento, e como os pensamentos jorram da consciência silenciosa, você não pode limitar o nascimento de qualquer pensamento. Como a sua vida inteira – e a vida da humanidade – é baseada na consciência, você também é ilimitado. Pode parar de aceitar todas as histórias sobre nascimento, morte e tudo o que fica entre os dois. Saber que você é ilimitado significa que nenhuma história pode limitar suas possibilidades.

SUA EXPERIÊNCIA: _____
_____
_____
_____

DIA 31

Você pode se divertir assistindo ao filme sabendo que você criou o filme. Você despertou.

O mundo cotidiano funciona por oposições. Há um polo positivo e um negativo para cada experiência. Para navegar pela vida, as pessoas tentam se agarrar ao polo positivo, mas esse esforço nunca as livra do espectro do polo negativo também tendo o seu dia. A polaridade definitiva é apego e desapego. Os pesquisadores espirituais aprenderam que o desapego é positivo, porque ficar apegado (isto é, ficar preso, agarrar-se, aceitar a ilusão) leva à dor e ao sofrimento.

Na terra em que sempre chove, é difícil parar de usar a palavra "molhado". Em um mundo regido por oposições, não é fácil parar de usar uma palavra como "desapego". Mas, em um quadro mais amplo, não existe apego nem desapego, um depende do outro; portanto um leva ao outro. Rompimentos ruins mostram como é difícil desapegar-se de algo (ou de alguém) a que se estava muito apegado. Mas temos que dizer: é disso que se trata o mundo relativo.

Ao despertar, as coisas mudam. Você sabe que criou o filme, então divirta-se com ele sem acreditar nele. Isso não quer dizer que se desapegou de si mesmo. Os diretores amam os filmes que fazem, mas também não ficam se lembrando de que eles criaram o filme a que estão assistindo. Têm como certo que são eles os criadores. Do mesmo modo, quando está desperto, você sabe que criou o filme que está vivendo, mas não se detém nele, pois está muito ocupado em sua imersão no agora. A condição de criador fica por trás da sua consciência, e esse conhecimento dos bastidores é suficiente.

Para Hoje

Neste instante há coisas a que você está apegado e outras a que não está. Se for pai de uma criança pequena, por exemplo, você lhe dá alguma liberdade, mas interfere quando necessário. Essa alternância entre estar a postos e se envolver é o dia a dia da paternidade. No fundo você sabe que é um pai; esta é a sua condição, e não precisa trazê-la à baila o tempo todo.

Agora pense em como trata a si mesmo como um pai. Do mesmo modo, você se solta em alguns momentos, enquanto em outros interfere para monitorar seu comportamento. É impossível soltar-se o tempo todo, ou controlar-se o tempo todo. Não importa em que modo você está operando, por trás da sua mente está seu senso do eu. Sente-se tranquilamente e experimente seu senso do eu. Ele não esteve sempre aí, nos bons e nos maus momentos? O senso do eu fica por trás da mente o tempo todo, não precisando ser posto em evidência.

Quando você desperta, o senso do eu tem um longo alcance no início. Você experimenta com surpresa que tudo emerge do seu senso do eu – pensamentos, palavras, ações, o mundo exterior e o interior. Uma percepção assim não pode surgir sem trazer uma sensação de maravilhamento e veneração. Mas, com o tempo, o senso do eu, tendo percebido como é infinito, recua mais uma vez para trás da sua mente. Dois homens podem comprar pipoca no cinema, sendo apenas um deles rico. Os dois comem o mesmo saco de pipoca e pagam o mesmo preço por ele, mas aquele que sabe que é rico armazena uma série muito diversificada de possibilidades atrás da sua mente. É com isso que se parece estar desperto, sabendo que cada pequena ação é acompanhada de possibilidades infinitas.

SUA EXPERIÊNCIA: _____

_____

_____

_____

PARA TODOS OS DIAS

*Despertar é sempre no agora. Não existe hora marcada
para perceber que você é o sonhador, não o sonho.*

Um mês de despertar se passou. Você fez a viagem que vai daqui para aqui. Como não há distância entre aqui e aqui, um mês foi suficiente para completar a viagem. Mas, em outra estrutura, nenhum tempo é suficiente. Somente quando o atemporal é seu lugar de diversão "daqui para aqui" deixa de importar. O agora engole todos os começos, meios e fins.

Estar aqui agora nunca foi uma meta como é se tornar uma boa pessoa, criar bem os filhos ou ganhar um milhão. Não dá para comparar o agora com nada, porque todos os outros agoras se perderam para sempre. O que muda conforme você desperta é sutil, mas muito importante. Não existe mais viagem de qualquer tipo. Nem externa, nem interna. Nenhum sonho para ser concretizado, nenhum medo para se escapar. O passado não está mais repleto de arrependimentos nem o futuro espreita com ameaças. O lado fictício da vida desapareceu, e aquelas coisas não eram de verdade.

Para Todos os Dias
Em momentos aleatórios, sempre que a fantasia bater em você, pare e olhe em volta. Diga para si mesmo: "Muita coisa está acontecendo. Muita coisa sempre esteve acontecendo. Estou aqui, é isso o que importa". Quando despertar, essas palavras vão ter um significado diferente para você. Elas vão se estender para envolvê-lo cada vez mais. Estando aqui, você se juntará à dança cósmica. Aprecie a dança pelo que ela é hoje. A parte cósmica baterá à sua porta quando você estiver pronto.

SUA EXPERIÊNCIA: _____

_____

_____

UMA PALAVRA FINAL

Apesar de nossos 7 bilhões de histórias, estamos unidos em uma vida. O destino do planeta depende da percepção desse fato. Ao fazer isso, a raça humana pode evoluir para o meta-humano. O quanto estamos próximos disso neste momento? A resposta não está clara. A vida nunca se acomoda o suficiente. Se um jornal diário estivesse disponível na Roma Antiga, na França medieval, ou na Londres de Shakespeare, o mesmo problema seria visto. Os melhores aspectos da natureza humana sempre parecem precariamente equilibrados em relação aos piores. Somos as únicas criaturas capazes de sentir autopiedade, e acham que a merecem.

Em vez de nos concentrarmos em como se comportam os humanos, os animais ou até mesmo *quarks* e bósons, deveríamos perguntar como a consciência se comporta. A consciência une tudo. Todos os objetos, seja uma célula cerebral, uma falésia ou uma faca de pedra pré-histórica, representam a mente em movimento. O jogo da consciência é infinito, mas existe a unidade mantendo o jogo unido.

Se as ideias densas e desafiadoras deste livro o deixaram aturdido, eu me solidarizo com você. A última coisa que desejo fazer – ou poderia fazer – é forçar qualquer pessoa a aceitar o que eu digo, mas é crucial despertar para a única vida que compartilhamos. Se você se considera uma pessoa moderna, então vive e se comporta do mesmo modo que o mundo moderno. Para se orgulhar, o mundo moderno tem sido muito bem-sucedido na acumulação de conhecimento, um fato de cada vez. Não se passaram duas décadas desde a contagem dos números de genes e o mapeamento do genoma humano. Na próxima década, os trilhões de conexões do cérebro serão mapeados por meio de um enorme esforço científico.

Assim, deve ser chocante me ouvir dizer neste livro que qualquer coisa que puder ser contada, calculada e reduzida a dados faz parte de uma ilusão global. Talvez ainda mais perturbador seja meu argumento de que qualquer coisa que você consiga perceber, imaginar ou pensar em palavras habita a mesma ilusão. Não sou inimigo da ilusão, acredito que todos têm o direito de melhorá-la como quiserem, e sinto pena das pessoas cuja ilusão está tão degradada que lhes causa sofrimento.

Mas somente o despertar permite experimentar diretamente a unidade de uma vida. Caso contrário, o mundo será sempre um embate de opostos, fundado na certeza de que os homens são capazes do melhor e do pior. Porém, o que nos torna capazes de ouvir nossos demônios um dia e abençoar os anjos no dia seguinte não é a natureza humana, mas a condição de separação, geração após geração.

Não prevejo o *Homo sapiens* dando um salto coletivo em sua evolução, mas sei que é capaz disso. Nossa evolução mudou do domínio físico para o mental milhares de anos atrás, mesmo quando os homens primitivos viviam nus e eram vulneráveis, levando uma vida tão inquietante e cheia de ameaças como qualquer animal preso na disputa entre predador e presa. É um mistério total como adquirimos autoconsciência. Quando nós, ou nossos ancestrais hominídeos, chegamos a ela, a mente estava preparada para triunfar em todos os aspectos da vida. Mas a mente ativa não é a mesma coisa que consciência. Pensamentos, sentimentos ou sensações são como ondas que se erguem e caem; a consciência é o oceano.

Essa analogia recua milhares de anos na Índia, e não me lembro de quando, ainda criança, a ouvi pela primeira vez. As palavras soam como um clichê, do mesmo modo como "Ama teu próximo" ou "Ser ou não ser, / Eis a questão" soam como clichê. A repetição dissolve o significado, mesmo das máximas mais profundas.

Refleti sobre esse obstáculo e decidi que a via direta precisa trazer um pequeno despertar a cada dia; o despertar não pode ser tomado como a recompensa definitiva no final do caminho espiritual. Na minha própria vida eu visei três tipos de experiência. Se uma delas acontecer hoje, eu alcancei um pequeno despertar. Se duas ou três ocorrerem, o pequeno despertar se amplia. Em seguida, apresento três experiências:

Enxergo a realidade com mais clareza.

Sinto-me menos enredado em hábitos, lembranças, crenças desgastadas e velhos condicionamentos.

Deixo de me agarrar a expectativas e recompensas externas.

Como essas experiências se aplicariam à sua vida?

VOCÊ VÊ A REALIDADE COM MAIS CLAREZA

Esta é a experiência de ver com um novo olhar. Você deixa de lado velhos modos de interpretar o mundo à sua volta e a sua própria vida. A interpretação é construída na percepção. É inevitável que dê nome a todas as coisas, tenha opiniões, sirva-se de velhas experiências e faça críticas a respeito de qualquer coisa que esteja acontecendo. O mundo tem sido interpretado por você desde que era uma criança, e você ainda mantém controle sobre isso na vida adulta. O mundo não precisa mudar. Se percebe frescor e renovação, se desperta com uma sensação de otimismo e se sente aberto para o desconhecido, então cada dia é um mundo. Não precisa tentar viver no momento presente – você não será capaz de fugir do momento presente. Ele vai atrair você sem que ofereça resistência, porque quando a pessoa vive aqui e agora, em vez de repetir o passado e antecipar o futuro, tem tudo a ganhar e nada a perder.

VOCÊ SE SENTE MENOS ENREDADO EM HÁBITOS, LEMBRANÇAS, CRENÇAS DESGASTADAS E VELHOS CONDICIONAMENTOS

Esta é a sensação de se sentir livre. A realidade virtual seria perfeitamente aceitável se as pessoas se sentissem livres para alterá-la segundo seus desejos. Mas grande parte da vida está além do nosso controle, o que nos leva a sentir que estamos presos, confinados, limitados e até sufocados. Reúno esses sentimentos na expressão "ficar preso". Ao ficar livre você se liberta da complicada teia tecida pela personalidade-ego. Essa teia se tornou aderente pelo processo de identificação. Todas as vezes em que diz "Eu sou X", você está bem longe de poder dizer "Eu sou". Como vimos, X pode ser qualquer coisa: nome, profissão, estado civil, raça, religião, nacionalidade. Tudo isso e muito mais tornam-se sua história pessoal. "Eu sou" está por trás de todas as histórias.

VOCÊ DEIXA DE SE AGARRAR A EXPECTATIVAS E RECOMPENSAS EXTERNAS

Esta é a experiência de tornar-se seu verdadeiro eu. A personalidade-ego está permanentemente à procura de recompensas externas para validar seu valor. Se perguntar: "O que gostaria de ser – feliz apenas por existir ou rico?", a resposta é óbvia. A necessidade por recompensas externas – não só dinheiro, mas *status*, a vizinhança certa, um carro novo, aprovação social etc. – alimenta a dependência em relação a elas. Com o tempo, a personalidade-ego se torna a força dominante, mesmo quando alguém se considera espiritual e não ambicioso – o banco da frente da igreja parece melhor do que a última fileira. Mas o ego é um guia falso, com sua promessa de realização sempre no futuro. Viver na expectativa segue de mãos dadas com a necessidade de recompensas externas – existe sempre a necessidade mítica de prazer, sucesso ou riqueza, a grande realização que vai fazer a vida valer de uma vez por todas. Para cortar as amarras, você precisa sentir que a ausência de recompensas externas não é dolorosa porque é compensada pelas retribuições internas, cuja maior manifestação é a liberdade de ser você mesmo.

Como resultado dessas três experiências, o despertar se torna pouco a pouco a sua vida e, então, quase sem perceber, você está participando da vida única, que é real, radiante e completa.

Como todos podem ter pequenos despertares, o futuro da nossa espécie não deve ser um grande projeto marcado por grandes convulsões de guerra e paz, revoluções e recuos, conquistando a grandeza e perdendo-a de novo, ou desempenhando os papéis de opressor e oprimido. Uma pessoa de cada vez pode despertar para a realidade. Será o suficiente. O mistério de ser humano vem sendo escondido de nós, o que pode ser a razão de permanecer tão fascinante. Nunca deixamos de ser uma espécie autocriada. Se somos capazes de criar um mundo de feitos gloriosos sem estar completamente despertos, imagine o que poderíamos fazer com olhos bem abertos.

AGRADECIMENTOS

Todas as vezes que termino um livro novo, eu me sinto grato pelo relacionamento generoso e produtivo com a equipe da editora que me publica. Começo com Gina Centrello, presidente e editora da Penguin Random House, que tem me demonstrado uma inabalável lealdade. Obrigado.

Na Harmony Books, gozo de uma relação de confiança com meu perspicaz editor, Gary Jansen, incansável em suas sugestões para melhorar o texto. Foram inumeráveis as vezes em que Gary me orientou na direção certa – é tudo de que um escritor precisa. Além disso, quero agradecer o apoio de todos na Harmony Books que dedicaram tempo, criatividade e paixão a este livro, incluindo Aaron Wehner, Diana Baroni, Tammy Blake, Christina Foxley, Molly Breitbart, Marysarah Quinn, Patricia Shaw, Jessie Bright, Sarah Horgan, Heather Williamson e Ashley Hong. E um obrigado especial a Rachel Berkowitz, do departamento de direitos no estrangeiro, que tem ajudado de maneira decisiva a espalhar meu trabalho pelo mundo. O público não sabe o quanto a equipe de uma editora precisa se dedicar e como ama livros e dá assistência aos escritores. Obrigado a todos.

Um agradecimento especial a Poonacha Machaiah, inovador inspirado, bom amigo e sábio orientador.

Finalmente, obrigado a todos próximos a mim, começando por Carolyn Rangel, cujo afeto, dedicação e paciência a tornaram insubstituível por tantos anos – você é muito especial. Como são especiais as equipes do Chopra Center na Califórnia e da HomeBase em Nova York: Paulette Cole, Marc Nadeau, Teana David, Sara McDonald e Mar-Horstman.

Meus mais novos colaboradores formam a equipe do *podcast* Infinite Potential: Jan Cohen, David Shadrack Smith, Julie Magruder, e amigos da Cadence 13 – obrigado por me conectarem ao mundo digital para seguir por esse novo e produtivo caminho. Enquanto escrevia *Meta-humano,* um novo ano de desafios se apresentava à diretoria da Chopra Foundation, que se adaptou com apoio e orientação fantásticos, assim meus mais sinceros agradecimentos a Alice Walton, Matthew Harris, Ray Chambers, François Ferré, Fred Matser, Paul Johnson e Ajay Gupta, além dos "exploradores" que estão na jornada da conscientização. Gostaria também de dar as boas-vindas a Tonia O'Connor, CEO da Chopra Global.

Minha família aumentou ao longo dos anos, passou por muitas mudanças e ainda continua a ser fonte de afeto e alegria: Rita, Mallika, Sumant, Gotham, Candice, Krishan, Tara, Leela e Geeta, vocês estão no meu coração para sempre.

ÍNDICE

A

ABC da relatividade (Russell) 133
abelhas 283
A canção de amor de J. Alfred Prufrock (Eliot) 139
A cura quântica (Chopra) 287
Advaita 189
A flauta mágica (Mozart) 271
ahimsa (não violência) 18
aiurvédico, estilo de vida 38, 39
Allen, Woody 223, 226
animais de sangue quente 217
ansiedade 31, 136, 137, 168, 340, 341
Antártica 78
apoptose 141
Aristóteles 47
arte de não fazer 269, 270, 271, 272, 278
Astin, John 30, 32
atemporalidade 238, 240, 241, 242, 243, 244, 245, 321, 323,
344, 345
atitude defensiva, falta de 31
autenticidade 31, 231, 238, 240
autoconsciência 138, 155

O PODER META-HUMANO

anatomia da 230, 231
como rompimento da realidade 10, 11, 12
componente fisiológico da 164, 165, 166, 167,
168, 169
consciência e 297
da metarrealidade 99, 100, 106
definição 116
de mecanismos de defesa 137
envolver-se com a autoconsciência 12, 13, 155, 204,
205, 225, 226, 229, 230, 297, 298
evolução da 115, 352
redução da 163, 164
senso do eu e 220, 221, 226
verdadeiro eu e 192, 193
autocriação 151, 152, 153
autopiedade 351
autorregulação 215, 218
AWARE estudo 46, 47, 48

B

belas-damas pintadas 129, 130
bem-aventurança 53, 54, 55, 200, 202, 266, 268
bigue-bangue, teoria do 123, 124, 127, 128, 134, 176, 242
Billé, Cardinal 292
biorritmos 139, 140, 141, 142, 235
Blake, William 22, 58, 69, 239, 240
Blanke, Olaf 50
borboletas 82, 129, 130
borboletas-monarcas 82
bruxaria 118
Buda 117, 192, 256, 258
Budismo 116, 201, 270

ÍNDICE

Burnt Norton (Eliot) 131
Butlein, David 30, 32

C

cachorros 9, 10, 75, 275, 276, 283, 284
Capra, Fritjof 130
Caverna de Chauvet-Pont-d'Arc, pinturas da 101, 102, 103
células
  comunicação entre 63, 64
  diferenciação de 213, 214
  morte programada de 141
cérebro
  argumento antirrobô 25, 26, 27
  como libertar seu corpo do 230, 234, 235, 237, 238, 244,
     250, 251
  consciência sem função cerebral 47
  desenvolvimento do 156, 157, 160, 161, 163, 165, 214
  efeito da realidade virtual sobre o 44, 259, 306, 307, 310
  hormônios do 9, 10
  ir além 12
  mecanismos de defesa do 138
  mente *versus* 105, 106, 156, 158, 160, 161, 218, 219, 224, 285
  nervo vago e 234, 235
  pessoas com cérebros especiais 90, 91, 92, 95
  tempo e 138
  teoria do modelo mental e 49, 50, 51
  válvula redutora do 163, 164, 166, 167, 168
César, Júlio 113
Chalmers, David 120
chimpanzés 75, 98, 99, 100
Chit Akasha 233
Chopra Center, estudo 38, 39

Chopra, Deepak
  A cura quântica 287
  Supergenes (com Tanzi) 27
  Vida após a morte 45
circadiano, ritmo 139
coletiva, consciência 138, 281, 282, 283, 284, 285, 317, 351
compaixão 31, 160
conexão mente-corpo
  anatomia da 230, 231
  atemporalidade e 238, 240, 241, 242, 243, 244, 245
  base fisiológica para 9, 10
  exercícios para 231, 232, 233, 234, 236
  mudança de interpretação e 59, 61, 63
  pesquisas sobre 26, 27, 38, 39, 55, 57, 59
  realidade pessoal e 27
  sobre 27, 229, 230
  totalidade e 237, 238
  transformação da 236, 237, 238
consciência
  analogia entre 115, 352, 353
  atemporalidade e 238, 240, 241, 242, 243, 244, 245
  avaliar níveis de 30, 37, 38, 39
  base fisiológica para 48, 104, 105, 106
  como autocriadora 152, 153
  como fonte da mente 115, 157, 159, 161
  como infinita 85, 86, 87, 88, 89, 90, 163, 328, 329
  como não criada 155
  como universal 130, 131
  concepções falsas sobre 210, 211, 212
  criação experimenta a si mesma como 132
  definida 116
  escolha 12, 17, 18, 29, 30
  eu e 184, 185, 187, 188, 189, 192, 193, 217, 218, 219, 220, 221, 226

ÍNDICE

evolução da 80, 82, 83, 116, 117, 292, 293
evolução humana e 111, 112, 113, 114, 115
existência e 155, 285
experiências fora do corpo e 45, 46, 47, 48
expressão física da 89, 90
fobias e 136, 137
histórias e 116, 117, 128, 129, 130, 131, 132
múltiplas dimensões da 100, 101, 102, 103
metarrealidade e 28, 30, 105, 106, 125, 266
pesquisa sobre 38, 39, 46, 47, 48, 197, 198, 199, 200, 201, 202, 203, 204, 205
racionalidade e 122, 123, 124, 125
razão e 116, 118, 119, 120, 121, 122
realidade virtual e 43, 44, 45, 122, 123, 124, 125, 174, 176
sobre 8, 9, 10, 11, 12, 24, 66, 67
consciência cósmica (iluminação suprema) 124, 286, 287, 288, 290, 291, 294
consciência mais elevada 12, 17, 18, 19, 38, 39, 197, 198, 199, 200, 202, 203, 204, 205, 297, 298, 299
consciência pura 250
consciência cósmica e 286
desejo, para remover desejo 254, 256, 258
exercícios para 249, 251, 252, 253
história da criação e 292
lições sobre 324, 325, 326, 330, 331, 332, 333
senso do eu e 258, 260, 261, 263, 264
sobre 247, 248, 267, 268
consciência silenciosa 324, 325, 346, 347
cor 60, 181, 182, 183
corpo, abandono do
anatomia da consciência e 230, 231
atemporalidade e 238, 240, 241, 242, 243, 244, 245
consciência modificada e 143, 144, 145, 146
exercícios para 231, 232, 233, 234, 235, 236

lições sobre 303
totalidade e 229, 230, 236, 237, 238
corpo, temperatura do 216, 217
criatividade
  autocriação como 151, 152, 153, 154
  características de 103
  consciência modificada e 142, 143, 144, 145, 146, 147, 149
  imortalidade pragmática e 276, 277
  lições sobre 315
  potencial para 95, 96
Cristianismo 116, 270, 274, 291

D

Dante 291
default mode network (DMN) 164, 165, 166, 167, 168
Dennett, Daniel 121
depressão 107, 166, 167, 168
Descartes, René 155
despertar
  autorregulação e 215, 216, 217, 218
  envolver-se com a autoconsciência 12, 13, 204, 205, 297
  estágios do 199, 200
  lições sobre 317, 318, 319, 320, 321, 346
  para a totalidade do universo 212, 213, 214, 215, 216, 217
  pequenos despertares 353, 354, 355
  plano diário para 299
  processo de 173, 174, 297, 298, 299
  senso do eu e 217, 218, 219, 220, 221, 223, 225, 226
  via direta para 208, 209, 210, 211, 221, 223, 224, 226
de Waal, Frans 99
dissonância cognitiva, tolerância 31
Divina Comédia (Dante) 291

ÍNDICE

divina, perfeição 291
domínio quântico 177, 178, 179, 181, 182
dor
  experiência subjetiva de 55
  iluminação e 56, 57, 201
  Menon sobre 189

E

e daí?, teste 221, 223, 226
ego
  agenda do ego 71, 72, 73, 82, 85, 86, 91, 194, 199, 211
  default mode network (DMN) e 165, 167, 168
  desejos do 187, 188
  estado atual do 77
  evolução do 74, 75, 76, 77, 80, 81, 82
  identificação com 185, 187, 188, 192
  lições sobre 340, 341, 344, 345
  sobre 69, 71
  transição a partir do 84, 85, 86, 187, 188, 226, 248, 325, 340,
    344, 354, 355
Einstein, Albert 58, 106, 125, 134, 143, 288
Eliot, T. S. 131, 139, 186
emoções 25, 82, 199
entrega, propensão para a 31
esculturas 76, 77
escutar 178, 179
espelhos
  crianças pequenas e 69
  invenção dos 75
  reconhecimento pessoal e 60, 67, 69
estado de êxtase 96, 97
estudantes de pós-graduação em Psicologia 37

O PODER META-HUMANO

eu dividido 108, 109, 113, 115
eu inconsciente 185, 186, 187, 189, 190
evolução
  da arte 102, 103
  da autoconsciência 116
  dos humanos 153
  metarrealidade integrada à 97, 98, 100, 104
  sobrevivência do mais forte 148, 149
evolução humana 78, 79, 82, 83, 98, 99, 100, 111, 112,
      113, 114
existência
  arte de não fazer e 271
  como não criada 155
  lições sobre 334, 342
experiências
  de iluminação 197, 198, 199, 200, 201
  domínio quântico e 177, 178, 180, 181, 182
  explicação de 174, 175, 176, 177
  lições sobre 313, 317, 342
  origem das 174
  reificação de 182, 183, 184
  verdadeiro eu e 185, 186, 187, 188, 189

F

fala 157
felicidade 101, 205, 265, 266, 267, 268, 270
fenômeno do gênio acidental 90, 91, 92, 95, 204
Feynman, Richard 143, 289
fluxo, como no fluxo, 101
fora do corpo, experiências 45, 46, 47, 48, 49, 50, 51, 166
formas de Platão 287
Freud, Sigmund 168, 185, 265

ÍNDICE

G

gargalos (genéticos) 98, 99, 108
genes (DNA)
  antecipação por 141, 142
  desenvolvimento e 213, 214
  evolução e 98, 100, 213
  metarrealidade e 99, 100
  noções falsas sobre 26, 27, 61, 62, 63, 65, 66, 67
Google (local de trabalho) 95, 96
gorilas 75, 98, 99, 100
Grande Barreira de Coral 215, 216
grandes símios 75, 99
gratidão 31, 282
guepardos 84, 85
Guerra Fria 77

H

Hacking Creativity, projeto 96
Hamlet (Shakespeare) 107
Harari, Yuval Noah 29
Harvey, William 118
Hawking, Stephen 124
Heisenberg, Werner 24, 287
Hinduísmo 274
histórias
  pós-criação 291
  transcendência bloqueada por 193, 194, 195, 197, 251, 252, 253
histórias da criação 127, 128, 129, 130, 131, 132, 151, 152, 153,
     315, 334
Homem do Gelo 110, 111, 112
Homo Deus (Harari) 29

How to Change Your Mind (Pollan) 164, 166, 167
Hoyle, Fred 127
humildade 31
hóstia, levitação da 292, 293
Huxley, Aldous 163, 165, 168, 170

I

iluminação
  como autoconsciência expandida 205
  consciência e 116, 117, 119, 120, 121, 122
  estágios de 198, 200, 201
  métodos para 202, 203, 204, 205
ilusões 19, 261, 262, 275
imortalidade pragmática 274, 275, 276, 277, 278
inocência organizada 240
instinto 80, 139, 141, 162, 252
inteligência alienígena 129, 130, 131
inteligência artificial (IA) 30, 219, 220
intuição 160, 185, 261
ioga 169, 170, 234, 260
Iri-Hor (faraó) 74

J

Jardim do Éden 116, 131, 291
Johnson-Laird, Philip 49
Juramaia 153, 154

K

Kabir 269
Kant, Immanuel 119
Kierkegaard, Søren 270
Koch, Christof 282, 283
Kotler, Steven 56, 95, 96
Krishnamurti, J 58, 255, 264

L

Lascaux (France), pinturas rupestres de 101
Lemaître, Georges 127
Leonardo da Vinci 158, 191
leptina 26
Levandowski, Anthony 219
lições para o despertar meta-humano
   do dia 1 ao 31 300, 301, 302, 303, 304, 305, 306, 308, 310, 311,
      313, 314, 315, 317, 318, 319, 321, 323, 324, 326, 328, 329, 330,
      332, 334, 336, 338, 340, 342, 344, 346, 348
   para todos os dias 350
   plano diário 299
   sobre 297, 298
liberdade de pensamento 219
limites 60, 109, 135, 205, 216, 233
Linde, Andrei 122, 123, 124
linguagem, desenvolvimento da 157, 159, 160, 161
Lin, Tao 165, 166
Livro de Gênesis 127, 128
Lourdes (França) 292
luz, ir em direção à 45, 47

M

maçaricos-de-papo-vermelho 140, 141
maravilhar-se 58
Marean, Curtis W. 79, 80
Martin, Jeffery 197, 198, 199, 200, 201, 202, 203, 204, 205
Maslow, Abraham 17, 19
Maya 287
McKenna, Terence 166
mecanismos de defesa 139, 140, 141, 142
meditação 53, 54, 56, 57, 96, 97, 169, 203, 204, 251, 254, 255
memória associativa 283
memória superior autobiográfica 205
Menon, Krishna 188, 189
mente
  aprendizado e 21
  características da 277
  definição 115
  desenvolvimento da 162
  intuição e 160
  lições sobre 313
  origem da 158, 159, 161, 162
  reificação pela 182, 183, 184
  senso do eu e 254, 256
  sobre 244
  uso de psicodélicos e 164, 166, 167, 168, 169, 170
meta-humano
  características 31, 37, 38, 39
  como liberdade 108
  consciência é o oceano, analogia para 115, 352, 353
  construtos mentais como barreiras para o 222
  definição 17, 19, 108
  inocência organizada do 58
  mudar para 11, 12, 13, 351, 352, 353

ÍNDICE

no senso do eu 70, 71
sobre 7, 8, 9, 10, 11
metarrealidade
como dado para experiências humanas 93, 95, 97
lições sobre 323, 324, 325, 328, 329, 330, 336, 338, 340, 342, 348
potencial infinito da 87, 88, 89, 90, 328, 329, 330, 331, 348
sobre 11, 12, 28, 67
sobrevivência do meta-humano 30, 31, 33, 34, 35, 36, 37, 38, 39
Metzinger, Thomas 49, 50
microdosagem de psicodélicos 168
milagres 292, 293
Minsky, Marvin 134
modelo mental, teoria do 49, 50, 51, 57
monismo 268
Montgomery, Sy 284, 285
mortalidade 275
Mozart, Wolfgang Amadeus 271
multiverso 287

N

Nature
  Human Behavior (publicação), sobre teste genético 26
  Nautilus (publicação), sobre o DNA como código da vida 62
natureza humana
  consciência sem escolhas e 265, 266, 267, 268, 269, 270
  dualidade da 108, 109, 252, 254, 265, 266, 336, 338, 351, 352
  eu e 185, 187, 188, 189
  lições sobre 336, 338
  libertação da 17, 31, 198, 199, 239, 241, 242, 243, 245, 256,
    257, 291, 293, 294
  sobre 291
Nelson, Adrian David 124

NETI (Nondual Embodiment Thematic Inventory), questionário
estudo sobre 38, 39
perguntas 32, 33, 34, 35, 36, 37
pontuação 37, 38, 39
pontuação de psicoterapeutas 37
sobre 30
no fluxo 101
não violência 116

O

obesidade, gene da 26
observador, efeito do 182
Observer (jornal), sobre consciência 24
O caminho menos percorrido (Peck) 195, 196
O carrasco do amor (Yalom) 135, 136
olfato 178, 180
olhos abertos, sem pensamentos 250, 251, 253, 255
Onisciência 163, 164, 165, 168, 169, 170
O Novo Iluminismo (Pinker) 118, 119, 120
Os homens ocos (Eliot) 186
O Tao da Física (Capra) 130
oxitocina 9, 10

P

paladar 178, 180, 182, 304
panda-gigante 98
Paraíso 266, 267
Parnia, Sam 46, 47
Peck, M. Scott 195, 196
percepções 300, 301, 302, 303, 304, 305, 306, 307, 310, 311, 312, 353

ÍNDICE

Perfect Health (programa aiurvédico) 38, 39
persistente não simbólica, experiência 198
Peste Negra 118, 119
petrel branco 78
pico de experiência 17, 18, 19
pinguins 81
Pinker, Steven 118, 119, 120
Pinnacle Point (África do Sul) 79
placenta 153, 154
Planck, Max 24
Platão 47
poda neural 157
Pollan, Michael 164, 166, 167, 169
polvo 281, 282, 283, 284, 285
potencial humano
  cérebro e 104, 105, 106
  fenômeno do gênio acidental e 90, 91, 92
  múltiplas dimensões do 92, 93, 94, 95, 96, 98, 99, 100, 107,
      110, 111, 112, 113, 114, 115, 163
  sobre 87, 88, 89, 90
pré-criação 291
princípio da incerteza 181
prodígios 160
Proust, Marcel 283
psicanálise 265, 266
psicodélico, uso 164, 166, 167, 168, 169, 170
psicoterapeutas 37
pássaros
  adaptação dos 78, 81
  cantar dos 302
  falar com 17, 18
  migração de 139, 140, 141
pássaros marinhos 82
pós-criação 291

Q

quase morte, experiências de 45, 46, 47, 48, 166, 266

R

racionalidade 119, 120
raposa-polar 82
razão 116, 117, 119, 121, 122
realidade pessoal
  argumento antirrobô e 25, 27
  como casa de ilusões 23, 25
  fobias e 148, 149
  limitações da 84, 85
  realidade virtual e 28, 44, 45, 69, 71, 138
  senso do eu e 69
  sobre 15, 16, 17, 18, 19, 326
realidade virtual
  agenda do ego e 71, 72, 73, 74
  como embate entre opostos 352
  como símbolo tridimensional 277, 278
  construção da 176, 177
  editar a 80, 81, 83, 84, 85, 87, 88
  experiência e 174
  experiências fora do corpo 45, 46, 47, 48, 49, 51
  ir além da 52, 53, 55, 57, 58, 59, 87, 88
  lições sobre 306, 307, 308, 309, 310, 311, 312, 313, 314, 315, 317
  mecanismos de defesa para 133, 134, 135, 136, 137, 138
  Menon sobre 189
  modelo de teoria mental sobre 49, 50, 51, 52, 58
  mudança de interpretação e 59, 61, 63
  planta da 62, 64, 65, 66, 67
  reificação e 182, 183, 184

ÍNDICE

senso do eu e 69, 70, 71
sentidos na 28, 44, 59
sobre 20, 21, 22, 43, 44, 45
teste e daí? para 222, 223, 224, 225, 226
realidade virtual, independência da
como iluminação 198, 199
contradições da 112, 113, 114, 115
definição da 107, 108
desprender-se da 84, 85, 86
eu dividido e 108, 113, 115
física quântica e 122, 123, 124, 125
iluminação e 113, 114, 116, 117, 119, 120, 121, 122
violência e 107, 108, 110, 111, 112
visão geral 107, 108
Reality Sandwich 202
recifes de coral 215, 216
redução de estresse 38, 199, 235
reificação 182, 183, 184
relatividade 133, 134
religiões
promessas de 207, 208, 209
regras de imortalidade 274
rejeição de 192
sobre criação 291, 292
resiliência 31
respiração vagal 235
revolução quântica 24, 44, 65, 66, 87, 89, 122, 123, 124, 125, 127,
287, 288, 289, 290
Richardson, Ken 62, 63
Richie, Michael 166
RNA 63, 213
Roche, Lorin 53, 54
Rose, Carl 249
Rothman, Joshua 49, 50
Roubando o fogo (Kotler e Wheal) 56, 57, 95, 96
Rumi 208, 223, 255

rupestres, pinturas 101, 102, 103
Russell, Bertrand 133

S

sangue frio, animais de 217
Scientific American
  sobre consciência coletiva 282, 283
  sobre o fenômeno do gênio acidental 91
  sobre sobrevivência humana 79
sem escolha, consciência
  arte de não fazer 270, 271, 272
  exercício para 273
  imortalidade pragmática e 274, 275, 276, 277, 278
  sobre 269, 270
  via direta para 266, 267, 268, 269, 270
senso do eu
  como eu dividido 109, 113, 114, 115
  evolução do 77, 79
  ficar preso e 354
  lições sobre 302, 340, 348, 349
  sobre 223, 225, 226
  totalidade da mente e 254, 255
  versões do 184, 185, 187, 188, 190
sentidos
  base psicológica para os 20, 21
  ilusões dos 60, 61
  lições sobre 301, 304, 305
  nível quântico dos 177, 178, 179, 180, 181, 182
  percepção da realidade virtual pelos 28, 44, 58
  reificação dos 182, 183
Shakespeare 107
Siegel, Mikey 56

ÍNDICE

símbolos 277
sincronicidade 272
síndrome do sábio 91
síndrome do sábio acidental 92
síndrome do sábio adquirida 92
síndrome do sábio congênita 91, 92
solipsismo 189
sonhos 146, 147, 319, 320
sonhos lúcidos 319
Sri Atmananda 189
sufis 277
superstições 118, 119

T

Tagore, Rabindranath 7, 8
tamanduá-bandeira 97
Tanzi, Rudolph E. 27
taoísta, ensinamento 270
tato 178, 179
tempo
  consciência de 138, 139, 141, 142
  consciência modificada do 142, 143, 144, 145
  experiências de 242, 243, 244
  lições sobre 321, 323
teoria da mente (leitura da mente) 99
testemunhar 263
The New Yorker, sobre experiências fora do corpo 49, 50
The Radiance Sutras (Roche) 54
The Soul of an Octopus (Montgomery) 284, 285
tolerância para desconforto emocional 31
Tomás de Aquino 291
totalidade

como universo 212, 213, 214, 215, 217
descansar na 233, 234
imortalidade da 275, 276, 277, 278
lições sobre 332, 333
transcendência
bloqueio ao se agarrar a histórias 193, 194, 195, 197, 251, 252, 253
estados de consciência e 197, 198, 199, 200, 201
sobre 191, 192
Treffert, Darold 90, 91
Trip (Lin) 165, 166

U

uma vida
causa sem causa 291, 292, 293, 294
consciência coletiva 138, 282, 283, 285, 317, 351
consciência cósmica 124, 286, 287, 288, 290, 291, 294
surfar no universo, exercício 288, 289, 290
universo
consciência modificada e 142, 143, 144, 145, 146, 147, 149
construtos mentais aceitos do 132, 133, 134, 135, 136, 137
criação do 127, 128, 129, 130, 131
mecanismos de defesa 138, 139, 140, 141, 142
universo autocriativo 151, 152
Universo de Um Elétron 289
universo participativo 290
Upanixade 8

V

vácuo quântico 61, 151, 242, 248, 275
verdade, interesse na 31

verdadeiro eu 188
empenhar-se no 259, 298
envelhecimento e 237
sobre 11, 184, 187, 189, 192
teste e daí? para 222
transitar para 251, 254, 340, 354
via direta
autorregulação e 215, 216, 217, 218
imortalidade pragmática e 274, 275, 278
senso do eu e 217, 218, 219, 220, 221, 222, 223, 225, 226, 258, 259, 261, 262, 263, 264
sobre 209, 210, 211, 212, 263, 264
teste e daí? 221, 222, 224, 226
totalidade do universo e 212, 213, 214
visão geral 266, 267, 268, 269, 270
vida, planta da 62, 64, 65, 66, 67
Vênus de Berekhat Ram 76, 77
Vênus de Tan-Tan 77
violência 112, 113, 116
visão 177, 179, 181, 182

W

Watson, James 64
Way of the Future (igreja) 219
Wheal, Jamie 56, 95, 96
Wheeler, John 289, 290
White, E. B. 249
Wilde, Oscar 238
Wired (revista), sobre inteligência artificial 219
Wordsworth, William 72
Wu wei 270

Y

Yalom, Irvin 135, 136

Z

Zelig (Allen) 223, 226

Compartilhe a sua opinião
sobre este livro usando a hashtag
#OPoderMeta-humano
nas nossas redes sociais:

/EditoraAlaude
/EditoraAlaude

/AlaudeEditora